近现代名中医未刊著作精品集

姚国美医学讲义合编

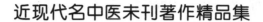

姚国美 著

姚荷生 协编

姚芷龄 整理

唐海杰

人民卫生出版社

图书在版编目(CIP)数据

姚国美医学讲义合编/姚国美著. —北京:人民卫生出版社,2009.12

(近现代名中医未刊著作精品集)
ISBN 978 -7 -117 -12126 -2

Ⅰ. 姚… Ⅱ. 姚… Ⅲ. ①中医病理学 - 研究 ②中医诊断学-研究 ③中医治疗学-研究 Ⅳ. R228 R24

中国版本图书馆 CIP 数据核字(2009)第 170010 号

人卫智网	www.ipmph.com	医学教育、学术、考试、健康,
		购书智慧智能综合服务平台
人卫官网	www.pmph.com	人卫官方资讯发布平台

姚国美医学讲义合编

著　　者:姚国美
出版发行:人民卫生出版社(中继线 010-59780011)
地　　址:北京市朝阳区潘家园南里 19 号
邮　　编:100021
E - mail: pmph @ pmph. com
购书热线:010 - 59787592　010 - 59787584　010 - 65264830
印　　刷:北京汇林印务有限公司
经　　销:新华书店
开　　本:710 ×1000　1/16　印张:18
字　　数:267 千字
版　　次:2009 年 12 月第 1 版　2024 年 2 月第 1 版第 12 次印刷
标准书号:ISBN 978 - 7 - 117 - 12126 - 2/R · 12127
定　　价:35.00 元

打击盗版举报电话:010-59787491　E-mail:WQ @ pmph.com
(凡属印装质量问题请与本社市场营销中心联系退换)

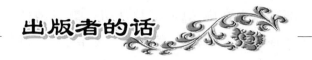

出版者的话

在我国近现代中医界曾经活跃过一大批学验俱丰,在当时享有盛誉、产生过重要影响的中医大家,或蜚声全国或名重一方,为中医事业的发展贡献了毕生精力。他们在临证之余也多有著述,然而,其中许多著作(如手稿、内部交流稿等)因种种原因在作者生前直至现在都未能出版,以致先贤在长期临床实践和寝馈深思中积累的宝贵学验被埋没、被遗忘,甚至有的已经失传,这应视为中医事业的一种损失。如以"作者生前其作品未能刊行"初步确立未刊的定义,历史上许多名著在一段时间内都曾经是未刊作品,明代本草学家李时珍的《本草纲目》就是一例。因此,中医界的未刊著作应该引起我们的高度关注。

诚然,以实事求是和谨慎客观的态度来考察和分析我社编辑目前搜集到的未刊著作,不能说每一部都是精品,但其中不乏有重要学术价值和临床指导价值者。它们凝聚了先辈一生的学术精华,尊重它们、珍视它们,进而出版它们,是中医编辑工作者的光荣使命。为此,我们策划了"近现代名中医未刊著作精品集"丛书,拟将上述作品在精选的基础上分辑出版,以飨读者。精选的标准为:作品应有较高的理论价值和临床指导价值,其学术观点及临证经验等系经过作者当时长期的临床检验才得以提炼,既来源于临床实践,又能很好地指导临床实践,以目前的中医发展水平来衡量,仍有其科学性、独特性、实用性,对中医工作者和学习者有重要参考意义,对中医事业的发展有重要促进作用。为确保以上目标的实现,我们对符合上述目标初步入选的作品又分别报送当前中医界知名专家评审,在专家的具体

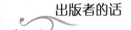
指导下确立最终书目。

　　鉴于许多中医名家的未刊作品多在其弟子或家人、友人处,另有部分保存在中医临床、科研机构或各地图书馆当中,故殷切希望社会各界人士能提供有关稿件及信息,让我们共同努力,使一批批的未刊著作得以问世,使先贤英名不朽,学验流传,徽音累属,慈惠无穷。

人民卫生出版社

2009 年 9 月

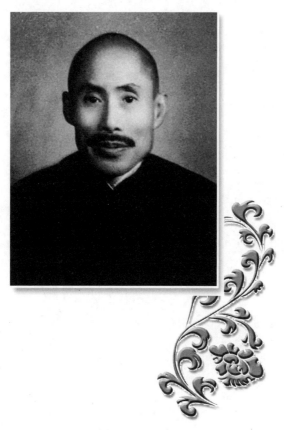

姚国美先生

（1893～1952）

邓铁涛教授审稿意见

据史料记载,该二书是上世纪 30 年代"江西中医专门学校"教材,是姚国美先生倾所有家资与义诊收入以创建"江西中医专门学校"和维持"江西神州国医学会"之际,历数年深夜笔耕三易其稿所写就,并由国美先生亲自讲授。

综观二书,内容紧密相连,意在理用一贯,是理论与临床密切结合之佳作;书中博采前贤名论,又撮其要旨,冶各家学说于一炉,对读者和后学多有启迪;是书辨证明晰,选方精当实用。该二书最大优长处有二:其一,理论重点突出,且对临床颇具指导意义,如《病理学讲义》透彻阐发各种内科疾病主要发病机理、详论六经六气标本从化,即属其例;其二,临床实用性强,如《诊断治疗学讲义》所列内科病种 63 种(较大专院校教材多十余种)、每种疾病中所列证候较教材和一般典籍更多且更切实际,故对提高医者辨治水平与应变能力均有直接裨益。

二书缺点在于:对前贤名论及名方均未标明出处,未作文献索引。

推荐出版。

邓铁涛
2008 年 11 月 25 日

伍炳彩教授审稿意见

一代宗师姚国美先生,出身于中医世家,精内、妇、儿科,善于辨证施治,活人无算,有口皆碑,当时有"请了姚国美,死了都不悔"的民谣。先生之理论、经验、文章、道德,久为后学所景仰。

《病理学》及《诊断治疗学》两书,乃先生上世纪30年代创办江西中医专门学校时亲自精心撰写的讲义,是其医学理论与临床经验的结晶。两书包括中医基础、中医诊断和中医内科学的内容,其中《病理学》侧重于理论基础,《诊断治疗学》侧重于辨证论治。二书均用科学方法整理古典文献,使之有较明显的系统性,而且言简意赅,无一言无文献根据,亦无一言无临床现实意义。书中不仅阐述前人正确观点,而且有诸多发明之处。如论脉,先生在"脉证真假辨"中指出:"以脉证虽各有真假,而实无不相应证者,而后世有舍脉从证,舍证从脉之说,若证脉不可两凭者,但知脉有真假,而不知证有真假,见洪大而空之脉,知其空为真虚,大为假象之实,认证则忽足冷之真虚,而以面赤之假为真实,遂谓脉可凭而证不可凭,而发舍证从脉之论;或谓但知证有真假,而不知脉有真假,见证之泄泻腹满,知其泄泻为真虚,认脉忽其强硬,少胃气之真虚,以弦而有力之假象为真实,遂谓证有凭而脉不可凭,而发舍脉从证之语……"说明"舍脉从证,舍证从脉"之说乃"审之不明,辨之不精"的结果,此实乃发前人之未发。又如论治头痛,分风、寒、热、湿、燥、火、痰、风湿、气虚、血虚、厥阴头痛、厥阳头痛、肾虚头痛诸证,辨证之精细,治法之多变,前所未见。

以上所述,仅为个人一点感触。我认为此书是学习中医难得的佳作,为后世不可多得的传世之作。

建议尽快出版。

伍炳彩

2008 年 11 月 25 日

姚国美先生及其两本未刊讲义
——代前言

本书的前言,本应该在 76 年前由我叔祖父姚国美自己亲手写成,至少也应该由当年担任此书编写助手的我父亲姚荷生执笔,因种种令人扼腕的变故,只好由我代笔写前言了。

在此篇"代前言"中,我将对本书形成的背景做必要的交待,然后再简介本书的基本内容,最后择要剖露我这个后学晚辈对本书优缺点的大体看法,以供同道参考。

本书是我叔祖父(我父亲的三叔)姚国美的遗作。原书为两部——中医《病理学讲义》和中医《诊断治疗学讲义》。据我父亲姚荷生生前的回忆,该二书约于 1933 年脱稿,并由我叔祖父出资、由当时的江西省第一所中医高等院校"江西国医专修院"出面内部印刷,作为该院的大学本科教材,并未正式出版。现按人民卫生出版社的意见,将二书合为一部取名为《姚国美医学讲义合编》正式出版。

自 1962 年我入学"江西中医学院"本科学习起,曾陆续听我父亲姚荷生说过,作为以优秀成绩毕业于"江西医学堂"(清光绪维新时期创建的江西南昌第一所高等医学院校)的姚国美,在校时既系统学习了西医,亦系统学习了中医,而且成绩全优,毕业时被选为优秀生拟派往日本公派留学,以深造西方医学,因我曾祖父阻拦方始留在国内从业,所以他既晓西医亦通中医,从中也看出了中西医在认识疾病方面的一些异同;尤其是在长期的临床实践中,他虽然也对西医的实用性和合理性有一定的体验,但更多的是体会到中医的合理性。因此,他坚持从中医之业,行中医之道;他坚信,中医不但是中国的国粹,而且是对人类十分有益的世界共同财富;他认定,如果一两个世纪的"西洋医学东渐"是以牺牲中医为代价,甚至如国民党政府 1929 年用余岩之言而取缔中医,以及在措施上任凭中医学术及医道衰微,均是完全错误的，是中华民族和全人类的巨大损失。因而，他全身心地投入到中医图存、救亡与振兴的宏伟事业中去，积极参与全国中医向国民党政府抗议请愿的同时，全力资助扩建"神州医学会江西分会"，且领头邀请全省同仁共商创建"江西国医专修院"及其附属医院事宜。此两本《病理学讲义》和《诊断治疗学讲义》，即是在酝酿成立江西第一所中医高等院校前夕，为该校创建奠定学术教材基础而开始动笔写的。

听我父亲姚荷生说，在姚国美写此二书的五年左右时间中，是无论寒暑，每晚必写至深夜，十分辛劳，因为他白天诊务非常繁忙：一则，在我父亲及其学生当助手的情况下，每日白昼诊治患者达二三百人次，然后将全部诊金捐献给"江西神州医学会"，以作为筹建"江西国医专修院"的资金，这一义诊，一直坚持了七年之久；二则，召集并动员姚氏大家族集资助会建院，并变卖自家财产和金银首饰以充院资；三则，任"江西神州医学会"会长一职，主持工作并与同仁们共商"振兴中医"事宜；四则，与同仁们共同在媒体上宣传，并联络社会贤达，以求得赞助资金创办中医正规的高等院校；五则，协助同仁设计并着手筹建会址和院楼及附属门诊部，且达到了相当规模（见"姚国美生平传略"后"附件一、创建神州医学会会宇记"）；六则，总体规划办院宗旨，具体拟定教学计划等院内具体业务行政；七则，常夜以继日商定如何向国民党政府申请办院，结果是屡挫屡申，最后还是先斩后奏，先行办起了"国医专修院"并招生开课，直到在社会上广获好评，国民党才不得不承认并批准，且不批准办本科，只能办大专，故我叔祖父不得不同意将校名改为"江西中医专门学校"。

"改名系屈从，但学术水平和培养出来的学生的技术水平不能降！"这既是姚国美的口头禅，也是他身体力行始终贯彻的办校基本宗旨之一。所以，他坚持学制四年不减，且选部分优秀毕业生再攻读一年"研究班"；同时，他在编写《病理学讲义》和《诊断治疗学讲义》的内容上，均是按本科水平、按培养临床合格中医生的要求来写的。写书的过程大致是：16 箱（大号樟木书箱）家藏书以及 108 箱"江西神州医学会"的线装书摆在书房内和周边数间办公室内，我父亲姚荷生当助手，姚国美口述一段，我父记录一段，再即停笔按其所说的某书某卷，查找对证（我父曾回忆道："姚国美虽然是正规科班出身，且从业后每晚读书至深夜,但他只记过一本笔记——西医'解剖学笔记',其他则均靠记忆,然而在编讲义的口述过程中,查证书籍不对的只有一两次,可见你叔祖博学强记能力之强!")再口述下一段查证下一段;每当一节一章记录完,即留给叔祖亲审亲改;两部书均经过叔祖亲手三易其稿,始为初稿;然后,再交予江西古文名师修辞润色,形成统一文风;最后交回我叔祖定稿。

我叔祖如此写作,是为贯穿他自定的几个宗旨:一、仿效孔子"述而不作"的精神,力求做到无一句无文献根据,决不轻易加上自己的体会与经验;二、医学必须切近实用,理论尽量服从临床,所以他在选择文献时则尽量选取对临床有指导价值的理论,在选方时则均选择自己临床取得过较好疗效的文献上的方剂;三、写成的讲义,必须让外行能看懂。

两书的基本内容为:《病理学讲义》先明生理,继阐病因,再解证象,后论各种时病杂病之发病机制、且详析每病各种证候之病因病机;《诊断治疗学讲义》则先叙四诊方法,继明脉证真假之辨,再论治疗八法,后详细阐发各种时病与内科杂病之证候分类及其辨治方法。二书理用一贯,病种与证候前后吻合。

二书的长处主要有三:

其一、颇裨实用

与现行大专院校各版教材及一般临床参考书籍相比,本书不但广采博收,所选病种既全面,又精当;且每种杂病中所列的证候更丰富,又实在。所以具有很强的实用性,实为一部中医内科很好的临床参考书。

本书所列内科病种有62种,较现在各版中医大学本科内科教材多出10多种。例如,临床上常见的内科病斑疹(这并非只是时病中有)、火证、烦躁、懊侬、痞满等,均属常见内科杂病,尤其是本书所列的结胸、关格两种病证不但临床常见,且常危重,而现代教材上及有些典籍中就缺这些病种,造成医者临床茫然,甚至有时无处寻书。由于本书病种较全,故不失为青年医生自学以及供临床医生常查阅的案头书。

本书不但病种较全,而且每种杂病中所列的证候亦较丰富且实用,熟读此书,可使临床医生面对变化万千的疾病时,有较多切实可行的辨治思路。这方面的例子在书中比比皆是，例如"痹证"，在现代中医教科书中，几乎就将其写成了一个西医所谓的"急性风湿热"或俗称的"风湿性关节炎"，而且似乎此类关节炎只需掌握行痹、着痹、痛痹、热痹，再加些病机变化即可；由此一来，不但大为局限了中医所说的"痹证"的概念，而且在临床遇上部分属于中医"肌痹"或"筋痹"范畴的，简单到西医都知道这是"风湿性肌炎"的病变，都不认识，亦无对策；更勿论中医有疗效优势的"脉痹"（部分属西医认为的各种原因所致的各类脉管炎，部分属于风湿性关节炎病变，部分属于西医所谓的皮肌炎及多种"血管性皮肤病"、部分属于药物引起的四肢远端坏死等）和"皮痹"（部分属于西医所谓的末梢神经炎，部分为病毒疹引起的发热伴随不明机制的皮肤痹痛，部分属于西医所谓的硬皮病等皮肤病等）；即使就西医所谓风湿性的"关节炎"而言，有时中医尚须分辨究属系于肝之"筋痹"、还是系于肾之"骨痹"、或属两系肝肾的筋骨同痹，方能选择针对性更强的方药，才有希望获得高效甚至根治；等等诸如此类，均属现代教材中所缺少的，而本书却有提及，并选列了一些具有一定针对性的、同时也具有一定疗效的方剂；重要的是，本书中"痹证"内容，为读者较为全面、较为正确认识中医所说"痹证"，奠定了一定基础，同时为读者参证经典和其他文献，以扩充对"痹证"的理论认识和临床辨治方法，奠定了更为扎实的基础。其他如在"三消"中所论述的多种气虚阳虚证候，以及除阴津虚以外的其他病因病机引起的消渴，更远较高校现代教材丰富，亦较其他杂病典籍清晰，使我在会诊一些用尽西医办法而过高的血糖持续不降的糖尿病危重患者时，屡能按照本书的辨证思路作出较正确的抉择，取得令西医同仁亦悦服的佳效。

另外，本书在阐述每种证候时，简明扼要，突出主症与鉴别要点，便于医者作出诊断结论，不易误诊。因此，本书避免了现代教科书普遍存在的一种弊端：在叙述每种证候的现症之时，往往平铺直叙地写出很多症状体征，其脉舌的描述往往十分典型，既未明确主症，更无鉴别要点，导致中医科班出身的医生，在面对临床实际患者时常常莫衷一是，因为临床上很少有现症如教科书描述那样完备和典型的患者！故而从诊断的角度来说，本书更为实用。

加之姚国美从学名师，博览群书，识验俱富，其选入书中的适证之方,均属亲验的典籍之方,故更提高了本书的可靠性和实用性。

其二、理用一贯

我叔祖虽然力主理论必须联系临床,但同时也强调临床须用理论指导,有鉴于此,故先写先授《病理学讲义》,后写后授《诊断治疗学讲义》。

最能体现本书理论临床一线贯穿之处,不仅仅是其基本内容从人与自然→人禀天地阴阳以生→人体先天属性→人体后天属性→正常生理→变生病理→各种疾病发病机制→每种疾病随着其病因病机病所的变化所形成的各种证候→证候的主症主脉→针对病因病机选择方药的一线贯穿,而是在不少杂病和时病中,能将经典的理论与具体证候诊治密切衔接,尤其难能可贵的是将《内经》中的理论指导临床证治,既发古之隐幽,亦复启迪后学。限于篇幅,我仅举下面一例。

在《诊断治疗学讲义·三消》之中列述了这样一种证候:"其有忧思过度,心脾郁结,气血暗伤,亦致饥渴消瘦,但不似阳消之能食善饮者,乃'二阳之病发心脾……传为风消……'风偏胜者,饥则头眩,饱则胀满,宜乌梅木瓜汤醒脾敛肝;正偏虚者……"。

这一段文字中单引号内所引的'二阳之病……风消',即《素问·阴阳别论》中的"曰二阳之病发心脾,有不得隐曲,女子不月,其传为风消……"这段经文。然而,由于此段经文中所载的病变,因其发病机制比较曲折复杂,数处概念欠明晰,又缺乏具体症状,更无方药,故不易理解,很难用其直接指导临床。然姚国美在消渴病的具体证候叙述中对此种病变却补充阐发了以下几点:一、此处的所谓"风消",是指"二阳"(足阳明胃为主)的病变传之厥阴肝经,化风(即《素问·天元纪大论》所说的"厥阴之上,风气主之",故病传厥阴易从风化)所形成的内风为主的消渴证;二、正由于该证主因属风,故其治疗时要以"敛肝"息风为主,兼以生津为法则,采用乌梅为君的"乌梅木瓜汤"(正如《伤寒论》中的乌梅丸可用于治疗以"消渴"为主症的厥阴提纲证一样);三、此证的治疗,仅敛肝熄风是不够的,还须"醒脾",所以然者,此种肝胃同病的"风消"来源于"心脾郁结",有脾气郁的机制存在,故"乌梅木瓜汤"尚须兼用疏理脾气之品;四、本证初期之所以会出现"心脾郁结"的机制,是因患者"忧思过度"之故,因此,本书不但使我们可以全面理解"醒脾敛肝"的治疗法则与"乌梅木瓜汤"的药物配伍原理,且可以很好理解《内经》中所说的"有不得隐曲,女子不月"的含义和机制;五、之所以说"风消"一证存在肝风内动和脾气郁滞的病因病机,仅凭《内经》经文的理论推理是不够的,凭患者确系"忧思过度"起病亦是不够的(本书在阐述忧思过度心脾郁结所致的"风消"时,就叙述了偏实偏虚两种转归),还必须依据患者的临床现症,即此证虽有消渴,"但不似阳消之能食善饮",且往往有"饥则头眩,饱则胀满"的现症特征。如此一来,从理论到临床,从《内经》经文的病因病机阐述到发病机制的补充完善,从"风消"虚实的证候分类到鉴别诊治与治则方药,就一线贯穿了。

事实上,姚国美此条对"风消"的认识,还成为我父亲姚荷生深化和拓展中医对"风消"认识的基础,并创造了一些时时能取得疗效甚佳(例如有效降低西医大量胰岛素而血糖不能降至正常的顽固的糖尿病、治疗糖尿病严重并发症且疗效迅速稳定的方剂等)的新方法。

其三、补偏救弊

本书是一部较为完整的中医《内科学》。现在一般通行的《内科学》,均偏重于杂病,外感时病内容甚少,一般将时病内容置于伤寒温病学之中,独立于内科病之外,此种做法虽有其长处,但因《内科学》的此种偏颇也产生了一定的流弊。主要的流弊是造成外感时病与内科杂病一定程度的割裂,这点从当代中医科班出身的中青年大夫在治疗内科病时,很少会想到用伤寒方和温病方,更少将解表法用于内科病初起及感受外邪引起急性发作者,致使疗效偏低可以看出。寻其原委,发现他们对于许多杂病是由于外感病误治失治所造成的,许多杂病的初起阶段和急性发作阶段往往是外邪犯表触发的,等等诸如此类的理论与事实,中青年大夫均不了解所造成的。中医队伍此种现状,虽与经典著作学习得不深不透有关,但同时和外感时病与内科杂病一定程度的割裂亦有关。

本书则将外感病与内伤病、时病与杂病均同列一书,将经典著作中的相关内容,与内科杂病典籍内容熔为一炉,虽然只是一种在教材编写中的初步尝试,但却在一定程度上纠正了上述偏颇与流弊。

另外,本书在纠正学术界的时弊时,也不乏独创的卓见。例如,姚国美在其《诊断治疗学讲义》的〈四诊总诊·切·脉证真假辨〉中,对从古至今的因为脉证有真有假,故当舍假从真的通常说法,提出了异议。若审之临床事实,同时按照中医理论严密推理,再证之于经典原意,笔者认为先叔祖可谓独具慧眼,其议当立为医之圭臬。有兴趣的读者可自行阅读并判断。

笔者第一次自学本书是大学二年级,先读《病理学讲义》,后读《诊断治疗学讲义》,至今反复学用已四十五年,体会深切,自觉此书虽好,却也有缺陷。简而言之,笔者认为二书主要缺陷有:

其一、未作文献索引。

我父姚荷生作为此二书的写作助手,完全了解此二书无一证无文献依据,无一方无典籍出处,但本书最后作文辞润笔、修饰统稿时,为了全书文法笔调的统一和"为了让外行都看得懂",对包括经典在内的古代文献原句,进行了文辞润色,故而删除了所有的文献索引。笔者认为此举欠妥,因为我们后学一旦想查证原文原方,或欲按文献索引找读原书以加深理解,亦无法寻找。

其二、评议与己见过少。

我父在从姚国美临床时最深的感受之一,是他在用方时,几乎无一不加减,目的是为适合每位患者的具体情况。他有一句名言:"欲明每药药性,必须明了每药作用擅长;欲知每药作用擅长,则当从名方方后加减处去悟"。然而,他为了贯穿他"述而不作"的宗旨,书中方后却无一方药加减的阐述;纵观全书,他仅写出他自己认为百试不爽的三个经验:自创的"三宝回阳酒"治阴霍乱;自创的薄荷、槟榔、山楂、枳壳治疗小儿风热夹滞;蛇胆陈皮末熄肝胆之风治疗偏头痛。写书谨慎负责一至于此,真令人良可叹也!

同样是因为"述而不作",他在写此书过程中,对很多典籍中的议病论证与设方,颇有自己的见解与评论,但他尽量不在书中作评议,更不责古代医家之短,用他自己的话说:"学海无边,吾但取其长耳。"笔者认为,此种做法,值得商榷。

以上微瑕,难以掩瑜。笔者在代笔写此前言之时,感慨万千,追思敬仰之情难已。今日以此二书付梓,谨献同道,亦聊慰叔祖拳拳中医之心!

姚梅龄

二〇〇九年四月十一日丑时

姚国美生平纪略

姚荷生

【姚国美小传】①姚国美(1893～1952)名公裳,号佐卿,国美乃其字。生于江西南昌县姚湾村。世业医,幼家贫,长而就学于江西医学堂,以力学受知于经方大家文霞甫先生。操内、妇、儿科,精于诊察,取法和缓,医名著于省内外。积极振兴中医事业,曾捐资创建神州国医药会江西分会会宇,并兼任会长;又热心中医教育,曾于南昌创办江西中医专门学校,亲自任教并兼教务主任之职,造就了一批中医人才。著有中医教材《病理学讲义》、《诊断治疗学讲义》等。

一

先叔姚国美是旧社会所说的世医,有家谱可查的约已十代。清光绪维新时期,南昌兴办了江西医学堂,堂址设在百花洲。堂长是江西省中医泰斗文霞浦先生,他为人治学严谨,声誉卓著。先叔入学之后,专心致志,苦学不懈。那时我家住在鹅颈巷,距离学堂不远,但先叔却坚持在校膳宿,即寒暑假亦很少回家。值班教师查夜,经常发现先叔挑灯夜读,他们怀疑是否在看小说。经文霞浦堂长发现先叔所读确属医书之后,不禁深为嘉许,不过责其纵览各家,未免不得要领。因教以《伤寒论》为学医津梁,如能重点深入,可以一通百通。先叔虽敬谨受教,终以校中为各科齐头并进的需要,无法一门深入为憾事。毕业后,本拟极力补课,无奈悬壶时仅一年,即以治效遍传,求诊者肩

---

① 此为本书整理者所加。

摩踵接，病例庞杂，又不得不广泛研求，自知执简驭繁，必须精通《伤寒论》，补课之心，始终不肯放弃。

一九二四年冬，我父亲患伤寒阴盛格阳，真寒假热，邀请清江谢双胡先生（平生从未正式开业，只是病家慕名求诊）会诊，经过细致观察，真假立辨，用大剂姜附，效如桴鼓。当斟酌处理之时，先叔拟于原方中加桂枝2.4克，立即遭到谢老痛斥。自此，更悟到《伤寒论》辨证论治的严格价值，不但毫不嗔怪谢老的出言不逊，反向谢老提出问题请教。当时先叔正为门生讲授《伤寒论》，立即又令门生执经问难。因素知我有志中医，亦嘱先从谢老学习。并说："我治学是由博而约，事倍功半，谢老是由约而博（事实上谢老精通《伤寒论》一书，约则有之，博则未必），事半功倍。青年人宜取法乎上，一俟得了谢老真传，再学我的不迟。"后来办理医校，对毕业同学加办研究班，特请谢老讲学，进修《伤寒论》。其不计名誉地位，一心以学术为重的真诚谦虚态度，一至于此。

二

先叔十八岁在中医学堂毕业后，曾考取留日，因祖父年老相阻未能成行，改在清军标统供职。不久，回到医学堂门诊部工作，深受文霞浦老先生的教诲奖掖。未久独立开业，很快就应接不暇。而先叔面对所有病人，从不肯马虎应付，必于大量流行病的共同矛盾之中，找出它的特殊矛盾，而后针对处理，以故疗效较高。诊务繁忙之余，仍不肯放弃读书，因而在周围引起三种不同的强烈反映：

（一）病人中流传着"请了姚国美，死了也无悔"的童谣。

（二）同业中感到特别奇怪，一定要找出他出名的原因。有的医生趁着门诊繁忙的时候暗暗站在他的身后，考察他的用方，发现他"有一次连续诊察了十三个流感病人，即连续使用了十三个参苏饮，但方后加减两、三味药，令人毛骨悚然"（考察人的原话），充分反证了先叔辨证论治，一定要从异中求同，同中求异的特点。

（三）家庭中曾因此发生过一件趣事和一次严肃的谈话。趣事是先叔结婚那天，花轿已经抬进喜堂，很久还不见新郎出来开轿门。原来，先叔还在忙着看病，经催促才急忙穿好礼服，可新鞋又被促狭朋友藏了起来，一时狼狈不堪，惹得亲朋哄堂大笑。晚间闹房正当高潮，突然发现新郎"失踪"，到处寻找，他却躲着看书已好半天了。至于严肃谈话，那是我的祖父见他整天看病读书，毫无休息时间，决非他这种弱体所能胜任，经常劝阻无效，愤然向老友余某托孤说："我已不久人世了，最放心不下的就是国美。像他这样要钱不要命，奈何！"余老以此语诫先叔，先叔非常惊讶地说："中医当此欧风东渐之时，非有一番作为不足以振兴此道。但终日忙于生活，无暇及此。我将尽十年之力，但求身家聊堪温饱，即将停止个人蓄积，赚一文就用一文。如何用法，我今天虽谈不上，但可向老父保证，决不胡作非为就是了。到那时所做的都是公益事，哪里还会像这样忙呢。"结果祖父去世，先叔的生活费尚未达到指标，而自身的三期肺病已成，当时才二十九岁。幸赖婶母安贫，毅然劝先叔辍业居庐山休养，学佛，跑山，栽花，种竹，用药只每日野百合一味，营养只鸡蛋两枚，历时十月即已痊愈。从此谨践前言，以其医务全部收入，初则办理中医学会，继则修建佑民寺，抗战前办理中医学校，但终其身仍未停止一天看病、讲学和读书。

三

正当先叔致力于重振祖国医学（先从神州国医学会着手，购地六亩建筑新的大厦，以供集会之用，并使课堂、医院、药圃的雏形略具）之时（有碑记可考），反动派行政院长汪精卫徇余云岫的提议，废止中医，引起全国中医药界罢市抗议。乱命虽未得逞，但对中医已行种种歧视，如中医办学始终不能纳入财经规划，也不能向教育部立案备案等。先叔的办学意志虽坚（当时已由学会派代表赴上海等地参观），亦不能不因恶势力的种种阻挠而难于成事。于是，将其诊金收入改充佑民寺修建基金，但仍欲对中医事业有所帮助。故当佑民寺庙貌粗具规模重建山门时，不欲援旧制建弥勒四大天王殿，而改建左侧为佛经流通处，兼售中医书籍，右侧则改为大规模中医门诊部（有碑记可考），就诊者日达千余，业务之盛，远远超过学会门诊。所以后来曾充医校毕业实习基地，教学病种之多，令人欣羡不已。

一九二四年夏，我已学医数年，不幸身染虚劳，并发展为五更肾泻。先叔适以应诊北行在外，先伯（姚介卿）、先师（谢双湖）治效都不满意，故急电先叔。先叔电命其门弟子程幼盦护送我往聚庐山，一面讲学，一面疗养，仅一方服一月而病即大效，因悟先师所擅长为《伤寒论》，宜于急性传染病，而拙于内伤杂病，无怪其与先叔交好之中，既互相批评帮助，又互相推许请教哩。入秋先叔因病家延请赴浔，亲见水灾严重，并兼大疫，灾民死亡接踵，很想及时救济，又苦一时无法筹款，还山商之婶母，愿以首饰为开办费，然后以诊金陆续添助。义举初倡，药界与慈善家立即纷纷响应，于是亲率门生与我，每日深入灾民棚屋抢救病人，一时全活甚众，灾民相告来归，有增无已，经费日见支绌，不得不继续依靠诊务收入。因为病号长期集中于先叔门下，影响了当地医生业务，又一味以灾民疾病为重，对于权贵的求诊没有给予优先照顾，于是触怒了当地警备司令郭辣的眷属。郭明知其幼子为小病后跌伤暴死，反借当地某医之口栽诬先叔"药误"所致，因而军阀作风大发，立即派人诱捕先叔。后经当地人民保释隐避，又不惜逮捕子、侄（我）作抵。其眷属心中有鬼，很怕郭暴怒之下把事情闹大，再派其部属向我透露：只要先叔肯破家与郭见面，他们可以设法息事并保证先叔安全（以上均为事后由其亲信泄露），敲诈勒索之情毕露无遗。先叔坚欲和他理论，先父苦苦劝阻说："这种世道，这种贪官，有理谈吗？你不是学佛吗？你能担保一生看许多病从无半点差错吗？今日之事从佛教因果报应看来，这不过是群众积怨假手郭某暴发而出，抱屈破家都看不破，还谈什么'空'，谈什么'舍'呢？"于是不得不设法张罗，亲戚知交也踊跃帮助。欲壑既填，然后由亲友围护前往见郭。郭仓促间摸索手枪不得，即下堂搬一花钵向先叔投掷，摩肩中柱得免，其凶暴气焰令人发指！自此先叔每欲从事公益，往往为了必须与官僚接触而深具戒心。

四

一九三〇年前后，由于时局的影响，各县名老中医云集南昌。先叔屡欲趁机兴办医校，都以害怕官僚而裹足。后来商得刘文江愿任校长兼妇科教员，江公铁愿任外交，先叔得专任教务主任兼教病理、诊断、治疗学，才决意积极进行。当时中医办校，很少成熟定例。校名因反动当局百般刁难，由国医专修院改称江西中医专门学校。但先叔坚持一定要达到高等学术水平，为此不惜延长毕业年限。又为了筹建医院医师不敷应用，不得不招集毕业同学与即将毕业的同学办理研究班，以求继续深造。似此千头万绪，相逼而来，日间必须处理校务与应诊充实基金，晚间编写教材常达深夜，无间寒暑，五六年几如一日。同学们为其精神所感动，无论走读、住读无不刻苦用功，社会人士见者、闻者早已交口称赞，因而也就早已惊动了反动当局（江西省主席熊式辉），很想插手其中掠夺果实。先由南昌市长龚学遂出面找江公铁，说什么"你们的学校办得不错呀，熊主席十分重视呀，为了使毕业同学有实习场所，省里拟拨款五万元创办中医院，已嘱我设宴邀请姚国美先生亲临共商办法呢……"江公铁认为大好喜讯，迅速向先叔汇报，讵料先叔竟漠然视之，不拟赴宴。公铁不免急了，一面极力劝说，一面怂恿同学请求。先叔面对同学，不禁喟然长叹，说："你们太天真啊！他们哪里有诚意办院，只不过是借机点缀门面罢了！中医院当然是我们必须办的，但所难的不是钱而是人呀！你们只一味想到医院当医生，并没有想到中医办院并无好的成熟经验。例如，中医临床究竟应该观察什么？护理、食谱究竟应该如何才适合中医需要？都有待于摸索，我的想法是你们毕业后，必须首先充当一年实习医生兼带从事护理，从实际工作中拟订一套住院的医护规章制度，这样中医院才有光明前途！你们愿意吃这种苦头吗？"同学们立即齐声答应："我们愿意！我们愿意！"先叔当时非常感动，允以一定赴宴。谁知龚学遂在宴会上大肆吹捧了一番熊的德政之后，谈到具体的五万元却拟一栋破旧楼房折充。先叔始终默不发言。龚因探其究竟需款若干，先叔只好婉转答话说："目前中西医竞争时期，没有二十万元无法追上西医医院。不过始终难在人才，请允许我把学校办完几届毕业后，再谈办院如何？"宴会因之毫无结果而散。先叔回校报告情况，原来抱天真幻想的同学也觉悟到，反动官僚事还没办，贪污的企图已在冒头，只有脚踏实地用功，按照学校自力更生的计划前进。不料研究班刚办完，卢沟桥事变即已爆发，南昌市骤遭轰炸，各县师生纷纷作归计，南昌师生亦需择地逃避。先叔只好自率念佛眷属逃隐庐山。八年当中，生活虽备尝艰苦，然看病读书，为亲友子弟讲学仍未或辍。胜利后，风闻母校同学在各县对中医学业都有成就,有的并得到当地群众支持办有医校,南昌学会诊所亦次第恢复。一九四七年十月全国中医师第二次高考,江西取录二十一名,而母校师生抗战时期所培养之青年即占十三名,一时传为佳话。凡此种种,均令先叔欣慰。但欲自鼓余勇,重新投身建树,然已年老体衰,力不从心了。

五

一九四九年南昌解放,庐山亦有解放军登山,先叔抱病出迎。不久,党中央批准江西创办中医实验院,基建经费恰恰为二十万元,历两年即已告成。省领导有意邀请先叔出任院长,时先叔卧病已自知不起,骤闻喜讯,竟狂欢如儿童。家人为之诧异,盖平生夙愿,得共产党领导才算完成,一时喜出望外,不禁啼笑交作,热泪挥洒,数日即安详逝世。逝世之前一天,仍曾力疾起坐,为人看病。逝世之后,吊者盈门,无一肯留名者。出丧之日沿途设祭,络绎不绝,其医效之深入人心如此。默察先叔一生,可谓与学用祖国医学相始终。事业虽非过分伟大,但隐隐具有教学、临床、科研三结合之雏形;著作虽不算多,但隐隐具有以科学方法整理古典医学,使成较明显的系统,而且言简意赅,无一言无文献根据,亦无一言无临床现实意义,不失为理论紧密结合实践之创作。所以它的作用,虽然出于江西,但流传外省,辗转传抄,几乎形成学用一致的江西风格。其直接间接培养出来的人才,今日在党的四化号召之下,纷纷作出贡献,同学们有时相见,仍殷殷以"姚老师的遗志"共勉。当然,各种事业之成就,决非出自一地一人之力,中医事业并不例外。但从先叔毕生行事看来,说他对祖国医学的兴亡继绝、承先启后起到了一定的作用,应该不算过誉吧?!

附(一)创建神州医学会江西分会会宇记

民国十四年冬,江西医药同人建筑神州医药分会,附设中医院。逾年既落成,一时同仁欢欣庆幸,乐观厥成,惧后之人无以溯其源也,属余作文以记之。考神州医药会,元年肇迹于上海医药两业,虑政府偏重西医,立会研究中医学以保吾国粹,政府许之,各省皆响应,次年吾赣罗文清、徐宝卿、张心源、张佩宜、黄信臣、陈艮山等亦立分会应之。时会无定址,费无定资,当由同仁认助六文捐,渐遂不支,嗣有刘文江、江镜清、姚国美等,沿户劝募,冀集基金以巩之,以应募者不多,亦不给,再由同仁认助维持捐,然同仁半侨居,聚散无常,捐率渐减,卒无以济,会其殆哉岌岌乎! 国美时由庐山养疴归,已避风尘,不复问人间疾苦。然睹斯会之将湮也,弊在无定处,无常储,故会终不固,爰约许同仁再出山应诊,诊资悉捐会,又己不居名,让美为病家捐款,名曰应诊劝捐,到手奏效,延者接踵,山诊五年,共获诊资一万五千元有奇。因先购得进贤门内罗家塘,填砌成基,未果兴工,南城傅君绍庭慨许银币三千枚助之,国美乃鸠工庀材,经营筹划,不一年而告厥成功,绍庭亦成人之美者哉! 嗟夫! 斯会之成如此甚难也! 既有成功之庆,当思实事之求。盖吾国之医药,微茫深邃,非集众识互为研究,不足以穷其理,于是有医药研究所之设;医以药为本,知医而不知药,未免舍本而逐末,非大拓场圃,广植药苗,不足以资考证,于是有药圃之设;医以济世,首在利人,非有实施而利不溥,于是有中医院施诊,贫者施药之设。今合群策群力,建置整齐,共成吾赣医药界巨观,吾甚为诸公佩也,吾尤佩国美舍一己之利为众人之利已难矣,更隐其名而不居,以己之施为人之捐,三代下有几人哉! 当世居高位、拥厚禄者,颐指气使,锦衣玉食,高台广厦,侍女满前,而宗祖之庙堂,风雨飘摇,圮败倾覆,视若无睹者多矣,况公共之会宇乎! 有一善惟恐不彰,必多方以表之;甚或窃人之功以为己名而盗虚声者,岂少哉! 况有其实而不居其名乎,是皆闻国美而赧颜者也。今斯会赖国美之力,高闉闳,厚墙垣,已堂臻轮奂,制达美备矣,愿继国美而起者,代有人焉,则斯会不朽,而国美亦不朽也! 吾高国美之义,因详其颠末以遗来者,庶有所观感焉! 记其事者,南丰曾志云芷青也。

附(二)江西医药会题辞诗并序

身非显宦,家非素封,漫欲捐重金建广厦,为众人谋乐利,以成其急公好义之举,力必不能;知其不能而亟图之,冒暑暍,耐风霜,以勤苦艰难之所得,辅其力所不及,卒能偿所愿而告厥成功,此非寻常富有资财,汲汲求名者比也。吾观姚公国美,维持医药会,其苦心孤诣,实类于是,谓非医中之杰出者乎! 方其被举为会长也,会中经费日益支绌,将告中止矣。姚公曰:"是关乎医学之兴废,国粹之存亡,不可自我而斩也；无已，愿以一己诊金挹注之。"由是益专心致志，从于医而道日进，无寒暑，无夙晏，风尘奔走，不辞劳瘁。如是者四五年，所获诊金累逾巨万，慨然尽输于会，而己不与焉。求之三代而下，能有几人！乙丑年，爰卜地罗家塘，建高楼为会址，逾年而后成。予随诸君子后，参观其间，觉规模宏敞，景色清幽，其气象迥与曩者异。楼下医师三五，操作其间，展扁鹊之能，奏华佗之技，分科以济贫民者，会中之病院也；楼之四旁，嘉木美卉，欣欣向荣，掩映而成趣者，会中之药圃也；自楼而东，波光潋荡，清气扑人，夏则红衣翠盖，错杂缤纷，随风摇曳，若迎人而献媚者，会中之荷池在焉。是皆姚公因地制宜，惨淡经营而为之者。嗟乎！人之好善，谁不如我？前之会长，非无是心，而不能措置裕如者，绌于力也。向非姚公善承其后？本公心以施伟力，则旧有之会，且岌岌乎不可终日，况欲美轮美奂，以成此巨观也，岂可得哉！予读曾公碑记，有感于中，爰作诗二章，泚笔而题于壁，其诗曰：高楼百尺焕然新，曲槛迴廊配置匀，六月荷花饶景色，三春药草斗精神，苏韩碑记传千载，卢扁医方济万人。犹占一池流水绿，夕阳掩映好垂纶！姚公德望本群钦，创造艰难岁月深。冰雪铸成医国手，风霜印出活人心，同侪退避输三舍，独立经营掷万金。博济高谈畴实践，青衫我愧厕儒林！

戊辰二月江苏丹徒张恭保心源甫题并书

（龚屏据口述记录）

——摘自《名老中医之路》，周凤梧、张奇文、丛林主编，

山东科技出版社 2005 年版

病理学讲义

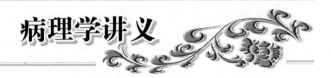

姚国美 著

姚荷生　协编

姚芷龄
　　　整理
唐海杰

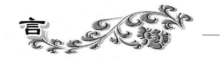

弁　言

　　人禀天地之正气以生,受天地之和气以养,感天地之戾气以病。人在气中,犹鱼在水,息息相关,须臾不可离,离则死,变则病,其有系于天地之气也大矣。夫医之为道,功补造化,治人疾苦,救弊补偏。苟阴阳气化不明,不知人生之禀受;脏腑经络不明,不知人身之构造;邪正盛衰不明,不知疾病之原因。自古灵素诸书,莫不三者兼论,虽变化靡穷,理本一贯,谓之为病理也可,谓之为生理也可,即谓之为万物化生之理也亦可。虽然理固不可不明,要必期于实用。《佛经》所谓"知而能行,理不废事;行而能知,事不碍理"。凡事皆然,医何独异?乃考历代专书,或高论玄理,不切实用;或专言方证,于理未详。果能括囊真绩,融会贯通,自可得其要领。无如世之业医者,一则稍窥门径,辄诩诩自矜,墨守成方,持以治病,问其原委,昧所从来;一则寝馈内难,泥于稽古,号称渊博,未能变通,以故读书了然,临症茫然,甚矣!医理之不明,皆由若辈之自封也。国美学识空疏,敢云著述,然欲饷遗学子,未能嘿尔而息。谨采前贤名论,撮其要旨,集以成编,不敢徒骛高深,陷于迂阔,亦不敢取法乎下,局守偏隅,必欲体用交致,知行合一,庶几稍慊吾心。盖尝闻之,病有千端,各具其理,欲明其理,必探其源,欲探其源,必察所中。源关气化,中在人身,是必知人身之体用,合乎气化,始足与言治病。此编首列太极五行者,明气化之于人身相感应也;次列脏腑经络者,明人身构造之体用也;次列六淫七情者,以探其源;末则概论各症,以析其理。因病而推原其所由生。生者其常,病者其变,常之不明,变于何有?孔子曰:未知生,焉知死?医理亦犹是也。苟强事分析,则不啻塞源寻流,舍本逐末矣。然乎?否乎?愿与诸君子一商榷之。

编者　识

目　　录

太极生人论

周子曰：无极而太极，太极动而生阳，静而生阴。言天地阴阳所以生人之本也。朱子曰：天以阴阳五行化生万物，气以成形，而理亦赋焉。言天命之性乃所以能生之本也。今人但谓人之生也，以父精母血，合而成胎。是但知津、精、血、肉、筋、骨、皮、毛之生，而不知阴阳二气之所以生，与人之知识所由来也。夫太极者，天理也。在人即天命之性，理在气先，而二气之中，又各具良能。良能者，即气之灵也。阴之灵为人之魄，即人心之记性；阳之灵为人之魂，即人心之悟性。太极之理，魂魄之灵，虽不离乎阴阳二气，而魂魄在气之先，理又在魂魄之先。至于气以成形，则气固不离形，而气又为形之本矣。若因委以穷原，则父精母血之中，即有阴阳二气，二气之中，即有魂魄。假使精血之合，不得父之阳气，母之阴气，则败精瘀血而已，何以成胎为人，以动作而生活乎？假使精血之中但有二气，固能动作，苟无父魂母魄在二气之中，则所生之人亦无知无识，蠢然能动之物而已，又何以能为有知有识之人乎？既有知识，则天命之性存乎其中矣。是故津、精、血、肉、筋、骨、皮、毛者，形也，莫不赖气以成。但阴阳二气又必相交相抱，而后人之魂魄凝聚其中。魂魄者，人之元神，在人气中所以能生。假使阴阳二气不相交抱，则元神散失，理无所存，不能动而生阳，静而生阴，以从化而滋长，形骸何以生乎？故论人生之理，则先有太极之理乃能生。人自成胎之理而言，则精血之合亦俱有二气之交抱，二气之中有元神，元神之中有天理，朱子所谓"气以成形，而理亦赋焉"。此先天有生之理也。夫不明乎先天有生之理，则无以知后天保生之道，是学者不可不先讲也。

11

人之阴阳从化滋长形骸合太极图说

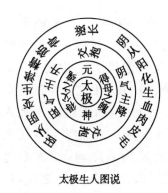

太极生人图说

中圆者,太极之理,人所得于天之性;有此性因有魂魄得于父母,谓之元神,人之所以有知识也;有元神因有阴阳二气升降交抱于身中,所以合从变化而滋长不息也。

图中太极居内,而元神包之者,乃理在心中,心以存理之旨。明乎人心之中,有此天命之理,乃神明之主,而阴阳二气所由生,则知人之所赖以生之本也。孔子曰:人之生也直,罔之生也幸而免。此明生初之本,与生存之理,而保生之道,不待言矣。盖直也者,天理也。人之始生,惟有此理,故能生而为人。人之生存,正由此理常存,所以不死,此仁者之所以寿也。如其罔也,良心已死,虽或暂且生存,特幸免而已,此言失其性者之必死也。失其天理,千人所指,无病而死。故保生之道,必以心存乎理为第一方。二层人之元神,而阴阳二气包之者,乃神在气中,神聚则气聚,神散则气散。是以心体清明,静一无妄之人,气无所扰,则常多寿;如其声色货利,喜怒哀乐,一切乱心者,则丧其神明,而气不宁静,故内伤五脏,而外感之邪亦易乘之。至于阴阳二气,有所偏胜,有所衰弱,则不能交抱,不升不降,阳与阴离,阴与阳绝,而元神散失,神不负气,死可知矣。知此则存神乃可以聚气,而养气乃可以存神。保生之道,必体用交致矣。三层阳升阴降,相为交抱,而四层以其从化所生抱之者。盖气以成形,而气即在形中,形以固气,而气乃有所依也。阳交于阴,则从阴以降,而化生津精者,阳先

12

升而运合乎阴，与之交抱，故从阴以化生也。津精固阴物，而实化生于阳。盖阳动而阴即应之，如雷震而有雨，使其无阴可从，则阳无所交，如雷鸣无雨，津精何自生乎？阴交于阳，则从阳以升，而化生为血者，阴先降而运合乎阳，与之交抱，故从阳以化生也。血本阳物，故色如火，而实化生于阴。盖阴静而阳即应之，如云密而雷震，再降而日出也。使其无阳可从，则阴无所交，如阴云之久，而无雷以震之，则雨不能降；又如淫雨之久，而日光不出，则霜露不生，血又何自生乎？津精既生，而后能生养筋骨，如雨之滋养草木；血既生，而后能生养肉与皮毛，如雨与霜露之滋养土石。是精血皆生于气，而筋骨与肌肉皮毛又实生于精血，知此则明气以成形之道，人当保养其气矣。若夫津液枯涸，精伤血失，无津精以滋长其血，无血以滋长津精，则阳气无所依，阴气无所附，始则衰弱而不能升降，久则否塞而不能交抱，二气脱离，元神失散，而理不足以自存，岂能生乎？

十二经脏腑合八卦图说

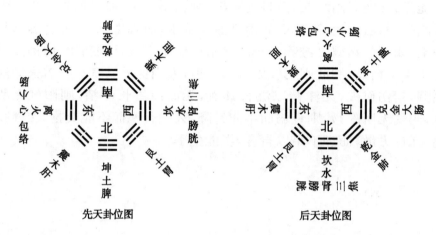

先天卦位图　　　　　　　　后天卦位图

　　手太阴肺经，足太阴脾经，手少阴心经，足少阴肾经，手厥阴包络，足厥阴肝经，手太阳小肠，足太阳膀胱，手少阳三焦，足少阳胆经，手阳明大肠，足阳明胃经。

　　谨按阴阳二气变合生化而为五行，五行之生错综参伍而成八卦。先天者，生初之理；后天者，生存之道。人禀天地阴阳五行以成，故十二经脏腑应乎五行，而即应乎八卦。八卦之中，金、木、土各有二卦，水、火只各有一卦。然坎离二卦，先天位居东西，后天位居南北，得天地之正位，司造化之枢机。故虽各专一气，而肾水心火，实交抱而流通，二物而互用也。肾属水，而中有命门之火，即翕取于心之火也；心属火，而中有至阴之精血，即肾水之上升于心也。二脏俱蕴水火之全，故又统领包络、小肠、膀胱、三焦，非如余脏各配一腑焉。

五行生克

　　古以木、火、土、金、水生克之理，以配肝、心、脾、肺、肾制化之用。木生火，火生土，土生金，金生水，水生木，是谓五行相生；木克土，土克水，水克火，火克金，金克木，是谓五行相克。盖造化之机，不可无生，亦不可无制。无生则发育无由，无制则亢而为害。人知生之为生，不知生中有克；知克之为克，不知克中有用。所谓生中有克者，木以生火，火胜则木乃灰烬；火以生土，土胜则火为扑灭；土以生金，金胜则土无发生；金以生水，水胜则金为沉溺；水以生木，木胜则水为壅滞。此其所以相生者，实亦有所相残也。所谓克中之用者，如火之炎炽，得水克而成既济之功；金之顽钝，得火克而成煅炼之器；木之曲直，得金克而成芟削之材；土之旷墁，得木克而见发生之化；水之泛滥，得土克而成堤障之用。此其所以相克者，实又所以相成也。此生克制化之道也。

脏腑之盈虚消长以阴阳五行制化立说

肺

肺居脏腑之上，古人谓之华盖，天之象也。于行为金，乾之气也。肺主诸气，运行不息，天行之健也。能纳胃中水谷之气，以养诸经之阳；布施水津，以养诸经之阴。能生肾水，天一之性，金生水也。能制肝木，使之鼓动诸气，无滞而不行之时，亦无躁妄生事之失。然肺主诸气，亦有阴阳二气之分。能纳水谷者，阴之翕受；能生津气者，阳之敷德。能生肾水者，得坤脾土中阴润之气，以为天之阳气所交；能制肝木者，得坤脾土中阳暖之气，以为天之阴气所交。土能生金，于气有相生之道，而天地交泰，于理有合德之应，故所赖乎坤土者大也！假使坤土不能与之合德相生，则祸不可胜言，何也？无土之暖气以制水，则肾水泛溢，巨浸滔天，水寒则金冷，而天寒无阳；无土之润气以制火，则肾火燎原，大旱金流，而天亢热无阴。阴胜则阳病，阳胜则阴病，乃必然之理，学者未可视为空泛而忽之。

脾

脾属土，坤之德也。五行非土不能资生，五脏非脾不能运行。脾中之阳气健，乃能消化胃中水谷，而运其精气于肺；津气足乃能运行胃中水谷，而输其浊秽于小肠、大肠、膀胱。一升一降，乃其本能，而诸经自受其益。使其阳气不足以上升，则肺中气津无自而有，且湿邪乘之，而湿土反压金气，天之阳气闭塞矣。其阴气不足以下降，则胃中水谷停滞积留，而热邪乘之，且燥土不生金液，而天之阴气耗失矣。脾寒土湿，肺金固受其伤，而土焦克水，肾阴肝津心液亦随之枯涸。

此保脾之道,在乎调其二气,使不偏胜也。

肝

　　肝属木,而主疏泄,得震之气。震,动也,为脏腑周身统领提调之官。使肝气不能震动,则诸经皆因循废事,肝之为用大矣。然要得其平,使肝之阳气太过,则震动躁急,而诸经之阴气尽为所泄;肝之阴气太过,不能震动,废事可知。故二气最宜调和。春气属木,于肝得令。使肝之阴气盛而阳气衰,则春气寒冷,雪冻冰凝,生气不舒,无以为夏长、秋实、冬成之资,故肝之阳气欲暖,乃能统四端而贯四时也。使肝之阴气衰而阳太盛,则春气太热,早已煎熬血汁,鼎沸泛溢,雷火妄动,则夏长、秋实、冬成之资亦无望矣,故肝之阴气欲润,乃能润泽诸经也。寒则失其震动之性,郁而不舒;热则增其躁急之气,发泄太过。可知养肝之方,在乎调其水火,使土暖而润,日暄雨泽,木自畅茂。舒其郁,平其躁,底于冲和,以象春气,乃不致动而多躁,缓而失运也。

心

　　心属火,内阴而外阳,是离象也。二阳居外,一阴居中,阳包乎阴之象。盖心之阳气,即从坎中上升;心之阴气,即从坎中上蒸。坎离出属一气,不相交乃分为二,相交则合为一。然二气所以能交,必赖坤土以为媒,合成二美。盖土以制水,则水不泛,而来交于火,火从土化,则火不畏水,而乐交于水。阴阳交而既济,天地立,万物育,其病不生。此保心者,当填之以坎,而和之以坤也。否则火曰炎上,水曰就下,未济之象。且坎居北则太寒,离居南则太热,是为各恃其强而不相交,故心之离火愈炽,阴气涸矣。又左邻坤土盗其阳气,右邻巽木,风太急而火散失,更自亡其阳矣。此心之所以多病也。

肾

　　肾属水,象乎坎。外二阴而内一阳,二阴者坤之本体,一阳者乾之中爻,谓之命门,谓之真火,皆明乎其至要也。谓之相火者,对心而言，以心之火，为神明主宰之君火，故以此为相火。其实于命名之义不合，盖心火乃肾火之焰，不可以君火相配。相火之名，止可加于肝之雷火。此一阳爻谓之龙火，自乾中来，居坎卦之中，其在下为见龙，在上为飞龙，以其时地不同，而皆有龙德。是故坎之阴气不足，则此火飞越于上，即亢龙矣；坎中之阳气不足，则二阴之邪生焉，为阴邪抑于下，即为潜阳之勿用。然龙之飞越，以亢龙之故，是阳太过而阴不足，亦有阴太过而飞越者，龙以水为居，水热固不可居，水寒亦不可居也。肾中阴阳，不偏不倚，不多不少，必得肺中阴阳之气，覆育于上，乃能得其正而上交于心，上下相济，诸经顺从，所以地天合德而泰也。阴亏则为阳邪，阳亏则为阴邪，所谓邪者，从亏而见，非真阴阳有多而为邪。古人补阴配阳，补阳配阴，正是此说。

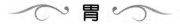

胃

胃属艮土，为脾之腑。与坤同气，而力次于坤，故脾旺胃自强，脾衰胃亦弱，相依为命。艮卦一阳居上，二阴居下，是阳气上升，阴气下降之象。其能升水谷之津于肺者，一阳之气也；其能降食物之浊质于小肠，传谷之糟粕于大肠者，二阴之气也。假使阳气不足以上升，则精气不布，停为痰饮；阴气不足以下降，则糟粕不行，致大便难，皆胃之病也。足见胃之升清降浊，有赖于阴阳二气，能得其平者，益明矣。

胆

胆属巽木，为肝之腑。震巽同气，胆之强弱，视乎肝也。胆为人壮气之本，胆气不足，则志衰而识见不定。主志气者，胆之阳；定见识者，胆之阴。二气不足，补肝可也。巽下一阴，胆之阴气；上二阳爻，胆之阳气，其交相为用。是阴从阳而上升，阳为阴所下抑之象。胆中有火，惟有阴气降之使下，则火不妄动；胆中有汁，惟有阳气升之使上，则汁不寒凝。然一阴不胜二阳，则难交；二阳争一阴，故多火。必取配于震之二阴，以制巽之二阳；取震之一阳以交巽之一阴；更赖土之润气，以滋生之；金之清肃，以箝制之，始能不刚不柔，自合中和之道矣。

大　肠

大肠属兑，得金之气，为肺之腑。肺气足则大肠之气自足，故大肠之主在肺。然其气自小肠传来，小肠上承于胃，胃又为大肠之上源，故大肠之气，又必责之艮土。兑一阴居上，二阳居下，阴不胜阳，所以必交于艮之二阴，以济其二阳，交于艮之一阳，以济其一阴。假使大肠之阳气不足，有寒利下脱之证，亦有水凝寒结之证，兑之二阳为上爻之阴邪所伤也，法当助艮之阳以消阴翳；大肠之阴气不足，则有燥结火热之证，亦有热利不止之证，兑之一阴为下二阳所伤也，法当助艮之阴，以制阳邪。艮以坤为依赖，坤气足不惟艮气足，而能生乎乾金，乾旺而兑自强，邪亦不生。此则又以补脾为主，乃自生肺而助胃也。

包　络

包络与心相包，得离之余气，与心无二，包络所受之病，皆心之病。从无包络自招之祸，特以邪之初入，心不遂受，止在包络，久乃入心。然邪虽在包络，而招之自心，治心即所以治包络也。二气之衰弱强盛，皆主乎于心，心气足包络自无不足。凡腑病受于脏者，皆治在脏，腑所自招之邪，乃治之腑。然腑自招之邪，亦微有异：胃、胆、大肠，虽脾、肝、肺之腑，第自禀一卦，则自招之邪，止在本腑；如小肠、三焦、膀胱与包络，俱非自禀一卦，其自招之邪，虽自本腑，仍必治其主脏，以其非二卦也。惟包络无自招之邪，故不另治，今为发其例焉。

小　肠

小肠者，心之腑。其气属离，而受盛于胃，其质又属土，火旺则土自强，故以心为主脏也。病自心受，固当专责之心，若自招之邪，则治小肠而仍必治心。虽言自招，亦自胃传来，以小肠上承乎胃，下接大肠。人之水谷至小肠乃泌清别浊，水则由焦膜输入膀胱，滓秽则传入大肠变为糟粕，乃消化器中之最要者。西医查小肠壁，处处有半月式自闭瓣,使所入滋养料得以缓行,此即所以完其消化,使得竟其泌别清浊之用者也。若其阴不足,则气热而窍闭,水不得行,直走大肠,必致下利,其色红黄,乃胃中传来之热邪所伤;亦有阳气不足,则气凝而闭窍,水不能分泌,下走肠间,漉漉有声,而病水邪,或为泄泻,其色淡,甚则青白,此寒邪也;若下绿水,或清血水,则风邪也。此皆治胃,可以不必治心。若暑热下传,水道不利,则当治心,以清利小肠矣。

膀　胱

膀胱属肾水之腑。《经》云:膀胱者,州都之官,津液藏焉,气化则能出矣。言其能得气化而津液外出滋润于皮毛也。若水道之专司,则在三焦之腑,故《经》云:三焦者,决渎之官,水道出焉。言其热气布护使水道下出而为溺也。《内经》两“出”字,一为外出,一为下出。不得以津液小便混而莫辨矣。夫饮入于胃,上升于肺,以下布三焦者,谓之水。水湿壅而不通,则小便不利,轻为腹膨,重为肿胀,此水在三焦而未入膀胱者也。其既入膀胱以后,水之上升而汗出溱溱者,谓之津。谷入气满,淖泽注于骨,骨属屈伸,泄泽,补益脑髓,润泽皮肤,谓之液。所谓下输膀胱,水精四布也。贮于膀胱而下出者,则谓之溺。足见水由三焦而出,必由膀胱而泄也。盖肾开窍于二阴,故主二便,又必赖下焦气化宣畅,则水道通调,所谓气化则能出矣。或肾气虚而膀胱寒,则下焦不能收摄而小便不禁;或肾水亏而膀胱热,则下焦气化不宣,而小便癃闭。《素问》曰:膀胱不利为癃,不约为遗溺。《灵枢》曰:实则癃闭,虚则遗溺。若水在三焦不能化入膀胱者,其病多虚。故历来治肿胀者,总以气不化水为主也。

三　焦

三焦为人周身之油膜,内以包裹脏腑,外则达于皮里肉外,谓之腠理。其布于心肺间之脂膜,谓之上焦;肝、胆、脾、胃间之脂膜,谓之中焦;肾与膀胱、小肠、大肠间之脂膜,谓之下焦。此以统属之部位而分,故名之曰三焦。其根出于肾中,两肾之间,有油膜一条,贯于脊骨,是为焦原。肾有水有火,此为肾火之腑,与膀胱相对待,故五腑之外，又有此腑，与包络合成十二经也。上焦如雾，主出阳气，温于皮肤分肉之间，若雾露之溉；中焦如沤，主变化水谷之味，其精微上注于肺，化而为血，行于经隧，以荣五脏周身；下焦如渎，主通利溲便，出而不纳。盖三焦为决渎之官，气治则脉络通，而水道利。否则上焦不治，则水泛高源，中焦不治，则水留中脘，下焦不治，则水乱二便。其关系于人身者若此，学者未可忽之。

经 络 起 止

天有六气，风、热、火、湿、燥、寒，地有五行，木、火、土、金、水也。人感天之六气而生六腑，故六腑为阳，感地之五行而生五脏，故五脏为阴。五脏者，肝、心、脾、肺、肾也，六腑者，胆、胃、大肠、小肠、三焦、膀胱也，脏五而腑六。《灵枢·胀论》：膻中者，心主之宫城也。是为心包，合为十二经。经气内根于脏腑，外络于肢节。脾、肾、肝、胆、胃、膀胱经行于足，是为足之六经；肺、心、心包、三焦、大肠、小肠经行于手，是为手之六经。手有三阴三阳，足有三阴三阳。脾肺之经，太阴也；心肾之经，少阴也；肝与心包之经，厥阴也；胆与三焦之经，少阳也；胃与大肠之经，阳明也；膀胱小肠之经，太阳也。经有十二，六气统之，两经一气，故简称六经。太阳与少阴为表里，阳明与太阴为表里，少阳与厥阴为表里也。阳经在表，阴经在里。太阳居外，毛皮之分也，次则阳明，次则少阳，次则太阴，次则少阴，次则厥阴，近于骨矣。阳经则属腑络脏，阴经则属脏络腑。足之阳经行于股外，阴经行于股内；手之阳经行于臂外，阴经行于臂内。阳经之次：阳明在前，少阳在中，太阳在后。阴经之次：太阴在前，厥阴在中，少阴在后。手之阴经自胸走手，阳经自手走头；足之阳经自头走足，阴经自足走腹。手三阳之走头，足三阳之走足，皆行于颈项，而会于督之大椎。手足经之分走异道环周。太阳少阴行身之背，阳明太阴行身之前，少阳厥阴行身之侧。是诸经之部次也。

手 太 阴 经

手太阴肺之脉，起于中焦，下络大肠，其脉始如散丝，还循胃口，上膈属肺系，合总为一脉，出中府穴，上云门穴，走腋下，至肘中，约横纹为尺泽穴，有动脉，至寸口为诊脉之所，至鱼际则又散如丝，故不见；上鱼际至大指内侧之少商穴，为金气所发泄也。观肺脉散而后合，至鱼际又散。凡各种之脉，隐见皆如此，足见脉道非但是血管，或与血管会，或与气管会，或脑筋交感，或与脏腑相连也。

手阳明经

手阳明大肠之脉，起于食指内侧商阳穴。大肠与肺皆主秋金，属商音，肺太阴止于少商者，商之阴也，大肠经起于商阳者，商之阳也，此一脏一腑对举之穴。出合谷穴，合谷在虎口，为手阳明与肺相合之处，行曲池穴，上肩贯颊，绕齿龈，夹鼻为迎香穴。肺开窍于鼻，而其腑之经脉，即上夹于鼻，足见脏腑相应之妙用。下齿入络肺，尤其气化所禀承者，由肺下膈，属于大肠，知经脉与肺相贯之故，即知大肠全秉肺之气化矣。

足阳明经

足阳明胃之脉，起于鼻之交頞中，循承泣穴，入上齿，出环唇，下至喉旁一寸五分，名人迎穴，又下横骨内为缺盆穴，缺盆骨陷中为气户穴，肺气与胃脉相通之门户也；下膈属胃，络脾，下夹脐旁二寸为天枢穴，至膝下，膝外陷中名犊鼻穴，膝下三寸为三里穴，皆胃气之大会；至足背为跌阳脉，入中趾，其支者入大趾次趾之端，名厉兑穴，此阳明脉所止之处。胃为后天，统主前面，冲任皆归属之。

足太阴经

足太阴脾之脉，起于大趾内侧隐白穴，循内踝陷中名商丘穴，踝上三寸名三阴交穴，以三阴之脉交会于此也；循膝内侧，上股入腹中，属脾，又见于食窦穴，言胃中之食，由脾所化，此为化食之窍道也；从此又络胃，上夹咽连舌本，散舌下。足见舌为心之苗，又即脾经之根原矣。舌辨其味，脾即食其味，故脾经散于舌下焉。

手少阴经

手少阴心之脉，起于心中，出心系，下膈络小肠。故心脉之用事，在下络小肠，为生血运血之路道。其支者，从心系上夹咽，至目系，此最主气化处也；其直者，复从心系却上肺，下出腋下极泉穴，行肘抵掌后骨际，为神门穴，终于小指内侧，为少冲穴，此数穴者，皆经脉之枝叶也。言针灸者，但论外之经穴，而言气化者，则其内之路道，为尤重也。

手太阳经

手太阳小肠之脉，起于小指之端，名少泽穴，行手外侧至肘端五分，名阳谷穴，绕肩至肩际陷中，名臑俞穴，入缺盆，络心，循咽下膈，抵胃，属小肠。此经与膀胱合气，故其司化与足太阳同。其支者，至颈上颊，至耳下曲颊之后，名天容穴，至面颅锐骨之端，名颧髎穴，终于听宫穴，与足少阳相接壤也。

足太阳经

足太阳膀胱之脉，起于目内眦睛明穴，而与阳明相交，故称睛明。以见太阳之气，至头面而极盛也。上额交巅，从巅入络脑，还出别下项，循肩膊内，夹脊，过魄户穴，下膏肓穴、肓门穴，抵腰中，至胞肓穴，入循膂，络肾，属膀胱。膀胱与胞相连，而胞膜着于腰下十九椎旁，故其穴名胞肓。肓之原根于肾系，上生肝系，在十三椎旁，因名肓门。有肓即有膏，膏生于脾，而内护心，外会于脊，与肓相交，在第四椎旁，因名膏肓，此太阳与心相会之穴也。魄户在三椎旁，肺藏魄而合于太阳，故名魄户，观此经穴，而知气之相通矣。其支者，从腰中下夹脊，过髀枢，循髀外，从后廉下，合腘中，以下贯腨内，出外踝之后，循京骨穴，至小趾外侧至阴穴，为阴之极地。太阳之阳，根于水阴之中，故其经终于至阴也。

足少阴经

足少阴肾之脉，起于小趾之下，斜趋足心涌泉穴，为肾脉极底，故最忌疮漏泄气；循内踝下前一寸，名然谷穴，内踝后足跟骨上，名太溪穴，此处有动脉，《内经》皆以为诊；由膝下曲膝之间，为阴谷穴，上股入小腹，络膀胱，循脐旁一寸，名肓俞穴，谓肓膜之要会在此也；入属肾，上络心，循喉咙夹舌本。虽不列穴名，而肾经之主化，在络心循喉夹舌处为尤多，舌下廉泉穴，为肾液所出，犹津道之要也。

手厥阴经

手厥阴包络之脉，起于胸中，属心包络，包络上连肺系，由肺系连及于胸中之四面，皆系油膜，又下为膈膜，又下为网油膜。所谓膜者，即三焦也。三焦与包络，其迹如此，故包络之脉，下膈，历络三焦。其支者，循胸胁，出乳后一寸，腋下三寸之间，名天池穴，过腋下至肘抵曲肘陷中，名曲泽穴。刺痧疫多取此出血，以泻心包络之邪。行两筋之间大陵穴，入掌中，终于中指之末中冲穴，孕妇则此穴脉动，足见心包血旺也。

手少阳经

手少阳三焦之脉，起于无名指关冲穴，上出小指次指陷中中渚穴，抵掌后高骨，至肘外大骨缝中天井穴，再上二寸为清冷渊穴，以与手太阳经会，而合于寒水之气也；贯肘抵腋为消烁穴，言其主相火也，而消烁清冷渊二穴，种牛痘能发出肾中之毒。上入缺盆，布膻中，散络心包，下膈属三焦；其支者，从膻中上出缺盆，系耳后尖骨陷中，名翳风穴，再上为瘈脉穴，绕耳前为耳门穴，至眉尾空窍为丝竹空穴。具见三焦之原，根于肾系，而肾又开窍于耳，故其经以应之也。

足少阳经

足少阳胆之脉，起于目锐眦瞳子髎穴，上抵头角，绕耳前陷中，名听会穴,绕耳后发际陷中,名风池穴,皆少阳风木所发泄处;下至肩上陷中为肩井穴,循侧旁,下至肝期门穴之下五分为日月穴,胆脉实从肝胆出于此穴,然后上下行也;其支者,别锐眦下大迎,循颈入缺盆,以下胸中贯膈,络肝属胆;其直者,从缺盆下腋循胸过季胁,下行至股外,垂手中指尽处为风市穴,膝下一寸为阳陵穴,循外踝终于小趾次趾之窍阴穴。阳经根于阴穴,以见阴生于阳中也。

足 厥 阴 经

　　足厥阴肝之脉,起于大趾丛毛之际大敦穴。毛发乃血之余,肝主血,故肝经起于足大趾,而其间即生丛毛,以为主血之验。循足内侧,上至屈膝横纹尽处曲泉穴,乃诸经会于膝之穴也;循股内,过阴器,抵小腹,上肋,至章门穴,再上为期门穴,乃肝之膜,谓肝膜之所通也;从此入属肝络胆,夹胃,贯膈循喉咙,连目系,上出额,与督脉会于巅。阳经惟太阳最长,阴经惟厥阴最长,乃气血之司领也。

奇 经 部 次

十二经之外，又有八脉，督、任、冲、带、阳维、阴维、阳跷、阴跷，名曰奇经，以十二经皆有表里配合，以为之偶，奇经独奇而无偶也。惟其经脉主治有别，不能赅于十二经中，故另详之。

督 脉

督脉起于胞中，出会阴穴，下行络阴器，循二阴之间，至尾闾骨端，名长强穴，上至二十一椎，名腰俞穴，是腰肾经络所连也；再上十四椎，当肾正中为命门穴，乃肾系贯脊之处，为督脉之主，盖督脉是肾气之所司也；又上至第三椎为身柱穴，肺肾相交，为一身元气之宰；再上大椎，至发际一寸宛中，为风府穴，发上二寸五分，为脑户穴，即西医脑后叶之中缝也；至巅顶为百会穴，与肝脉交会于此，前行当囟门，为囟会穴，谓心神上照于髓，以发知觉，是神与髓会之所也；又至额上发际，为神庭穴，亦是心神上出于此之义；下鼻准，至齿缝龈交穴而终。盖人身吸天阳入鼻，循脊下肾系，而入丹田，总归督脉所主，化气化精，为人身命之原，总督周身脏腑，故称督也。

任 脉

任脉起于胞中，下至两阴之间，名会阴穴，谓与督脉相会，而当两阴之间也；上至小腹聚毛际处，名中极穴，又上至脐下三寸，为关元穴，男子藏精，女子蓄血，乃元阳元阴交关之所也；至脐上一寸为水分穴，当小肠下口，水谷至此，泌别清浊；脐上二寸为下脘穴，当胃之下口，小肠之上口，水谷于是入焉。此见经脉连及肠胃，有营运内脏动

27

作之机能也。出脐中上行，至膻中穴，膻中是心包络，生血而出，随任脉上下运行，故任脉之穴，兼具包络之名，正见任脉为心包行血也；从膻中上行三寸二分陷中，为紫宫穴，紫宫者指心言也，任脉至此，正内合于心，故以心位名之，此见任脉为心行血之统脉也；又上至唇下，为承浆穴，与督脉交会而终。细观督任之交会起止，而知督脉在背，总制诸阳，任脉在腹，总统诸阴，气阳而血阴，互相贯通，为生身之总司也。

冲　脉

冲与督、任二脉皆起于胞中，而成一源三歧。胞中名为气海，乃呼吸之根也。人之呼吸由气海上胸膈，入肺管，而出于喉，其路径全循冲脉而上。故《内经》云：冲为气街。盖指此也。凡是气逆，均责于冲，故仲师有降冲逆之法。胞中又名血海，胃中饮食之汁，奉心化血，下入胞中，即由冲脉导之使下。故《内经》有"女子二七而天癸至，太冲脉盛"之语。盖气生于丹田，而其出路，则在脐下三寸，隔中行旁间五分，名气街穴。由气街至脐旁为肓俞穴，肓即膜也；又上胸至通谷穴而散，因有膜上胸则散为肺衣，而全包肺，故冲脉亦至此而散，肺衣会于咽，故冲脉又夹咽而止。总之，胞中为先天肾气，后天胃血交会之所。而冲脉起于胞中，导先天肾气而上行，以交于胃，导后天阴血下行，入胞中以交于肾。导气而上，导血而下，通于肾，丽于阳明，冲脉之所司可知矣。

带　脉

带脉后在十四椎当肾之中，前在脐绕腰一周。带脉一穴，则在季胁，当少阳部位。总束诸脉，使不妄行，如人之束带者然。其所从出，则贯肾系，是带当属肾。女子系胞，全赖带脉主之，盖以其根结于命门也。环腰贯脐，居身之中庭，又当属之于脾，故脾病则女子带下，以其属脾，而又下垂于胞中，故随带而下也。古方肾着汤，治带脉以脾为主，女科以妇人带下，皆归于脾，良有以也。

阳维阴维阳跷阴跷

　　阳维起于诸阳之会，由外踝之金门穴，而上行于卫分；阴维起于诸阴之交，由内踝之筑宾穴而上行于营分；阳跷为太阳之别，起于申脉穴，循外踝上行入风池；阴跷为少阴之别，起于照海穴，循内踝上行至咽喉。此四脉实与六阴六阳经脉相通，惟六阴六阳，各行其分部，而统摄其大纲者，则赖此四脉，阳维统其表之水气，阴维统其里之谷气，阳跷统其背面之六阳，阴跷统治正面之六阴。故阳维阳跷：其始也，由太阳经而起；其卒也，阳跷上入风池，阳维与督脉会于风府、哑门，是亦督脉之亚也。阴维阴跷：其始也，由少阴经而起；其卒也，阴跷上行至咽喉贯冲脉，阴维上至天突廉泉交任脉，亦是冲任之亚也。合督、任、冲、带，名奇经八脉，一元之祖，大道之根也。

气血营卫

　　心主血，肺主气，而实则皆出于中焦，以气血乃水谷之变化。水谷入胃，脾阳消腐，散其精华，化生气血。气乃水之所化，凡饮水皆属化气之物。《经》云：饮入于胃，游溢精气，上输于脾，脾气散精，上归于肺。周身之气，皆肺金之所宣布，故气主于肺也。血乃谷之所化，凡谷食皆化血之物。《经》云：食气入胃，浊气归心，淫精于脉，脉气流经。脉络之血，皆心血之所流注，故血主于心也。其输运于脏腑者，则曰气血；其流行于经络者，则曰营卫。盖营者，血也；卫者，气也。气而云卫者，以健运周身之阳，固表而捍卫于外也；血而云营者，以根中守固之阴，守营而固中也。营行脉中，卫行脉外，阴阳相随，内外相贯，如环无端。要之气血即营卫之体，营卫乃气血之用，体同用别，故同源而异名也。

六经六气之标本从化

六经之气，以风、寒、热、湿、燥、火为本，三阴三阳为标，本标之中见者，为中气。如少阳与厥阴为表里，阳明与太阴为表里，太阳与少阴为表里，表里相通，则彼此互为中气。《经》云：少阳之上，火气治之，中见厥阴；阳明之上，燥气治之，中见太阴；太阳之上，寒气治之，中见少阴；厥阴之上，风气治之，中见少阳；少阴之上，热气治之，中见太阳；太阴之上，湿气治之，中见阳明，所谓本也。本之下，中之见也，见之下，气之标也。经有十二，简言六者，两经一气，六气统之也。六气标本，所从不同，有从本者，有从标本者，有不从标本，而从乎中者。《至真要大论》曰：少阳太阴从本，少阴太阳从本从标，阳明厥阴不从标本，而从中。何也？少阳太阴从本者，以少阳本火而标阳，太阴本湿而标阴，标本同气，故当从本。然少阳太阴亦有中气，而不言从中者，以少阳之中厥阴木也，木火同气，木从火化矣；太阴之中阳明金也，土金相生，燥从湿化矣，故皆不从中也。少阴太阳从本从标者，以少阴本热而标阴，太阳本寒而标阳，标本异气，故或从标或从本也。然少阴太阳亦有中气，以少阴之中，太阳水也，太阳之中，少阴火也，同于本则异于标，同于标则异于本，故皆不从中也。至若阳明厥阴，不从标本从乎中者，以阳明之中，太阴湿土也，亦以燥从湿化矣；厥阴之中，少阳火也，亦以木从火化矣。故阳明厥阴不从标本，而从中气也。要之五行之气，以木遇火则从火化，以金遇土则从湿化，大旨不离乎水流湿，火就燥，同气相求之义耳。夫人之六气，不病则不见，病则一经之气见，或自见其令气，或自见其本气，或主令者而见从化之气，或从化者而见主令之气，视其经气之盛衰焉。厥阴、太阴、太阳，足经主令，而手经化气者也。足厥阴风木也，手厥阴之火应从风化，而厥阴经病阳虚，则手厥阴化气于风木，阳盛则手厥阴不从风化，而从少阳之火化。足太阴湿土也，手太阴之金应从湿化，而太阴经病阳虚，则手太阴化气于湿土，阳盛则手太阴不从湿化，而从阳明之燥化。足太阳寒水也，手太阳之火应从寒化，而太阳经病阳虚，则手太阳化气于寒水，阳盛则手太阳不从寒化，而从少阴之热化。少阴、少阳、阳明，手经主令，而足经化气者也。足少阴水也，水之气为寒，少阴经病阳盛，则足少阴化气于君火，阳虚则不从火化，而从太阳之寒化。足少阳木也，木之气为风，少阳经病阳盛，则足少阳化气于相火，阳虚则不从火化，而从厥阴之风化。足阳明土也，土之气为湿，阳明经病阳盛，则足阳明化气于燥金，阳虚则不从燥化，而从太阴之湿化。主令者盛，则化气者从之，化气者盛，则主令者从之，总之不离乎本气之虚实耳。

形骸部位之所属

部位者,头、面、胸、背、胁、腹、手、足,各有所属之部,所主之位也。头为三阳之首,三阳者,太阳也。自印堂至额颅,上巅顶,从脑下项,皆足太阳经脉之部,故曰头为三阳之首也。两颧属肾,《刺热论》云:色营颧骨,其热内连肾也。两目为肝之窍,而五脏精华皆注于目,故瞳神属肾,黑眼属肝,白眼属肺,内外眦肉属心,眼胞属脾。两鼻为肺窍,而位居中央,又属乎脾。口鼻交通之处,则为頯頄,又为畜门,乃肝肺相交之部也。口为脾窍,内外唇肉,脾所主也。舌为心苗,齿为骨余,而齿龈则为牙床,又属乎胃。舌之下,腮之内,为廉泉玉英,乃水液之上源也。耳为肾窍,又心亦开窍于耳。胃足阳明之脉,起于鼻交頞中,循鼻外,入齿中,夹口环唇。胆足少阳之脉,起于目锐眦,上抵头角,循耳后,入耳中,出走耳前。此头面之部位,各有所属也。头面以下,前有咽喉,后有颈项。喉为气管,连接肺本,为气息之路。咽为食管,下接胃本,为饮食之路。咽喉之中,则为頯頄,頯頄之上,则为舌本,舌本居下腭之尽,而上腭之尽则为小舌,所谓悬雍也。太阴脾脉络舌本,少阴肾脉络舌本,阳明胃脉络舌本。咽喉之外,则有动脉,居乎两旁,所谓人迎之脉,乃胃足阳明之脉也。人迎之下,锁骨空处,则为缺盆,肺所主也。又阳明经脉行身之前,自面部而至胸膈,皆阳明经脉所主也。缺盆之下两乳之上,谓之膺中,膺中之中,谓之上膈,即上焦也。《经》云:上焦开发,宣五谷味,熏肤、充身、泽毛,若雾露之溉也。上膈而下,谓之膈中,即胸膈也。膈胸之间,谓之膻中,膻中即心包络也。心包主血主脉,横通四布。包络之下,即有胃络。两络相通,而横布于经脉之间。胸乃心主之宫城,而包络包乎心之外。肺为五脏之长,而盖乎心之上。心窝之下,谓之中焦。胃有三脘,上焦之旁即上脘,中焦之旁即中脘,下焦之旁即下脘也。头面之下,后有颈项,项之中央名为风府,项之两旁名为风池,项下高耸大椎,乃脊骨之第一椎。自脊骨而下至七节之两旁,名为膈俞。《经》云:七节之旁,中有小心。以明膈俞之穴,乃心气之游行出入。而太阳经脉行身之背,此胸背之部位,各有所属也。胸膈之下,腹也;胸膈下侧,胁也。前胸后背,而胁则居胸背之间,行身之侧。胁之上为肋,胁之下为季胁。太阳行身之背而主开,阳明行身之前而主阖,少阳行身之侧而主枢,舍开则不能阖,舍阖则不能开,舍枢则不能为开阖,是枢者乃开阖之关键也。大腹名为坤土,坤土太阴之脾土也。大腹之上下脘之间,名为中土。中土,阳明之胃土也。大肠名回肠盘旋于腹之左右,小肠居大肠之前,脐乃小肠之总结。而贴脐左右乃冲脉所出,《经》云冲脉起于脐左右之动脉者是也。脐之下为小腹,小腹两旁名少腹。小腹者,少阴水脏,膀胱水腑之所属也;少腹者,厥阴肝经之所属,胞中血海之所居也。胞中居膀胱之后,膀胱居胞中之前。女子之胞名血海,名子宫;男子之胞名丹田,名气海。故《经》云"胞中者,男子以藏精,女子以蓄血"也。从小腹而入前阴,乃少阴、太阴、阳明三经之属。《经》云:肾开窍于前后二阴。是前阴者属少阴也。盖前阴为宗筋之所聚,太阴阳明之所合也。又阳明主润宗筋,是前阴又属太阴阳明也。阴囊卵核,亦厥阴肝经所属。故《经》云:厥阴病则舌卷囊缩。舌卷手厥阴,囊缩足厥阴也。又云:厥阴气绝,则卵上缩而终。此胁腹之部位各有所属也。两手两足曰四肢,两手之上则有肘腋;两足之上则有腘髀。两肘、两腋、两腘、两髀,名曰八溪。从臂至手,乃手太阴肺经所出,而兼手少阴厥阴,此手之三阴从胸走手也。从足至股,乃足太阴脾经所出,而兼足少阴厥阴,此足之三阴从足走腹也。夫手足三阴三阳,十二经脉交相通贯,行于周身。手之三阴,从胸走手,手之三阳,从手走头,是手三阴三阳而循行于手臂矣。足之三阳从头走足,足之三阴从足走腹,是足三阴三阳而循行于足股矣。此手足之部位各有所属也。

六　淫

风

风为春木之气，性动而疏泄。和风则能生物，邪风则能戕物。所谓和风者，适其时而有其气，固其常也。盖风之体不一，如春初之风，则夹寒水之母气；春末之风，则夹火热之子气；夏初之风，则木气未尽而炎火渐生；长夏之风，则夹暑复能夹湿；初秋之风，则夹燥气；秋末之风，则夹寒水，所以报冬气也；初冬之风，犹兼燥金之气；正冬则寒水本令；而冬末又报来春风木之气，纸鸢起矣。是风无所不兼，然必各适其时，乃为中和之气，人赖以养。若非其时而有其气，是谓邪风，人触之则皆可致病。故《经》曰"风为百病之长"也。然同在风气之中，有病有不病者，因人之体质有虚实，气血有盛衰，其抵抗外邪之力有强弱之不同也。气血充实，则防御坚固；气血衰弱，则护卫不周。盖气为卫，血为营，营卫固表，有如城郭以捍寇盗，风邪自不能为害；若营卫空疏，腠理不密，风邪得乘隙而侵之矣。《经》云：邪之所凑，其气必虚。洵为探源之论。大率风之伤人，卫先受之。其为病也，头痛，身热，恶风，自汗。所以然者，风为阳邪而上行，卫为阳气而主表，以阳从阳，其气必浮，卫阳得风，营阴必弱，在经则头痛，在表则恶风，阳浮者热自发，阴弱者汗自出。此言风邪致病之大概也。至于夹热则为风热，夹火则为风火，夹湿则为风湿，夹燥则为风燥，夹寒则为风寒。是风又能夹诸气，善行而数变，故其病亦因之而变，学者可以触类旁通之。

寒

寒为冬令之气，性阴而凝敛，足以外闭卫阳，而内凝诸气，故古人

35

以慎风寒为戒。善养生者,苟能摄卫于平时,则阳气自固,邪不能侵。所谓"君子固密,则不伤于寒"。固密者,无劳尔形,无摇尔精,闭蛰封藏。寒邪虽厉,何能夺门而入? 然必内外阳气衰微不振,腠理疏豁,肺脾失职,阴气乃始有权。故《经》曰:阳虚则外寒,阴盛则内寒。表寒多邪实,里寒多正虚。表寒者,肤冷不温,渐至经络不柔,此太阳伤寒,卫阳不能固护腠理,而捍卫于外也;里寒者,饮食不化,渐至呕、泄、痞、胀,此寒气犯中,脾阳不能法天之健,消化饮食,敷布津液,而运行于内也;又或当膺阻碍,渐至窒塞不开,此阴霾四布,胸中之阳不能法天之驭,离照当空,消阴除翳,而宣布于上也。足见阳气一衰,寒病峰起,学者当于阴阳、虚实、内外察之。

热

热气属阳,主升而不凝。在天为无形之热,在地为有形之火,在时则为夏令之暑。喻氏云:春主厥阴风木,秋主阳明燥金,冬主太阳寒水,各行其政,惟春分后秋分前,少阴君火、少阳相火、太阴湿土,三气合行其令,火湿合化则成暑气。人在气交之中,受其炎蒸,人与天地同一橐籥。夏月,天之阳气浮于地表,人之阳气亦浮于肌表,况被暑热炎蒸,气液为汗发泄于外,胃津因热消灼于内,故暑热之为病,鲜有不伤肺气而耗津液者也。《经》曰:脉虚身热,得之伤暑。暑即喝,喝即热。仲师中喝一症,主以白虎加人参汤,意可知矣。至于夹风则为风热,夹湿则为湿热,夹水则为温,夹火则为燥,所兼不同,为病各异,此不能以热概括之,亦不能专以暑概论之也。

湿

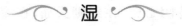

湿水同类,在天为雨露,在江河为水,在土中为湿。体本一源,易于相合,但水属液体,有质有形,湿为气体,有质无形,又未可相提并论。湿为阴邪,其性黏腻,其用濡滞,故主缓。其为病也,有内外因之分。外因者,感受天地之湿,自表传来。本乎天者亲上,本乎地者亲下。《金匮》云:湿伤于下,雾伤于上。盖湿气重浊,上蒙清窍,阳道为之不利,是雾之湿伤于上。《经》所谓"因于湿首如裹"也。湿为阴邪,能损人之阳气，湿胜则气血不流，经隧不通，是地之湿伤于下。《经》所谓"地之湿气，感则害人皮肤筋脉"也。内因者，或形寒饮冷，或酒客中虚，肺虚不能化气，脾虚不能散津，水谷内蕴，湿动于中，在中则痞满，传下则泄泻，溢于皮肤则肿胀。是土不制水，湿反淫于内，《经》所谓"太阴所至为腹满䐜胀"也。总之，湿之因虽有内外，探其本原，必脾土先衰，健运不良，湿邪始能为患，故后贤论湿莫不关乎脾土也。

燥

喻嘉言曰：燥之与湿，有霄壤之殊。燥者，天之气也；湿者，地之气也。水流湿，火就燥，各从其类，此胜彼负，两不相谋。春月，地气动而湿胜，斯草木畅茂；秋月，天气肃而燥胜，斯草木黄落。足见燥为秋令，异于寒湿，同于火热也。盖火盛则阴衰，热胜则风炽。风能胜湿，火能耗液，转令阳实阴虚，故风、火、热之气，胜于水土而为燥也。《经》云：诸涩枯涸，干劲皲揭，皆属于燥①。燥为干涩不通之候，而有内伤外感之分。外感之燥，非雨露愆期，即秋日暴烈，非南方亢热，即北方风劲，气偏阳亢而燥生。大约气从皮毛而入者，则肺受之，肺受燥气，咳嗽喉痛之症见矣；从口而入者，则胃受之，胃受燥气，烦渴咽干之症见矣。若内伤之燥，本乎肾水之亏，精血之弱，在肺则清肃之令不行，水之化源枯涸，咳逆口渴皮聚毛落矣；在肝则将军之性不敛，诸经之阴尽为所泄，胁痛、暴怒、筋急拘挛矣。由此观之，外因者，感受天之燥气而伤津液；内因者，先由精血亏损而现燥象也。

火

火者阳也，与水为对待。水为阴精，火为阳气，故《经》云：水火者，阴阳之征兆。天无火不能运六气，以贯四时；地无火不能成五行，以生万物。同一火也，五行之火有形可象，六气之火无象可寻。然五行之火一，而六气之火二者。以君相分体用也，君火者，光明洞澈，其体也；相火者，温煦燔灼，其用也。无体则用无以立，无用则体无以

---

① 整理者：《内经》无此条文，首见刘完素《黄帝素问宣明论方·卷五·伤寒门》。

行。火之体用流行，四气从之而变，以成造化之功。一如君相之经纶天下，然必得其平，乃能生长万物。若火气偏亢，燔灼焚焰，则星火可以燎原。大旱必致流金，其害遂莫之能御。人身与天地合德，属于心者为君火，属于胆者为相火。故人心君安泰，相火奉令，默赞化机，阴阳和平，元气赖以生长。《经》所谓"少火生气"也，苟心火妄动，相火随之而炽。妄动之火，即忿欲等火也。欲动火炎，元气耗伤。《经》所谓"壮火散气"也。总之，六气亢害则病外感，五志妄动则病内伤。内伤外感之病，皆由六气阴阳偏颇之所致也。

七　情

喜

《经》云：喜则气缓。为心之志。人有喜，则心动于内，而气达于外。其气即肺气也。肺气舒畅，斯喜形于色，然必得乎情之正。《中庸》云：喜怒哀乐，发而皆中节，谓之和。中节者，情之正也。情正则和而不流，达而不悖矣。若气和志达，营卫通利，如木之欣欣向荣，其气舒徐而缓，病于何有？若过其节，则情荡而不能收。《灵枢》曰：喜怒无极则伤魄。魄为肺神。故肺为喜所伤，甚则心气为之耗散，而心亦伤矣。其为病也，心火旺盛为笑不休，神散不藏为阳不收。善养生者，安可逞情肆志为哉？

怒

《经》云：怒则气上。为肝之志。肝属木，木性本直，而喜条达。顺其性则病不彰，否则或因于事，或触乎境，稍有所郁，不能遂其条达之性，因激而成怒。故程颢曰：人之情易发而难制者，惟怒为甚。怒为刚暴之气，而非中和之节，不独肝气自为横逆，而木克土，脾亦受伤。其为病也，或为呕血，或为飧泄，或为胸满胁痛。怒之为害大矣。可不慎乎？

忧

忧者，气闭塞而不行，属于脾肺二脏。肺为华盖，下通心肝之气。心有所愁，苦而不乐，则上薄乎肺而成忧。夫忧与思似同而实异，在事实上每多相因而生。如人怀不可必得之情欲，于是乎忧，不可得而求所以必得，于是乎因忧而生思；怀有求必得之希望，本属于思，转一念又虑其不可必得，于是又因思以生忧。患得患失，辗转循环，纠结不解，《灵枢》所谓"忧愁不解则伤意"。意为脾神。肺与脾同称太阴，同行津气，以给众脏。忧则气郁而不能通，气陷而不能举。呼吸因之而微，食量因之不振，甚则隔塞否闭，二便亦因之不能通利矣。故忧不仅伤肺，而又伤脾也。

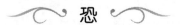

思

凡人营求谋划，穷理格物，皆属乎思。思为脾志。脾之神为意。意者，心之所发也。思则心有所存，神有所归，发于脾而成于心。《论语》云：君子有九思。又曰：学而不思则罔。是思固不可不用。若发乎情，止乎礼义，用思不为思所累，则清明在躬，志气如神，自不致病。《经》曰：思则气结。若思之太过，则正气留而不行，精神困而不爽，其病随之以起。或为失眠，或为中痞，或三焦闭塞，或不嗜食。此皆过用其思，脾气滞结，心神耗散，有以致之也。

悲

悲者，哀感不胜也。善悲者，不必实有可悲之事，心中只是快悒不快，为心肝两虚之病。《经》曰：心虚则悲。凡人心气不足，神失所守，肝虚不能生之，则志不能伸。已无畅遂之致，而心气并于肺则悲，故又曰：肺在志为悲。盖肺为相傅之官，治节出焉。位居上焦而主诸气，分布阴阳，主行营卫，有调元赞化之功。悲则心系急，心系上达于肺，急则肺布而叶举。于是上焦之气不通，营卫不能行散，热气在中，则气消矣。故《经》云：悲则气消。其为病也，或为筋挛，或为脉痿，或为目昏，或为心酸，或为少气不能报息。此皆气消血滞，肺失治节之能也。

恐

恐与惊似同而实异。惊者为自不知，闻响而惊；恐者自知，心中畏惧不安，如人将捕之状。恐为肾志，而能旁及他脏。肾水充则肝血足而胆壮，肾水薄则肝血虚而胆弱矣。胃属土，土邪伤水则为恐，此侮其所不胜也。心藏神，火衰畏水亦为恐，此畏其所胜也。人病恐怖者，脉行如循丝累累，面白脱色，于心则心跳神失，于肝胆则暴下绿水，于胃则面热而肢冷，于肾则骨酸痿厥。其病虽有肾、肝、心、胃四者之分，而其原实由肾之精伤气却，有以致之也。

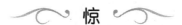

惊

惊者，有触而心动也。或卒闻巨声，或目击异物，或遇险临危，致心惕惕然而惊。《经》云：惊则气散。当其外有所触，心气散乱，神为失守。然必心血先虚，则触事易惊，心无所倚，神无所归，气始散乱而易动。所以然者，血为神舍，气赖血护，以无形之神气，寓于有形之血液中。神所以用而能藏者，血舍之功也；气所以行而不散者，血护之力也。果心血充足，虽遇危险不易受惊，即惊亦不为害。如城藩坚固，虽有寇盗而莫能入。理无二致，势所宜然。是故惊之所至，由于心血不足。其为病也，则有虚实之分。如血不养心，心虚易惊，或魂梦飞扬，或短气自汗，此症之虚者也；若惊则气散，神舍空虚，痰涎乘隙而入，气血错乱以致逆滞不行，或为痴痫，或不能语，此症之实者也。总之，虚为正气不足，实为邪气有余。因虚受惊，虚者益虚，多患虚证；因惊而虚，邪乘虚入，多患实证。当须识此，勿令误也。

证　象　解

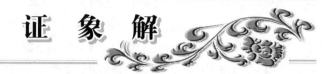

恶　风

　　恶风者，当风则淅淅然而恶；若在密室之中，帏帐之内，自舒适而无所畏也。盖因风邪伤卫，汗出恶风。所以然者，卫气主温分肉，充皮肤，固腠理，司开阖。卫为风邪所中，分肉不温而热，皮肤不充而缓。腠理失其固，则疏而不密；开阖失其司，则泄而不闭。《伤寒论》云：太阳病，头痛，发热，汗出，恶风者，桂枝汤主之。此论风伤卫分，宜用解肌之法。其与恶寒虽均为表证，但恶寒有属阳属阴之别，恶风则悉属于阳也。

恶　寒

　　恶寒者，寒伤肤表，卫阳不伸，则洒洒然而恶寒也。其始发之际，肌肤粟起，毫毛毕直，虽不见风亦自畏寒，虽发热亦欲近衣，不似恶风者，见风则恶，若无风则坦然自舒也。故仲师言伤寒曰恶寒，言伤风曰恶风，虽同属表证，而其不同亦可知矣。即就恶寒而论，亦有阴阳虚实之分。《论》云：发热恶寒者，发于阳也；无热恶寒者，发于阴也。如伤寒或已发热，或未发热。若先恶寒，必继之以发热，此则发于阳也；若恶寒而蜷卧，脉细而紧，此则发于阴也。发于阳者，无汗而恶寒为表实，汗出而恶寒为表虚；发于阴者，阳气衰微，阴寒偏胜，口中和，无热而恶寒也。

发　热

　　发热者，与潮热、烦热不同。烦躁之热，因烦而热；潮热之热，若潮水之来,不失其时;至于发热,怫怫然发于皮肤之间,熇熇然而成热,邪不解,则热终不除。然当于六经分辨之:太阳为先天之巨阳,而为肤表之第一层,风寒客于皮肤,阳气怫郁。其发热于营卫,若鸟羽敛而不舒,故翕翕而热。阳明为三阳之里,或邪自皮肤而渐传为里热,或始自内热而外达于肌表。其热发于肌肉,漐漐多汗,若熏蒸之气,热而润泽,故蒸蒸而热。少阳为半表半里之阳,表邪传里,里未作实。其热发于腠理,时开时阖,故往来寒热。此三阳发热之差别也。太阴为至阴,无热可发,因为胃行津液,以灌四旁,故得主四肢,而发热于手足。所以太阴伤寒,手足自温;太阴中风,四肢烦疼耳。少阴为封蛰之本,若少阴不藏,则坎阳无蔽,故有始受风寒而脉沉反发热者;或始无表热,八九日来热入膀胱,致一身手足尽热者。厥阴当两阴交尽,一阳初生。其伤寒也,有从阴而先厥后热者,有从阳而先热后厥者,或阳进而热多厥少,或阳退而热少厥多。此三阴发热之差别也。至于内伤,如骨蒸劳热,阴虚内热之证,不在此例。

潮 热

发热有终日不退者,有往来寒热者,均与潮热不同。潮热者,一日一发,如潮水之来,不失其时。仲师云:潮热者,实也。又云:日晡所发热者,属阳明也。又云:其热不潮,未可与承气汤。综而观之,潮热之属于胃也,昭然矣。所以然者,伤寒表邪,传至阳明胃腑,胃属土,应时则旺于四季之末,应日则旺于申酉之际。邪气入胃而不复传,郁而为热,随旺而潮也。但大便坚涩,喜冷畏热,心中懊恼,睡卧不着,阳明里实之象毕露,固当下之。若潮热而利,或小便难大便溏,以及正气消乏,精神憔悴,饮食减少,日渐羸瘦,五心常有余热者,勿认为胃实之潮热而误下之也。

往来寒热

往来寒热与发热恶寒相似而实非,发热恶寒者,发热时亦觉恶寒。往来寒热者,寒已而热,热已而寒。乃邪在半表半里,外与阳争则寒,内与阴争则热。邪正相争,阴阳相胜,表里不拘,内外不定,或出或入,由是寒热且往且来而间作也。所以然者,寒为阴,热为阳,里为阴,表为阳。寒邪在表,而与阳争,阴胜则寒;热邪在里,而与阴争,阳胜则热。邪居表多,则多寒;邪居里多,则多热。审其寒热多少,则邪之浅深自知。若正气不与邪气相争,或重阳者,但热而无寒,或重阴者,但寒而无热,又非半表半里之少阳症矣。

烦　躁

烦为心烦不安,躁为手足躁扰。烦躁云者,合而言之也。然有烦而不躁者,有躁而不烦者,有烦躁俱作者,不可不辨焉。大抵烦而不躁,于心属阳;躁而不烦,于肾属阴;烦躁相兼,则阴阳心肾,同有关系。阳烦者何?如心中烦、胸中烦、烦疼、烦渴等症,皆因热邪内扰,心神不安。《经》所谓"心热则烦"是也。阴躁者何?其人手足躁扰,或裸体不欲近衣,或欲坐井中,但饮水不得入口,此由阴盛格阳,肾阳虚越,元气欲脱而争,譬如灯将灭而复明。《经》所谓"阴盛则躁"是也。若心肾不交,水亏惟火独存,其热在心则烦,在肾则躁,心肾受邪,阴阳俱病,故烦躁之象兼而有之也。若详言之,更有表里虚实之分。仲师云:当汗不汗,其人烦躁。又云:脉浮而紧,不汗出而烦躁,俱用大青龙汤主之,是邪在表而烦躁也。病人不大便五六日,绕脐下硬痛,烦躁,发作有时,此有燥屎,承气汤主之,是邪在里而烦躁也。二者表里虽异,然俱为邪实。若已下复发汗,昼日烦躁不得眠,夜而安静,不呕不渴,无表证,脉沉微,身无大热者,干姜附子汤主之,此阳虚而烦躁也。少阴吐利,手足厥冷,烦躁欲死者,吴茱萸汤主之,此阴盛而烦躁也。上二条,皆为正虚。同一烦躁,病因迥异,学者宜熟审之。

懊　侬

懊为烦恼,侬为菀闷。即心中郁郁然不舒,愦愦然无奈,较之烦闷尤甚。其故何也?大凡邪在表者宜汗,邪在里者宜下。若表邪未解,而遂下之,则在表阳邪乘虚内陷,伏于心胸之间,以致懊侬不安。心胸者,太阳之里,阳明之表。故太阳表邪,有因误下而陷于心胸者。

阳明经症,亦有因误下而陷于心胸者。《论》云:表未解,医反下之,胃中空虚,客气动膈,短气烦躁,心中懊恼。此太阳表邪误下,而陷于心胸也。又云:阳明病下之,其外有热,手足温,不结胸,心中懊恼,饥不欲食,但头汗出者。此阳明经症误下,而邪陷于心胸也。仲师归重于栀子豉汤,以栀子苦能涌泄,寒能胜热,豆豉轻浮上行,能彻心胸之浊邪。《经》所谓"其高者,因而越之"之意也。由此观之,懊恼一症,多因表证未罢而误下之。其邪既不从里而出,亦未因下而结,虽陷不深,但萦扰于心胸郁而不发,致成太阳之里,阳明之表。先贤以半表半里目之,良有以也。

谵 语

谵语者,语言错乱,亦作谵言。《经》云:邪气盛则实,实则谵语,又云:主不明,则十二官危。盖邪指热,主指心。足见谵语一症,由于热乱神明,心识不清之所致。盖心藏神而主火,病则热气归焉。心为热冒则神识昏乱,故妄有所见,语言谵妄,轻者睡中呢喃,重者不睡亦语言差谬。惟其热有轻重,故其症象亦有独语、狂语、语言不休之分。独语者,个人自语,间有错乱,若与人言,言之有次。《论》云:独语如见鬼状,若剧者发则不识人。可知病独语,其热尚未为剧也。狂语者,妄言骂詈,不避亲疏,甚则喊叫,其热盛可知。至于语言不休,则热更甚矣。原其致病之由,有因燥结胃实者,有因热入血室者,有因三阳合病者。例如《论》云:阳明病其人多汗,以津液外出,胃中燥,大便必硬,硬则谵语。此津液受伤,胃实而为谵语也。又云:妇人伤寒发热,经水适来,昼日明了,暮则谵语,如见鬼状者。此热入血室而为谵语也。又云:三阳合病,腹满身重,难以转侧,口不仁而面垢,谵语,遗尿。此三阳合病而为谵语也。所因不同,证象自异,然可一言以蔽之曰:实则谵语,以邪热盛而神明为之不清也。

郑 声

郑声亦语言错乱,但郑重反复,声低息短。若郑声之轻怯,与谵语声高气粗,迥不相同。盖实则谵语,虚则郑声。谵语属阳,郑声属阴。所以然者,人之声音出于肾,成于肺,而其辨别语言,又出于心,心欲言而舌动音出。苟外无邪扰,内不损伤,阴阳和平,精神乃治,自然语成词句,无谵语郑声之病。若表邪不解,传之于里,以致阳盛里实。燥火相并,胃络上通于心,神明被其荧惑,则烦妄多言,而为谵语。若汗下过多,损伤阳气,以致阳虚阴胜。正气衰则声音轻微,精神夺则语句频繁,故郑重反复,而为郑声。由此观之,谵语为邪实,当攻;郑声为正虚,不当攻。谵语多生,郑声多死,亦可于言外得之矣。

自　汗

凡汗不因发散,身无劳动,而自然出者,曰自汗。《准绳》云:五脏六腑,表里之阳,皆心主之。以行其变化,随其阳气所在之处而生津,亦随火扰之处泄而为汗。是汗为心液,亦由心出也。然有内外因之不同,阴阳虚实之各异。内因者,或由阳虚,或由阴虚。阳虚者,阴必乘之,则发厥自汗。《经》云:阴胜则身寒,汗出身常清。《景岳全书》云:极寒反汗出,身必冷如冰。此自汗之由于阴盛也。阴虚者,阳必凑之,则少气时热自汗。《经》云:阳加于阴谓之汗。盖阴虚则火动,阴精被火煎熬,犹干竹以火燃之而有油。夏日暑热炎蒸,毛窍不密,汤水入胃,汗即流溢。此自汗之由于阳盛也。外因者,邪干卫分,卫气不能固护于外,则皮肤为之缓,腠理为之疏。由是津液妄泄,溅溅然润,漐漐然出。故风暑湿邪干之,皆令自汗。惟伤寒人独不汗出,因寒气收藏,伤营而不伤卫,皮腠犹密,津液尚固,是以汗不出也。若寒渐入里,传变为热,亦令汗出,以热则营卫通,腠理开而汗泄也。大抵伤风则恶风自汗,伤湿则身重自汗,伤暑则脉虚自汗,中暍则烦渴自汗,湿温则妄言自汗,风温则鼾睡自汗,霍乱则吐泻自汗,柔痓则搐搦自汗,阳明则潮热自汗,阴虚则身倦自汗,亡阳则遂漏不止自汗。各详本症,兹不具述。设或汗出如油,或大如贯珠,皆为自汗不治之败症也。

盗　汗

盗汗者,睡则汗出,醒则止。非若自汗,或睡与不睡,皆溅溅然而出也。语云:自汗属阳虚,盗汗属阴虚。盖人之寤寐,总由卫气之出入。卫为阳气，阳入于阴则寐，阳出于阴则寤。阴阳和平，则汗不作。若阴虚者，阳必凑之，阳蒸阴分则血热，热则腠理开，津液不固，外泄而为盗汗也。然亦有因阴虚而自汗，因阳虚而盗汗者。如烦劳大热，必多自汗。或以饮食之火起于胃，劳倦之火起于脾，色欲之火起于肾，皆能令人自汗，谓非阳盛阴虚而何?! 人于寐时则卫气入于阴分，表中阳气不致，津液得泄，睡则汗出，非阳虚于表而何?! 至于伤寒症之盗汗，又与杂病盗汗不同，以其邪在半表半里使然。如《论》云：微盗汗出，反恶寒者，表未解也。又：阳明当作里实，而脉浮者，必盗汗，是犹有表邪故也。又：三阳合病，目合自汗。足见自汗盗汗，各有阴阳之症，不得谓"自汗必属阳虚，盗汗必属阴虚"也。

怔　忡

心忽跳动谓之怔，如有物撞谓之忡，合而言之谓之怔忡。与惊悸皆属血虚心跳，证象大同，故前贤有以怔忡、惊悸合为一症者。然论其原由不无区别：惊悸云者，耳闻大声，目击异物，遇险临危，触事丧志，心为之忤，使人有惕惕之状。盖惊则心无所倚，神无所归，虑无所定，而气乱矣。怔忡则不因惊触，心自不宁，或汲汲富贵，戚戚贫贱，或事故冗烦，用心太过，一经思虑，心即跳动。盖心之所藏者神，神之所养者血。神譬之灯，血譬之油，灯无油不明，神无血不养。苟思虑过度，耗失营血，血不养神，神易飘荡，故劳辄怔忡，如灯无油，光必闪烁也。二者血虚虽同，但惊悸因惊而悸，怔忡无惊自动，同中之异，是又当辨之于微也。

悸

悸者筑筑然动，或由气虚，或由停水，有心下悸、脐下悸之别，关系心肾两经。盖心属火，肾属水，水火既济，其病不作，苟一偏胜则病矣。例如《原病式》云：水衰火旺则烦渴，水停心下则悸。是烦渴为火灼津液，水不足也；悸乃水乘火位，水有余也。水有余何以病悸?《经》云：寒淫所胜，则心病澹澹大动。澹澹水动貌，此寒伤心主，而心不安，使人有惕惕之状。《论》云：饮水多，必心下悸。以胸中之阳，不胜寒水,心火畏水,不能自安,使人有怏怏之状。二者同属心火不足,水得停于心下而为悸也。更有不因停水而心下悸者,如《论》云:发汗过多,其人叉手自冒心,心下悸欲得按,桂枝甘草汤主之。盖汗为心液,液为汗伤,气随液泄,津气空虚,致心无依护,故得按而始安,此因过汗有伤心气而悸也。至于脐下悸者,乃肾阳不足,不能蒸化膀胱之水,水邪夹气上冲,筑筑然动于脐下,状若奔豚。仲师所谓"其人脐下悸,欲作奔豚"是也,主以茯苓桂枝甘草大枣汤。用茯苓利水以安肾,桂枝助阳以化气,甘草大枣补土以制水。使阴承阳化,水不泛溢,不但能防奔豚于未然,即脐下悸亦随之而愈矣,一举两得,洵良法也。由是观之,心下悸属心,脐下悸属肾,其证状虽不一,总不外乎气虚与停水所致。较之血虚因惊而悸,血少而怔忡不宁者,迥然不同,前贤有"怔忡即悸"之说,似未尽然。

呃 逆

呃逆者,古无是名,《内经》谓之哕,因呃呃连声,故后世以呃逆名之。丹溪云:呃逆为气逆病也。以气自脐下直冲于上,发于咽喉而作声,有中下之判焉。中焦呃逆属胃,短而促;下焦呃逆属肾,缓而迟。其致病之由,不仅一端,大要不外乎"寒热虚实"四字。例如《论》云:胃中虚冷不能食者,饮水则哕。《经》云:谷入于胃,胃气上注于肺。今有故寒气与新谷气,俱还入于胃,新故相乱,真邪相攻,气并相逆,复出于胃,故为哕,此胃寒而呃也。《论》云:哕而腹满,视其前后,知何部不利,利之则愈。此伤寒过期失下,胃实闭结,地道不通,阳火上冲,乃胃热而作呃也。二者寒热虽不同,皆为邪实。至于虚呃,或吐泻日久,或大病后与妇人产后,皆因脾胃受伤,阴阳虚损,有以致之。所以然者,人之阳气赖脾以升,人之阴气依胃以养,脾土受伤,清阳之气,易为抑遏,阳为阴蔽,不能畅达,如水中之浡,气被水覆,汩汩发声,胃土虚损,则木来侮之,阴为火乘,不得内守,木夹所乘之火直冲清道而上,故发声轧轧然也。更有肾虚不能摄冲脉之气以归下元,阴气先消,阳气亦竭,浮于胸中而欲散者,此虚脱之象也。要之寒呃可温可散,寒去则气自舒;热呃可降可清,火静而气自平。实者祛邪为先,虚者补正为主,惟虚脱之呃,则诚危矣。

咳 嗽

有声无痰曰咳，有痰无声曰嗽，声痰俱有名曰咳嗽。然咳非尽无痰，痰不易出也，其病在肺，肺主声，故声先而痰后；嗽非尽无声，痰随嗽出，声不甚响也，其病在脾，脾主湿，湿能生痰，因痰而嗽，故痰出而嗽止。此证象之大较也。其为病也，五脏六腑皆令人咳，然总其纲领，不过内外两因。外因者，感六淫之气，或受自鼻孔，或受自皮毛。皮毛为肺之合，鼻为肺之窍。故外邪侵入，必先于肺，久而不愈，亦可波及他脏。内因者，多为情欲损伤精气，精本于肾，气主于肺，而五脏皆有之。故气分受伤，则病必自上达下，由肺而脾，以极于肾；精分受伤，则病必自下达上，由肾而脾，以极于肺。所以内伤劳损之咳嗽，较外感为难治者，正以其病在根本也。然其原因，虽各不同，要皆不离乎肺。盖肺为娇脏，而主清肃，一物不容，畏寒畏热，火刑金灼则咳，水冷金寒亦咳。故咳嗽必归于肺者，以肺主气而声从出也。但有肺自受病，与由他脏受病，而传及于肺者之不同耳。

喘

喘者张口抬肩，呼吸急促，易出而难纳。与哮之呼吸不能自由，出纳皆滞者不同；亦与短气之气，下不能上续，能吸不能呼，纳而不出者有别。张心在云：喘气专在口也。鼻息出入，气未始不至于口，而专在口则喘矣。天气通于鼻，一呼一吸，吐故而纳新，果顺其常，则出心肺而入肝肾，脾居中而转运，何喘之有？！苟有乖戾，则气逆不宣，鼻失其职，呼吸之气，尽出于口，所以为喘。《内经》论喘，其因虽多，究不外乎虚实二字。实喘者何？以邪实在肺也。肺之实邪，非风寒即火邪耳。盖风寒受自皮毛，故首先犯肺，宣降之机不利而为喘；火之炽盛，金必受伤，清肃之令不行，故亦病肺而为喘。虚喘则外无风寒，内无实热，多由气虚所致。若脾肺气虚，呼气不能上达，痞塞膈中，不过在上中二焦，化源未亏，其病尚浅；若肝肾气虚，吸气不能下达，则病出下焦，而本末俱困，其病深矣。大抵实喘气长而有余，虚喘气短而不续。实喘胸胀气粗，声高息涌，澎澎然若不能容，惟呼出为快；虚喘则慌张气怯,声低息短,惶惶然若气欲断,提之若不能升,吞之若不相及,劳动则喘甚,静坐则喘息。即此辨之,喘之虚实,无循情矣。

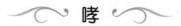

哮

哮亦肺病也。与喘相类,但不似喘开口出气之多,而有呀呷之音。呀者,口开(《说文》:口张貌);呷者,口闭(《说文》:吸呷也)。开口闭口,俱有声音,而成哮象。《医学正传》云:气促而连续不能以息者,谓之喘;喉中如水鸡声者,谓之哮。足见喘以气息言,哮以声响言也。盖喉咙为呼吸之路,会厌乃声音之门。若外无非时之感,内无胶结之痰,则气道通畅,升降顺从,呼吸出入,本无声音。设或痰火内郁,风寒外束,胶痰与阳气并于膈中,不得泄越,壅逆于肺,滞结于喉咙,及于会厌,则呼吸之气,不得快利,致与痰相击而成声。所以先贤论哮,一则曰痰,又曰寒包热。论治须理气疏风,勿忘根本;禁用凉药,恐风寒难解;禁用热药,恐痰火易升;而尤以避风寒、节厚味为要。至有一种真气虚极,其气逆奔而上,出多入少,张口环目,似哮似喘,此肾不能纳气归元,无根虚脱之气上冲,又未可与哮喘同语也。

呕 吐

呕者有声有物,吐者有物无声,若有声无物则为干呕。胃司纳谷,主通降。邪气冲逆,阻胃之降而然也。胃有上中下三脘,胃之上口为上脘,上通天气,主纳而不出。邪在上者,皆从于气,气停而水积,故汤水之清浊混乱,或为痰涎,或为水饮,变而为呕。夫气为阳,阳动而有声,与饮俱出,犹雷震必雨注也。胃之下口为下脘,下通地气,主出而不纳。邪在下者,皆从于寒,寒则气凝而食不消,故食物之清浊不分,或为痞满,或为胀痛,变而为吐。夫寒为阴,阴静而无声,与食俱出,象万物之吐露于地也。胃之中为中脘,上通天气,下通地气,为阴阳气交之中,主熟腐水谷。邪在中脘,则阴阳俱病,气食相假,故亦呕亦吐,饮食皆出,上下脘之象,兼而有之。然下脘非不呕也,设阴中之阳亦病,则呕吐齐作,但呕少于吐,不若上脘之呕多于吐耳。上脘非不吐食也,设阳中之阴亦病,食入即吐,非若中脘之食已而吐,下脘之食久而吐耳。大抵吐愈速则愈在上,吐愈迟则愈在下。因寒滞者,必多疼痛;因食滞者,必多胀满;因气逆者,必痛胀连于胁肋;因火菀者,必烦热燥渴,脉洪而滑;因外感者,必头痛发热,脉浮而紧。其致病之由,虽不只一端,然总不离乎胃气不和。

噎膈

噎膈者,咽下梗塞,食不得入。《内经》所谓"咽膈不通,饮食不下"是也。若分析言之,噎由气逆,或由津枯,病在吸门。吸门者,会厌之间也。水饮可入,食物则嗌嗌不下,自嗌而转,故随即吐出。膈由痰阻,或由血枯,病在贲门。贲门者,胃之上口也。饮食不能直下入胃,自膈而转,故吐出较噎为迟。二者浅深,虽有不同,其病由于津血枯槁,气结不行则一。大凡人之五脏六腑,阴阳升降,全赖一团冲和之气,以为运用。若气之和乖,则又系乎情志,志静则宁,情动则乱。七情失中节之和,则随其所伤而为病。故噎膈一症,多因五志过极,或纵情嗜欲。如忧思过度则气结,气结则施化不行;色欲过度则伤阴,阴伤则精血耗竭。遂致运守失职,而脾中之生意不遂;五液无主,而胃中之津液枯涸。下焦虚火,夹冲任二脉,直上阳明。贲吸二门,终日为火燔燎,不槁不已。是以阳结于上,阴涸于下,隔塞不通,食不得入,纵入亦必复出。可知噎膈虽发于咽喉,属于胃腑,其原实由于脾肾二脏也。

反胃

反胃与噎膈不同,噎膈者,隔塞不通,食不得入,以气结不能行也;反胃者,食犹能入,入而复出,以阳虚不能化也。一则病在胸膈,一则病在下焦。张洁古云:上焦吐者,皆从于气;中焦吐者,皆从于积。二者皆不可以反胃论。惟下焦吐者,皆从于寒。朝食暮吐,暮食朝吐,此即反胃证也。反胃虽属胃病,而实由于命门火衰,脾胃虚寒,有以致之。盖胃本属土,非火不生,非煖不化。脾强胃暖者,消化力强,则食无不化,自无食久反出之病。设或纵食生冷,损其阳气,或内因忧郁,脾胃受伤,以致火衰土弱,运行无权,故食入于胃,完谷不化,积至日余,胀闷难忍,复吐原物。即巢氏所谓"脏冷则脾不磨,脾不磨则宿食不化,随其气逆而成反胃之症"也。东垣《脾胃论》特著温补一法,正为胃气虚冷而设,以土寒即土虚,土虚即火虚,故补命门之火,以扶脾土,而助运化,亦犹釜底添薪而后能化水谷也。

关 格

格者,峻拒其外入者不得纳,故水浆吐逆;关者,闭塞其内出者不得泄,故二便俱闭。后世有谓小便不通为格,大便不通为关者,似未谛当。其病可分暴久两种。暴病云者,即《内经》"三焦约病"也。约者,不行之谓。三焦受邪,其气不得通调,故上焦气逆,则水浆不得入,下焦气闭,则二便不得泄,上下俱病,则二者兼而有之。此为暴病邪实,类关格而实非关格。古人有辛香通窍,荡涤下行之法,即为此设也。若久病之关格则不然,盖久病者,或忧愁怒郁,脾气不舒;或色欲过度,精气以损。气不舒者,始则气机不利,喉下作梗,继则升多降少,胃气反逆,食入即吐,格因以成;久而失治,脾胃气虚,运化不行,无以生血,津血枯槁于下,日渐便溺艰难,关而不泄。此下之不通,由于上之不化,从格而关之证也。伤精气者,其病属肾。《经》云:肾开窍于二阴。又云:肾为胃关。精气不伤,则关门时开时阖,二便自调;伤则气化不行,水道难通。精阴既亏,则大便燥结,由是下焦闭结,气反上冲,食虽得入,良久复出。此上之格逆,由于下之不通,从关而格之证。但不似反胃之朝食暮吐,完谷不化也。总之卒暴之疾,非真关格,多因外感,窍道骤为邪气阻闭,病在三焦,尚可通便止呕,随加施治;若久病者,则属内伤,气逆于上,阴竭于下,关格既成,治洵难矣。《经》所谓"关格者,不得尽期而死"也。

郁

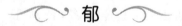

郁者,滞而不通,气结而不得宣发也。夫人之气血,内输脏腑,外达形躯。气血冲和,病自不作,如流水不腐,户枢不蠹也。苟一怫郁,则气机阻滞,当升不升,当降不降,当变化者不得变化,或郁于气,或郁于血,所郁之处,必有不舒之状。盖郁则气滞,气本无形,故其为病，似有形而实无质，例如胸膈似阻、心下虚痞、肋胀背胀、脘闷不舒，以及气瘕攻冲之类。然郁久不已，由气及血，亦能从无形而至有形。即丹溪所谓"气郁则生湿，湿郁则生热，热郁则生痰，痰郁则血不行，血郁则食不化"是也。论其原因，颇不一致，有因外感六气者，有因本气自郁者。盖天之六气着人，皆能郁而致病。如伤寒之邪，郁于营卫，暑湿之蕴于三焦，温疫之客于募原，风寒湿三气杂而成痹症，是皆因有所乘而为郁者也。若本气自郁者，则以内伤七情。或为衣食所累，利害所牵；或思想无穷，所愿不得。终日戚戚，神志索然，心脾由以耗伤。其为病也，喘咳乏气者有之，癫狂失志者有之，火炎失血者有之，妇人经闭不调者有之，此则不因所乘而为郁者也。综上以观，因外感六气者，《内经》有泄、折、达、发、夺五法，足以治之；内伤七情者，则非能达观不易却也。

吞 酸 吐 酸

喉间噫气，即有酸水，咯之不上，咽之不下，胸中泛泛不宁，是为吞酸；时作呕恶，所吐皆酸，甚则令上下牙酸涩不能相对，是为吐酸。河间主热，东垣主寒，其实有寒有热，未可执一而论。盖人之饮食入胃，惟速化为贵。设或中宫清气怫郁，水谷被湿热蒸变，如食物置器中，夏热易酸，酒缸太热亦酸，是酸之因于热也。或客寒犯胃，或脾胃虚寒，运化不良，水谷积滞于中，如水浆冷积既久，亦未有不酸者，是酸之因于寒也。此症虽因寒因热，然亦系乎肝木，何者？脾主运化，肝主疏泄，食物之化，固脾之力，而其所以能运而化之者，实肝之功。肝木条达，运化有权，则水谷由中达下，即寒即热，人自不觉其酸。苟木气一郁，湿土为之不舒，不但运化力迟，即化亦不能顺行而下。于是停积中脘，随气上逆，而口吐酸水者有之；伏于上脘，胸泛酸味刺心者有之。其故非他，木来侮土，味从木化而成也。大抵吞酸则肝郁较甚，吐酸则气逆较甚，二症虽同为小疾，若久而不愈，实噎膈、反胃之渐，慎毋以其微而忽之。

嘈 杂

嘈杂者，胸中似饥似辣，扰扰不宁，莫可名状。俗云"心中嘈杂"，非也。盖心但有烦而无嘈杂,胃则但有嘈杂而无烦。《经》云:饮入于胃,游溢精气,上输于脾。脾属阴,胃属阳。胃苦燥,全赖脾阴以和之;脾苦湿,全赖胃阳以运之。若脾阴一虚,则胃家饮食游溢之精气,尽输于脾,不能稍留津液以自润,则胃过于燥而有火矣。故嘈杂似饥,得食暂止。又若胃中阳虚,则水谷之精微不行,痰饮内聚,凄凄戚戚,似酸非酸,似辣非辣,而不喜食。此皆丹溪所谓"痰火为患"也。更有五更嘈杂者,有病后嘈杂者。一因思虑伤血,一因津液未充,皆夹虚火内扰而为嘈杂。而其现象则腹中空空,若无一物,有如饥甚难以容忍也。综上以观,嘈杂一症,痰火是其标,阴阳偏胜是其本,然总由于脾胃不和。治此病者,不可不先顾脾胃,调其阴阳。若悉以痰火论治,专用寒凉,则胃气虚寒不健者,反以日甚,而恶心、嗳气、反胃、噎膈之病,将由此而作矣。

积 聚

积者,积累之谓,由渐而成;聚者,聚散无常,随触随发。仲师云:积者,脏病也,坚而不移;聚者,腑病也,发作有时,推移不定。夫脏五而腑六,故有五积六聚之称。脏阴而腑阳,故积聚亦有阴阳之别。其为病也,积为痰食死血,结成癥块,坚硬不移,有形之邪也;聚则或胀或不胀,或痛或不痛,往来无定,无形之邪也。论症象固两不相伴,若推究其本,均由气郁而成。苟六气不偏,又无抑郁,则气机通畅,运化有权,饮食化为津液,营血循其经隧,津液流行,而痰不生。不但积无可积,即聚亦无可聚矣。故古人言五积六聚,皆从气郁立论。以有形之邪,生于无形之气也。特聚无形而易散,积有形而难消,其浅深自各不同。《内经》惟言五积之名,而未言六聚者,以二者同源而异流,积可固定,聚不可固定也。

癥 瘕

癥者,徵也,坚硬不移,有形可徵之谓;瘕者,假也,聚散无常,假物象形之谓。有形者属血,以瘀血留滞,久而不消,故坚硬不移;象形者属气,气滞则聚而见形,气行则散而无迹,故聚散无常。然《准绳》

以癥瘕并属血病,《纲目》谓癥瘕积聚并起于气,何也? 盖以血凝必由气滞,二者本相因为病。故《得效》云:宿血滞气,凝结而为癥瘕。此合而论之也。若分析言之,癥病惟妇人多有,或因经水适来,及产后恶露未净,外受风寒,内伤生冷,运行之血,适与寒冷之气相值,结而不散。又如薛立斋云:脾统血,肝藏血,恚怒伤肝,忧思伤脾,多患血癥。以怒则气逆,气逆则血留,思则气结,气结则血滞。要皆以血动之时,瘀血未净,一有所逆,则留滞日积,而渐成癥也。瘕病则由脏腑正气先虚,寒暖失调,饮食不节,又复多所劳伤,正不胜邪,致夹游行之气,相聚相结,而成颗块。但形虽若癥而实无根寨,故能大能小,能左能右,推之则动,按之自走,而为瘕也。考《内经》只有积聚疝瘕,并无癥字之名,是癥瘕之病,当属积聚之一种。《难经》云:病有积聚,何以别之? 积者,阴气也,阴沉而伏;聚者,阳气也,阳浮而动。巢氏以"不动者为癥,动者为瘕",与《难经》积聚之分,若合符节,但癥瘕往往见于脐下,多患于女子,不似积聚见于腹中,多患于男子也。

胸　痹

胸中,阳位也。痹者,闭也。阳主开,阴主闭。阳气在胸,如离照当空,旷然无外,此处宜空不宜实。空则阳气宣,实则阴气著。是故诸阳受气于胸,而转行于背。必胸次空旷,而后清气转达,布息展舒。若痹在阳位,是阳虚而阴干之,则阴霾四布,不独气之上下不相顺接,前后亦不能贯通,故有胸满喘息,短气不利,痛引心背诸证也。若更审其脉象,仲师有云:夫脉当取太过不及,阳微阴弦,即胸痹而痛,所以然者,责其极虚也。盖寸脉为阳,应胸中;尺脉为阴,主下焦。若寸脉不及而微,则为阳虚而胸痹;尺脉太过而弦,则为阴盛而上逆作痛。故《金匮》、《千金》诸方,均以通阳主治,轻则薤白白酒,重则附子干姜。不但苦寒尽摒,即清凉亦不加入。盖证属阳虚,阴药不得予也。

痞　满

痞者,否塞不开之谓;满者,满闷不舒之谓。病在心下,但满而不痛,按之自濡,不似结胸之满而硬痛,亦不似胀满外有胀急之形。昔贤论痞，有单水痞、单火痞、水火交痞之不同；又有主痰、主气、主血、主虚之各异，然总不出外内两因。外因者，表邪误下而成者也。大凡外邪感人，必自表入里，在表宜汗，在里宜下，此定法也。若邪尚在表而攻其里，不当下而误下之，不但邪不能解，正气反因之而伤，以致邪乘虚入，与无形之气搏结不散，而成痞满之象。仲师所谓"脉浮而紧，而复下之，紧反入里则作痞"是也。内因者，中气本虚，气机不运而成者也。《保命集》云：脾不能行气于四脏，结而不散则为痞。以脾居中宫气交之分，清升浊降，赖以转输。苟或过于忧思，或饥饱失时，或脾胃素弱，而妄用克伐寒凉之剂，重伤脾胃，以致转输失职，不能运化精微，湿痰滞气，填塞中宫，清不升而浊不降，遂成天地不交之否象。此《经》所谓"太阴所至为痞满"是也。大抵有形之邪聚而成痞者多实，无形之邪聚而成痞者多虚。从外而内者，因虚内陷，邪结心下；从内而外者，脾困不运，邪滞中宫。故《伤寒》治痞诸方，皆以泻心立名；杂病言痞，多从脾胃立论，意可知矣。

臌　胀

　　臌胀者，腹皮绷急，弹之有声，中空无物，有似乎鼓，此属气病，象其形而名之也。盖人之腹中，有中气、谷气、脾气、胃气，皆真气也。真气和畅，则腹中辘轳，能升能降，运化有权，自无臌胀之患。若中气虚，失其转输，脾气虚，失其运化，谷气因不运而滞，胃气无谷气不生，于是真气所主之地，尽为邪气所着。三焦闭塞，阴阳气道不通，盈中廓外，臌胀乃成。此统论臌胀，皆由于气之为病也。然东垣主寒，河间主热，丹溪主脾虚，其说各殊，何也？曰：皆是也！盖寒湿郁遏，久则阳气渐衰，阴气独盛，寒则凝结，胀满生焉。《经》所谓"脏寒生满病"。此东垣所本之论也。万物热则丰隆，寒则敛缩，人身阳邪偏盛，热气壅满于中，安得不臌。《经》所谓"诸腹胀大，皆属于热"。此河间所本之论也。脾虚则湿聚，湿则气缓，转输失职，浊气填塞，膜胀以作，《经》所谓"诸湿肿满，皆属于脾"。此丹溪所本之论也。三子之论，皆合经旨，但经文会其全，三子各言其一，未可以其偏而废也。有单腹胀者，四肢消瘦，单腹胀满，脐突，青筋满布，粪滑溺赤，喘急食阻。此脾虚之甚，阳气为邪气所遏，不得周流一身，而邪气单攻肚腹，最为难治。更有所谓"蛊胀"者，中实有物，按之随起，与臌胀之中空无物者不同。或由跌仆闪挫，内伤瘀血而成，或由长蚘寸白过多，痓、疳、痨、瘕等虫为患，方书所谓"非虫即血者"是也。二症或病现局部，或病因不同，学者但详察其脉症，自不致与臌胀混矣。

疝

疝气者，小腹坠痛，控引睾丸，作止无时是也。《经》云：任脉为病，男子内结七疝。又云：邪客于足厥阴之络，令人卒疝暴痛。是疝病由于任、肝两经明矣。盖任脉起于中极之下，少腹之间，上关元而总任诸阴；肝脉环阴器抵小腹，周身之筋，皆为所主。故任脉内舍固结不化之阴，上犯脏腑，则腹中攻冲作痛；下入厥阴，会于阴器，则睾丸肿胀坠痛。前贤有腹中疝、睾丸疝之说，盖指此也。睾丸有两枚，左丸属血，肝所主，若诸寒收引，则血凝而归于肝，下注左丸，痛多肿少；右丸属气，肺所主，若诸气膹郁，则湿聚而归于肺，下注右丸，痛少肿多。大抵在血分者不移，在气分者多动。其状虽有冲、狐、癫、瘕、痩、癞七者之分，而其因则由湿热内蕴，复感外寒，以致湿热被郁，不得疏散。湿则肿胀，热则挺纵不收，寒则牵引作痛。古方用栀附汤，盐酒煎服。乌头治外束之寒，栀子清内郁之热，随证加减，服之多效。足征疝病，由于外感寒邪，而内郁湿热使然。其有偏主寒、偏主湿热者，似皆执一之论。

癃 闭

闭者，小便闭塞不通；癃者，小便点滴淋漓。合而言之，谓之癃闭。《经》云：三焦者，决渎之官，水道出焉。又云：膀胱不利为癃。是癃闭一症，现病虽在膀胱，而实由三焦决渎失职使然。若论其致病之原，有因热气壅闭者，有因阳虚气不化者，有因津液短少者。又不仅关乎膀胱、三焦也。例如：心移热于小肠，则小肠之分泌失职；肺中伏火，则水之上源枯涸；热移肝郁，则败精槁血，阻塞窍道。此皆因于热气壅闭者也。若肺之阳虚，气寒则闭，宣布无权，水道不能通调，犹滴水之器，上窍闭则下窍无以自通。此水之不利，由于上源不达，故必下病治上,观丹溪以吐法治之,意可知矣。又肾主化气,气行而后水行。《经》云:膀胱者,州都之官,津液藏焉,气化则能出。苟肾之阳气不足,则阴无以化,气自气而气不化水,水自水而水蓄不行,是以古人有金匮肾气丸、五苓散之设。此皆因于阳虚气不化者也。至于津液短少者,或以脾土偏燥,或以病后津虚,土燥则无以资化,津虚则无以渗利,仲师所谓"津液少则小便难"是也。大抵小便点滴淋漓,茎中或痛或不痛者,热气壅也,可清可利;小便不通小腹满者,气不化也,宜化宜温;小便出而不多者,津液少也,则宜益气生津。总上以观,实则癃闭一语,似未足以尽之。

遗溺与小便不禁

遗溺与小便不禁,似同而实异。不知而溺谓之遗,犹物之遗失而不自觉也;知而不能固谓之不禁,犹水之下注力难禁止也。《经》云:膀胱不约为遗溺。又云:水泉不止者,是膀胱不藏。不止即不禁之谓也。大抵遗溺有两种,有睡中自遗者,则多属幼稚,以其脬气未固,不能约束津液,好动而魂游,故于睡中不觉溺出。《经》所谓"膀胱不约"是也。有气脱而遗失不知者,惟中风肾绝者有之,肾阳虚脱,不能收摄,多属失守之死候。仲师所谓"下焦竭则遗溺失便"是也。至于小便不禁,亦有两种,年老之人,或肺气无权,上虚不能制下,或肾阳不足,不能温固水液,此其一也;若妇人生产,因稳婆损脬,膀胱不能主藏,而成漏卮,又其一也。考方书有专言遗溺者,有专言小便不禁者,似皆略而不赅,惟论及病因,则有偏主阴虚属热一说,要不可以不辨。夫火邪妄动,水不得安,小便固有不能收禁而频数者,但必淋漓点滴,出之不快,甚或痛涩,此乃小便频数,不得谓之为遗溺不禁也。是惟于小便黄赤而涩,与清白而长,辨其为热为寒,即可得矣。

淋

淋者,小便淋漓不利,滴涩作痛,小腹弦急。病属肾之水窍。《经》云:脾受积湿之气,小便黄赤,甚则淋。此言湿传膀胱而成淋也。又云:风火郁于上,胆热其病淋。此言热传膀胱而成淋也。《内经》所言,惟湿与热,但肾之阴虚火动,亦能致之。盖肾与膀胱为表里,俱主水,水入小肠通于脬,行于阴而为溺。若肾阴不足,热入膀胱,小便必数而涩,水道淋漓不利。津液被煎,轻则凝如脂膏,甚则结如沙石,故有石、劳、热、血、膏五淋之称。所谓石淋者,便时茎中沙涩作痛,溺率难出,便后似有细沙沉于缸底,乃火煎津液,轻者如沙,重者如石,如汤瓶煎炼日久,底结白碱也。劳淋者,遇劳即发,小便淋漓不绝,或负重远行,或思虑过度,均足伤脾;强力入房,施泄无度,均足伤肾,脾肾气虚,气化不及州都也。热淋者,溺黄而涩,甚则间有鲜血同下,乃三焦有热,流入膀胱也。血淋则血与小便齐出,以心主血,而与小肠相为表里,热盛搏血,失其常道,由小肠下入脬中,但必脉数有力,便时作痛。若不痛者,则为溺血,非血淋也。膏淋则有脂如膏,浮于溺上,乃肾虚不能制液,致精随溺出。此五淋之攸分也。更有所谓冷淋者,乃肾阳不足,下元虚冷,其候必面白脉迟,先寒战而后溲便,古有以金匮肾气汤治淋,即此症也。淋之症状虽不一致,总不外水火不交,心肾气郁,遂使阴阳乖舛,清浊相干,自清而浊,自柔而坚,自无形而有形。无形者犹水被火煎,热甚沸溢,自然浑浊;有形者犹水煮可以成盐,水寒亦可以结冰。要皆因火化有余与不足之所致耳。

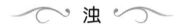

浊

浊者,时有秽物,如疮脓目眵,淋漓不断。与便溺毫不相混,故便时茎中虽如刀割火灼,而溺自清。盖肾有二窍,一属精窍,一属溺窍。浊为精窍之病,而非溺窍病也。考《内经》无浊症之名,惟言思想无穷,入房太甚,发为白淫。又云:脾移热于肾,少腹冤热而痛,出白。足见白浊之源,总由心动于欲,肾伤于色,或相火妄动,以致精气失守,淫溢于下;或肾气虚损,玉关不固,以致遗浊不止。此但言浊之出病在精,而不与溺相混也。若小水浑浊,色白如泔,则为溺浊。凡肥甘酒醴,辛热炙煿之物,服之过当,湿热浊气,渗入膀胱,皆足致之。《经》所谓"水液浑浊,皆属于热"是也。其或本非热症,而小便亦浊者,乃脾气下陷,土不治湿,水道为之不清。《经》所谓"中气不足,小便为其变"是也。至于赤浊,浊中带血,例如少年天癸未足,强力行房,所泄半精半血;壮年施泄无度,亦多精血杂出,以精为血化,精化未及,而伤泄之,供不应求,此浊症中虚之甚者也。大抵败精流溢,乃为白浊;血不及变,乃为赤浊。精浊动在心肾,溺浊病在膀胱与脾肾也。

眩　晕

眩者,言视物皆黑;晕者,言视物皆转。二者兼具,则曰眩晕。《经》云:髓海不足,则脑转眩冒,目无所见。又云:上气不足,脑为之不满,目为之眩。又云:诸风掉眩,皆属于肝。《伤寒论》则以目眩为少阳主症之一。是眩晕一症,由于精气空虚,夹肝胆之邪,其病则现于脑与目。盖脑为髓海,精气之所生;目为肝窍,而瞳子又为肾水所主。二者皆喜静谧而恶动扰,静谧则清明内持,动扰则掉挠散乱。若肝胆风火偏盛,上冒清空之窍,致邪随目系以入于脑,则脑转,脑转则引目系急,目系急则目眩以转。与火焰得风,旋转不已,同一理也。考前贤之说,有主风夹火者,即诸风掉眩之义也;有主痰者,浊阴上泛,清阳不升之义也;有主虚者,以气虚则诸阳之会不充,血虚则阳无所附,而虚火妄动也。同为眩晕,所论各歧,其实风因血虚而生,火因阴亏而动,即痰饮菀滞,亦由气虚而停。邪之有余,总因正之不足,犹树木根本不固,枝叶为之动摇。是主风火痰者论其标,主虚者论其本。前贤但就其一而言也。

瘛　疭

瘛者,筋脉急;疭者,筋脉缓。急则引而缩,缓则纵而伸,或缩或伸,动而不止,名曰瘛疭,大抵与婴孩发搐相类。此症多属肝虚,而风乘之入于血脉使然,所谓木曰曲直之象也。《经》云:寒则反折筋急,热则筋弛纵不收。此固其常也。其实寒热皆能拘急,亦皆能弛纵。寒而拘急者,以寒盛则血凝滞涩,此寒伤其营也;热而拘急者,以火盛则血燥筋枯,此热伤其营也。寒而弛纵者,以阴盛则气不充摄,此寒伤其卫也;热而弛纵者,以热盛则筋软不收,此热伤其卫也。张景岳谓瘛疭一症,有寒有热,旨哉言矣。例如暑风症,甚则手足抽搐,或兼口眼㖞斜,以热伤营络,肝风内动,肝主筋而属木,风为木之气,风并经络，抽搐不已。又如风温被火，轻则发黄，重则惊痫、瘛疭。以风因火而愈炽，血因热而愈伤，风火交煽，手足为之挛掣，此皆因热盛而得者也。至于瘛疭戴眼反折，绝汗乃出，如贯珠不流，又若四肢黎习，动而不止，似瘛疭而无力抽搐，一属太阳卫绝，一属厥阴肝绝，二者因阳绝乃寒，皆属瘛疭之败证也。寒热不同，总关气血。气主动，无气则不能动，不动则不能主矣；血主静，无血则不能静，不静则不能舒矣。故筋缓者，当责之气；筋急者，当责之血也。

筋惕肉瞤

惕者，筋脉跳动也；瞤者，肌肤蠕动也。惕瞤与瘛疭相类而实非，瘛疭则手足牵引，或屈或伸，惕瞤但振动而不屈伸。《经》云：阳气者，精则养神，柔则养筋。若阳气偏虚，津液枯少，筋肉失养，自惕惕然而跳，瞤瞤然而动。其所以阳虚津少者，或因误汗，或汗之太过。《论》有太阳病，过发汗，汗出不解，头眩身瞤动，振振欲擗地者，用真武汤；又太阳病，脉微弱，汗出恶风者，不可服大青龙汤，服之则厥逆，筋惕肉瞤，此其证也。然亦有不因过汗，其人自惕惕然筋脉跳动，而肉不瞤者，盖缘素禀血虚，邪热传于六脉之中，使之动惕，但津气未伤，故肉不瞤。《陶节庵医案》云：曾治一人伤寒，不经发汗，七八日筋脉动惕，其肉不瞤，潮热甚，大便秘，小便赤，以手按腹中硬痛，此有燥屎，大柴胡汤下之则愈。此等症候，往往有之，乃因血分有热，又未可概作阳虚论治也。足见医之一道，能与人规矩，不能使人巧，活泼泼地，要在学者能知常达变耳。

痉

痉者，强劲之谓，病在筋脉，拘急反张。《活人书》云：痉症发热恶寒，与伤寒相似，但其脉沉迟弦细，而项背反张为异。其致病也，有因风寒者，必发热恶寒而无汗，其状身体强直而口噤，其势劲急，故以刚痉名之。即《经》所谓"诸暴强直，皆属于风"是也。有因风湿者，发热汗出不恶寒，其状项强几几而身不强直，其势濡弱，故以柔痉名之。即《经》所谓"诸痉项强，皆属于湿"是也。盖风则燥而动，寒则引而紧,湿则着而拘,故皆足以致痉。《金匮》但以有汗无汗,恶寒不恶寒分刚柔,而不及其他证象者,以痉字该之也。若夫因不当汗而汗之,误汗则伤津气;不当下而下之,误下则伤阴液;又或妇人产后亡血过多,血舍空虚,外风易入,此三者即仲师所谓"太阳病,发汗过多,因致痉"。又云:风病下之则痉。又云:新产亡血虚,多汗出,喜中风,故令病痉。盖以筋脉必赖津血濡养,若津血枯燥,则筋失所养,为拘为挛,反张强直之病,势所必至。然犹有疑者,夫太阳中风,本桂枝证,即重感寒湿,亦仅足以成痹,乃《千金》谓太阳中风,重感寒湿则变痉,何也?以太阳之脉,循颈项,夹脊抵腰至足;又太阳接壤,即是阳明,其里面即是少阴,阳明少阴,两关津液。病邪初在太阳,未必遂成痉症,然必津液受伤,而后足以致之。是痉之原因虽多,总不外津虚血少也。

痹

痹者,闭也,经络为邪所阻,气血不得通行之谓也。《经》云:风寒湿三气杂至合而为痹。以气血亏损,腠理疏豁,三气得以乘虚外袭,壅闭经络,又不能随时驱散,是以久而成痹也。风性善行数变,其为痹则走注历节,无有定所,《经》所谓"风气胜者为行痹"是也;寒性凝敛,受寒则气血凝涩留聚,聚则为痛,故痹发之处,掣痛难忍,《经》所谓"寒气胜者为痛痹"是也;湿性粘腻,受湿则气血濡缓不行,身体沉重,留着不移,或木或麻,只在一处,《经》所谓"湿气胜者为着痹"是也。而其邪所从入,则风湿多侵于上,寒湿多侵于下,此即痹之大则也。夫《经》曰风胜、寒胜、湿胜,而又曰杂至,曰合者,则知痹乃正气为邪气所闭,非仅受一气而成,特三气之中,各有偏胜之殊耳。世有骨痹、筋痹、脉痹、肉痹、皮痹之名,分门别类,无非以邪所客之处而命其名。大抵三气袭人经络,入于骨则重而难举,入于脉则血凝而不流,入于筋则屈而不伸,入于肉则麻木不仁,入于皮则皱揭不荣。非行痹、痛痹、着痹之外,又别有骨、脉、筋、肉、皮五痹也。

麻 木

麻者,非痒非痛,肌肉之内,如小虫乱行,按之不止,搔之愈甚;木者,不痒不痛,自己之肉,如他人之肉,按之不知,搔之不觉。是麻犹知痛痒,而木则感觉全无,二者判然不同,未可混而为一也。《经》云:营气虚则不仁,卫气虚则不用,营卫俱虚则不仁且不用。即麻木之谓也。盖营属水谷之精,和调洒陈,能入于脉,故循脉上下,贯脏腑而营经络;卫属水谷之气,慓疾滑利,故循皮肤之中,分肉之间,熏于肓膜,散于胸腹。营卫和谐,经络通畅,自无麻木之病。若坐卧不得其所,四肢重压,暂时麻木,尚不致病。苟营卫先虚,风寒湿三气,得乘间而入,致营卫不相联属,血不行而气又不至,则有四肢淫淫然麻木,如绳缚初解之状者,方书名为麻痹。盖以四肢乃胃土之末,而经脉又皆起于指端,四末远行,气血罕到故也。有舌本麻木者,以心、脾、肝、肾四脏之络,皆系舌本,四脏亏损,湿痰风火,因虚而袭经络,故均能令舌本麻木也。有半身麻木者,在左责风邪与血少,在右责气虚与湿痰,缘左右乃阴阳之道路,肝从左升,肺从右降,肝藏血而肺主气也。更有所谓中指、食指忽然麻木不仁,三年内须防中风者,亦以气血空虚之象,已露于经脉之间,因知空穴必来风也。是麻木一症,虽夹实邪为患,然莫不因正气先虚,邪乃得乘虚而踞之。《沈氏尊生》谓治麻木,须补气血,不可专用消散,旨哉言矣。

痿

痿者,手足痿软无力,百节缓纵不收,热伤血脉病也。《内经》以五脏分皮、脉、筋、肉、骨五痿,论之綦详,今试言其大概。盖肺主皮毛,若肺热叶焦,则皮毛虚弱急薄,着则生痿躄也;心主血脉,心气热则下脉厥而上,上则下脉虚,虚则生脉痿,枢折而不能提挈,胫纵而不任地也;肝主筋膜,肝气热则筋膜干而挛急,发为筋痿也;脾主肌肉,脾气热则胃干而渴,肌肉不仁,发为肉痿也;肾主骨髓,肾气热则腰脊不举,骨枯髓减,发为骨痿也。五痿所属不同,治法似当各异,乃《内经》有云诸痿皆由肺热,而其治独取阳明,何也?盖肺具乾健之运,能纳胃中水谷之精,布施津液,以养诸经,又为五脏之长,体燥居上,主气畏火。若金被火灼,津液受伤,内无以灌溉脏腑,外无以润养筋脉,五脏之阴随之不足,而五痿以成。犹秋燥偏盛,草木萎落,又如树木皮剥,则不能行津于枝干而枯也。夫五脏禀气于阳明,而阳明又主行津液以灌四肢,润宗筋束骨而利关节。阳明虚则四肢失其溉,五脏失所禀,宗筋纵关节不利。治之者,必使水谷能化精微,而后脏腑筋脉得所濡养,此其所以独取阳明也。以上所论皆由内热成痿,更有因湿热在下者,邪气蒸脾,流于四肢,自觉足气上腾,四肢酸软。《经》所谓"湿热不攘,小筋弛长为痿"是也。有因病后气虚者,脾胃虚则四肢不得禀水谷之气也。有因产后血虚者,以产后亡血,筋脉失荣,故手足无力不能行动也。痿病之原不一,是以后贤各有所主,各具确见,学者但能思求经旨,"各补其营而通其俞,调其虚实,和其顺逆",自无执一之患矣。

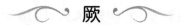

厥

厥者,四肢厥逆,或更卒倒暴厥,不省人事,轻则渐苏,重则即死,最为危证。夫人身气血,灌注经脉,周流不息。苟外因六淫,内因七情,气血痰食,皆能阻遏运行之机,以致阴阳之气,不相顺接,而厥以作。《经》云:下虚则厥。阳气衰于下,则为寒厥;阴气衰于下,则为热厥。故其发必始于足。盖足之三阳,起于五趾之表,集于足下,而聚于足心,阴气衰乏,阳必凑之,阳乘阴位,是以热厥必起于足下,如病阴虚者,足心必热也。足之三阴,起于五趾之里,集于膝下,而聚于膝上,阳气衰微,阴必乘之,阳不胜阴,其厥反从阳分而上,是以寒厥必从五趾而上寒至膝也。寒厥手足厥冷,原病脉候,皆为阴症,身凉不渴,脉迟而微;热厥手足厥热,原病脉候,皆为阳症,烦渴谵妄,身热脉数。王安道云:热极而成厥者,阳极似阴也;寒极而成厥者,独阴无阳也。然有阳厥极深,脉沉而伏,手足厥冷,反似阴症者,乃热深厥深,当辨其同中之异也。若更现痰涎骤涌,声如拽锯,昏不知人者,则为痰厥;暴怒气逆,而昏晕者则为气厥;手足抽搐者,则为风厥之类,又各以其受病之因名之。《内经》、《伤寒》,各详其旨,但《伤寒》论厥,辨在邪气,故单据手足,寒厥宜温,热厥可攻,所畏者在阴进阳退。《内经》论厥,重在元气,精气内夺,变出百端,而在气在血,皆有危证。故寒厥当补阳,热厥当补阴,为少异耳。

瘖

瘖病有二：一曰喉瘖，乃失音也；一曰舌瘖，口不能言也。以发病不同，而别其名。盖人之声音发于肺，根于肾。肺主气，肾藏精，声为气所发，气为精所化，故前贤有"发声之本在肾，其标在肺"一语。但气之出入，胥由喉咙，故喉咙为气之道路；声之发扬，悉籍会厌，故会厌为声音之门户；其所以能辨别语言者，则心主之，以舌乃心苗，心欲言则舌动音出，是舌又为声音之机也。是以病在会厌，则会厌开阖不利，其舌虽能转掉，喉间寂然无声；病在舌本，则舌机动转不灵，虽喉间声未尝失，而口不能言。然同一瘖也，而亦有虚实之辨焉。实者，其病在标，因窍闭而瘖也；虚者，其病在本，因内夺而瘖也。窍闭者，有外感风寒，客于会厌，则厌不能发，发不能下。至其开阖不用而无音，或痰涎壅塞，脉络不通，金气不宣，声不能出，此喉瘖之属于实证。所谓金塞不能鸣是也。内夺者，酒色过伤，欲火燔灼，以致精阴内竭，肺叶枯萎，清肃之令不行，燥火上炎则咳，咳久失音，此喉瘖之属于虚证。所谓金碎亦不能鸣也。至于语言謇涩，病在舌本，中风之病多有之。以精虚则火动，血虚则风生，精血空虚，心肾脉络失养，故舌本受邪，风性涣散，舌因弛纵而发言不利。此舌瘖之属于虚者也。若夹痰则脉道闭塞，舌本强硬而不能言，夹热则舌纵大满口，不能转掉，亦不能言。此舌瘖之属于实者也。更有争竞号叫，歌唱过度，而声不出，类喉瘖者；有一生不能语言，类舌瘖者。但一属偶伤会厌，养息可愈；一属生理不全，非药能治，未可与喉舌二症同日语也。

战 慄

战者，身颤；慄者，心振是也。形虽相似，其实非一何也？战由乎外属阳，慄由乎内属阴。邪气外与正气争则战，内与正气争则慄。战为正气复，慄为邪气胜也。大凡伤寒欲解之时，若其正气内实，邪不能与之争，则但汗出，自不作战，不战应知体不虚也；若其人本虚，邪气欲出，与正气相争，微者为振，甚则为战，正胜邪则汗出而解，是因战而愈者也，慄但心振而身不战。《经》云：邪中于阴，必内慄也。以里气不守,邪乘虚入,阴寒内盛,正气怯弱,不能胜邪,反为邪所胜,以致摇头鼓颔,遂成寒逆,非大温热之剂莫能御,故宜姜附四逆汤以救之。即此以观,战慄乃阴阳相争,邪正互胜,通常虽战慄并称,而实有内外顺逆之殊也。

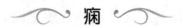

癫 狂

癫者,颠倒之谓;狂者,狂暴之谓。要皆语言错乱,举动失常。然其阴阳缓急之分,则不爽毫发。癫病常昏而多倦,或笑或泣,如醉如痴,语失伦次,秽洁不知;狂病常醒而多怒,发作刚暴,骂詈不避亲疏,甚则登高而歌,弃衣而走,逾墙上屋,皆非其素所能也。盖二病虽皆因情志不遂,欲火内焚,心神失守之所致。但癫因积忧积郁,病在心脾包络,三阴蔽而不宣,故气郁则痰生,而神志为之混淆。《经》所谓"重阴则癫",又曰"邪并于阴则癫"是也。狂因谋虑不决,屈无所伸,怒无所泄,肝、胆、胃经火炽痰壅,乘心则神魂扰乱,乘胃则横暴莫制,四肢为诸阳之本,阳盛则四肢实,实则登高,热盛于身,故弃衣而走。《经》所谓"重阳则狂",又曰"邪并于阳则狂"是也。更有外感发狂者,如《伤寒》燥结胃实,胃络通心亦致神乱;有妇人崩漏过多,或产后恶露上冲,病发似癫者。一以心神失养,一以瘀浊上干,故皆致神志不宁,妄言妄见。二者虽非因情志,然总不离乎心,所谓"主不明则十二官危"也。尤当辨者,方书谓狂动而癫静,狂属有余,癫属不足,理固如是,然癫病初发,状亦如狂,狂病经久,状亦类癫,何也?盖痰火忽动,势必阴阳相争,以暴病多实也;痰火久煎,元气必伤,神现迷瞀,以久病多虚也。故癫症有以滚痰丸开痰闭、清心丸泄火郁者,有以归脾、枕中之类养神而通志者;狂症有以承气、白虎直折阳明之火、生铁落饮重制肝胆之邪者,有以二阴煎之类壮水以制火者。是又虚中有实,实中夹虚,慎毋刻舟求剑也。

痫

痫者,病发则暴仆倒地,昏不知人,口吐白沫,发声类畜,甚则瘛疭,口眼㖞斜,目睛上视,历时必醒,醒多复发。其昏仆瘛疭,虽与卒中痉病相似，但口吐涎沫，发声类畜，则为痫症所独具。古人分马、猪、鸡、牛、羊五痫，配心、肾、肝、脾、肺五脏，以其声之所类而名之也。推其因多属风痰为患。《经》云：阳之气，以天地之疾风名之。风为阳气，性动而主升，故其发也暴，厥气并逆，清浊倒置，浊邪干心，神明壅蔽，上实下虚，故令人仆倒瞀乱无知；舌者心之苗，而脾脉络舌本，阳明之脉入上下齿缝中，风邪实于心脾，则舌自挺，实于阳明，则口自噤，一挺一噤，故嚼舌吐沫；足太阳之脉，起于睛明，夹脊而下，风邪干之，则实而痉急，故目睛上视；风属木，肝主筋，风热盛于肝，则一身之筋掣，故瘈疭；风痰鼓其气窍，故声变类畜。其所以发声不同者，譬之弄笛，六孔闭塞不同，而宫商各异也。历时必醒者，痰涎排泄于外，正气得以复苏，但风性善变，痰随风涌，醒后多复作也。若论其本，则又必推原于肾，以肾属水，能涵木制火，若肾水亏，则木失养而刚暴，火少制而上炎，风热鼓舞于内，于是津液化为痰涎，蔽经络，塞声音，迫而上涌，流出于口。是痫之发固由风火痰之实邪，而实皆由肾之不足也。故《经》云"二阴急为痫厥"，乃论其本；河间主热盛风燥，丹溪主痰与热，皆论其标；士材主肝肾而兼风火，则又标本同论。善读者，本经旨而融会诸说，自可窥其全豹矣。

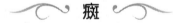

癍

癍者，有触目之色，而无碍手之质，稠如锦纹，甚则色红成片，或布于胸腹，或现于四肢。总以鲜红起发者吉，色紫成片者重，色黑者凶。是故《千金》以红赤为胃热，紫赤为热甚，紫黑为胃烂。有诸内者形诸外，邪正之胜负可明，脏腑之安危可决。凡伤寒瘟疫诸症，或热邪在表，失于宣解，或热邪在里，久而失下，邪蕴胃腑，走入营血，每有此患。盖以胃主肌肉，热则伤血，血热不散，留于经络，发于肌表。其轻重虽各不同，莫不由于热邪偏盛，方书主以化癍汤之类，此所谓阳癍是也。更有所谓阴癍者，点稀色淡，不似阳癍之红显，或过服凉药，损其胃阳，或他病汗吐下后，中气虚乏，致邪无依附，散于肌表，犹灯火将灭，反现光焰。更或肾阳太虚，阴盛于下，逼其无根之火，聚于胸中，上熏肺分，传于皮肤，此阴寒已极，反现假阳，犹太阳不出，萤火生光。方书以十四味建中汤，附桂八味丸治之。正所以益火之源，以消阴翳。然必参其脉象，察其兼证，皆无实热之象者，方可以阴癍论。大抵癍之一症，属阳者多，属阴者少。失表而致者，当求之汗；失下而致者，必取乎攻；火甚清之，毒甚化之；营气不足者，助其虚而和之托之。随其变幻，审其阴阳，运用之妙，固存乎其人也。

麻　疹

麻疹云者，身现红点，目视之隐隐皮肤之间，手摸之磊磊肌肉之上。皆为血络中病，从毛窍而出，故有颗粒，状若沙粟，不似癍之或朵如锦纹，或红色成片也。然方书以麻疹一症，形色大同，多混而不辨。其实麻由胎毒内蕴而发，疹由外感风温而成。章虚谷云：胎毒之痦，发源于肾，而传心肺。盖痦即麻也。以儿在胞胎，惟一缕脐带，通于母之子宫，呼吸之息，不由口鼻，而在脐中，母气呼则开，母气吸则阖，开阖之息，与母之呼吸相贯，即道家所谓"心息相依，名为胎息"是也。若父母不能节欲，火毒即由脐带中，随儿开阖之息而入焉。吸由于肾，肾主闭藏，故毒蕴肾脏。心肾之系，本相贯通，及其发也，自肾传心。但心为君主，包络为心之宫城。大抵邪之犯心，包络先受，其经脉出乎中指，故麻之欲出，手中指尖必冷，是毒郁经脉之验。心主营，肺主卫，火毒从营达卫，而出皮毛，皮毛为肺之合，卫亦肺所主，故自心传肺。肺经受制独甚，咳嗽咽痛，在所不免，此麻毒蕴受传化之大概也。至于出疹，多由冬温太过，反常之气，侵入肺虚血热之体，郁于脏腑，留于经络，及至春夏，阳气发泄，复感风温之气，触动伏邪，伤及血络，出于皮肤，色红琐碎，发而为疹。初发之象，眼泪汪汪，鼻流清涕，乍寒乍热，咳嗽喷嚏，固与麻症无异，但疹受自时气，邪浅易透，一出之后，或经疏解，旋即消散，非如胎毒之麻，源远流长，必潮现三日始消也。总之胎毒，热从内发，先口渴而后身热；外感者，必先外热，初起口不渴。此同中之异，学者当审之。

论 证

论 伤 寒

寒为冬令之气,性阴而凝敛。其伤人也,在表则外闭卫阳,而毫毛毕直,肤冷不温,诸象以呈;在里则内凝诸气,而胸痹、腹痛、呕吐、泄泻,诸证以作。《经》所谓"阳虚则外寒,阴盛则内寒"。此就表里而言其大概也。若分析言之,三阳为表,三阴为里,寒邪皆得以伤之。伤太阳则脉浮紧,头项强痛,体痛,恶寒无汗。以太阳为肤表一层,统辖营卫,浮为表脉,紧为阴寒凝敛之象;寒主凝泣,故伤卫则阳气不伸,腠理紧闭而无汗恶寒;其脉络脑别下项,故伤营则经络不柔,而头项强痛,甚则身体痛也。伤阳明则前额连眼眶胀痛,鼻筑气而流清涕。以其脉侠鼻络目,上额入络肺,寒邪初入阳明之经,未能骤化,故还见鼻筑气而流清涕之寒象也。伤少阳则胁下硬满,干呕,不能食,往来寒热。以胸胁为少阳经脉所循,正当胃口,故受寒则胸胁苦满,干呕,默默不欲饮食;其经又主半表半里,寒入于阴,重阴则寒,出与阳争,阳胜则热,故寒热往来也。伤太阴则腹满而吐,食不下,时腹自痛,利不止。以太阴本湿,脾胃相为表里,消纳互助,全赖阳气以运之,寒则脾阳不能运化,胃亦难纳,故在中则食不下而吐,乘下则腹满时痛而下利也。伤少阴则下利清谷,小便白。以少阴为寒水之脏,下焦有寒,则肾阳益困,温固无权,故下利清谷,不能制水,故令小便色白也。伤厥阴则手足厥冷,或干呕,吐涎沫。以厥阴为三阴之极,一阳初动,阳为寒闭,不得循度周行,故手足厥冷;厥气上逆犯胃,故干呕而涎沫亦随之吐出也。此皆六经伤寒之证象也。但三阳伤寒,多因邪实;三阴伤寒,必先阳虚,而后寒邪乃得直中。故邪在三阳,可汗而解;邪在三阴,则宜温化也。然《内经》有云:人之伤于寒也,则为病热。此言何谓耶？盖寒邪伤人，太阳先受，太阳本寒标热，其不从本而从标者，即可发热。若太阳不解，传入阳明则从燥化；传入少阳，则从火化；传至三阴，燥火不退，阴液被其消灼，亦现热证。犹之投冷物于热器之中，倾刻即能转热。故虽伤于寒，亦可病热也。观其列举伤寒一日，巨阳受之，乃至六日，厥阴受之。以日次明邪之由表入里，从浅及深，揭示传经眼目，可知所举诸经热证，惟传经热邪为然，非谓六经伤寒，亦必病热也。且以寒邪传入阳明少阳，化燥化火，尤当视其主气之盛衰。主气盛则客邪之寒自从之化热，主气衰则喧宾夺主，反从客邪之寒化矣。世谓传经皆热，岂足以尽之乎？是以《伤寒论》中传经直中，寒热证象兼备。本篇但论伤寒，故热证不与焉。学者熟读此篇，更于《内经》、《伤寒论》悉心研究，自得一贯之道矣。

论 伤 风

《易》曰：挠万物者，莫疾乎风。风也者，吹嘘鼓舞，无微不入，其伤人也易，其发病也速，又能夹诸气为患。故《经》曰：风者，善行而数变。又曰：风为百病之长也。然必营卫空虚，腠理不固，风邪始能乘间而入，犹门户不谨，盗贼乃得伺隙以犯之。惟其邪有轻重，伤有浅深，其现病自难执一而论。大抵轻而浅者，只犯皮毛，皮毛为肺之合，上通于鼻，风邪外闭窍道，则鼻塞声重，兼流清涕；若重而深者，则内归于肺，或为咳嗽，或为痰喘。此风袭皮毛，有关于肺之大概也。考六经皆有伤风，要不可以不辨。《论》云：太阳病，头痛，发热，汗出，恶风，脉缓者，名为中风。中即伤之谓。盖以太阳主表，而统营卫，风为阳邪，卫为阳气，卫阳得风邪鼓动而浮，营阴因风邪疏泄而弱。阳浮者，热自发，阴弱者，汗自出，在经则头痛，在表则恶风，在脉则浮而缓也。又云：阳明病，脉迟，汗出多，微恶寒者，表未解也，可发汗，宜桂枝汤。以风邪初犯阳明，未曾化热，故脉迟，迟与缓相类。风主疏泄，故汗出多；汗多则腠理疏，故微恶寒；表邪未解，故仍用桂枝汤解肌以取汗。其不用葛根汤者，以葛根辛凉，乃治风邪夹热，此则为风邪夹寒故也。又云：少阳中风，两耳无所闻，目赤，胸中满而烦，或喜呕，往来寒热。以少阳之上，火气治之。风犯少阳，易于化热，热郁经络，则上干清窍而耳聋目赤；内扰心胸，故胸满发烦而喜呕；风邪留恋半表半里,故往来寒热。此三阳伤风之大概也。至于三阴,本皆主里,因其表里经络相应,亦可夹表。如太阴与阳明相表里,脾为胃行津液以灌四旁,得主四肢,故太阴受风,则四肢烦疼也。少阴与太阳相表里,《论》有"少阴病,始得之,反发热,脉沉者",乃风邪夹寒为患。风为阳,寒为阴,《经》云"重阴则寒",寒犯阴经,当但恶寒而不发热,今反发热者,其有风邪可知。厥阴与少阳相表里,《论》有"厥阴病,发热而呕者,小柴胡汤主之",显见少阳中风之象,但脉必沉细,不似少阳之浮弦也。此三阴中风之大概也。三阳中风,全系表证;三阴中风,则为里中之表,必夹三阳为病。但三阳受风,其脉必浮;三阴受风,脉犹现沉;若三阴而现浮脉,则为由阴出阳之象。仲师所谓"少阴中风,脉阳微阴浮者为欲愈","厥阴中风,脉微浮为欲愈"是也。

论 温 病

四时六淫之气,皆能感人致病,但有受邪即发,与过时始发之不同。受邪即发者,随其气而现各症也;过时始发者,邪气郁伏于内,复感时气乃发。《经》所谓"冬伤于寒,春必病温"是也。盖冬为寒水司令,时主潜藏,阴气偏胜,阳不遂发,患病者身着寒邪,寒性凝敛,伏而不显,迨东风解冻,内伏之邪,乃为之鼓动外发。斯时也,寒伏既久,酝酿变化,故发即病温,不似太阳伤寒也。然有不可不辨者,温病不仅发于春令,四时皆有之,亦不仅由于寒邪,风、寒、暑、湿、热皆能致之。风温多发于春时,或冬之伏寒化热,因风而动,或春之阳气始开,为寒风所闭。风为轻清之邪,肺为轻清之脏,故首先犯肺。肺之清肃不行则咳嗽,风邪上行则头痛,风气鼓舞则身热自汗。其热怫郁,汗出不彻,非若热证之壮热大汗也。温热多发于春夏之间,乃温之甚者也。热为火之气,宜散不宜郁,散则气缓,郁则气急,是以病之浅深,视其怫郁之轻重为转移。轻而浅者,身热,口渴,不恶寒,病尚在气分;重而深者,病发暴厉,每多一二日即昏狂吐衄,或发斑疹。以热盛于内,逆传心包,扰乱神明,而伤阳络,或外达肌表,而伤营分也。暑温、湿温多发于夏秋之间,暑为火湿合化而成,《经》云:暑当与汗皆出勿止。正谓其宜透不宜伏也。若贪凉喜快,致暑不得发泄,或湿令暑邪不得外透,皆能病温。大抵偏于热者为暑温,先伤手太阴肺,肺主气，气为热耗，故脉虚无力；又主皮毛，热则腠理开，故自汗；汗多热灼，故津液伤而大渴喜凉饮；大便不解，解即便溏，正以其夹湿，湿邪窒滞故也。偏于湿者为湿温，多犯足太阴脾，其证头目昏闷，胸满腹膨，胃不思食，渴不欲饮，温温发热，汗出剂颈而还，身重便溏，频而不爽，此皆热为湿遏，不能宣达。湿因热蒸，酝酿胶粘，温病之缠延难愈者，以湿温为最。二者苟发于秋时，初必微恶风寒，继乃恶热，以夹凉风外束也。至于寒温则发于冬时，冬令严寒，本无病温可能，设或天之阳精不藏，冬应寒而反热，或富豪之家，红炉煖阁，腠理大开，或辛劳过度，卫外阳津外泄，阳气不藏，骤为寒邪所束，亦能病温。其证咳嗽，喉痛，口不渴，舌苔淡黄或薄白，而不厚腻，以热未入里，又无浊邪，初起发热，亦恶风寒，但不如伤寒恶寒之甚。以上五证，皆因邪气先伏，兼感时气而发病各异，故象呈遏郁，与但感时气之热病，宣泄透发者不同。然论温者，每以伏气时气，对待分言，温病热病，类从合论。窃以徒有伏气，而不感时气，则温无由发；徒感时气，而不夹有伏邪，则病发非温。且温为热之渐，热为温之甚，温伏热透，固似同而实异也。夫病本受自六淫，而不以六淫之名名之，病本属热，又不径以热病名之，而必另立名称，谓之为温者，其不容稍混，意可知矣。学者果能于此等界限，分析入微，则于前贤之以对待而分言，及以类相从而合论者，庶不致似是而非，模棱莫辨矣。

论 暑 证

夏令主火，烈日之气偏亢，太阴湿土又旺于长夏，天之火热一动，地之湿浊自腾，火湿合化，暑气弥漫，人在蒸淫热迫之中，苟正气有隙，则邪气从口鼻吸入，始伤肺，继传心包，先阻上焦气分，输化之机失其常度，水谷之精微亦蕴结而为湿，故暑病必夹湿者，即此义耳。然有热胜于湿者，有湿胜于热者。热胜于湿，则从阳上熏而伤阴化燥；湿胜于热，则从阴下沉而伤阳化浊。因邪之偏胜不同，故病亦有阴暑、阳暑之别。阳暑多得于劳动辛苦之人，盛暑烈日，或奔走于长途，或劳役于田野，劳甚则气越，气越则大汗出，而津气有亏，暑邪每易侵之，洁古所谓"动而得之者"是也。其症肌热多汗，大渴引饮，头痛心烦，脉必洪大而虚，以暑喜入心，热则伤气，故仲师主以人参白虎汤益气清热,《千金》则以生脉散重在保肺清心。阴暑多得于膏粱之辈,避暑于深堂大厦,过袭阴凉,或露卧于空旷之中,为水气所袭,湿胜寒凝,经络为之不通,暑汗不泄,以致头痛身重,肤热无汗,无衣则凛凛,着衣则烦,洁古所谓"静而得之者"是也。喻氏有云:暑病必致多汗,若无汗者,非因水湿所持,即为风寒所闭。故在表则宜温散,在里则宜温化。考前贤所论更有伤暑、伏暑、中暑之名,无非以病势之轻重缓急分之。其实伤暑即阴暑、阳暑之感而即发者,脉象证治,既如上所言矣。伏暑即阴暑、阳暑之感而不即发者,以邪伏于三焦、肠胃之间。热伤气而不伤形,故初受不觉,渐郁渐深,或复感外邪,或移时始发,发即在里,或为吐泻,或为疟痢,变出百端。喻氏所谓"伏暑无所不病",正以其酝酿变化,更能夹风、寒、湿、燥而为患也。至于中暑则如矢石之中人,暴而且厉,以暑邪直入经脏,心肺之气,为其骤闭,然有虚实两途。一则平素积痰,充满经络,骤感盛暑,痰阻其气,卒倒流涎;一则平素阳气衰微不振,邪凑其虚,卒然昏晕,甚或四肢厥逆。轻则用蒜捣汁与童便灌下,少时复苏,重则闷绝而死,此暑病之最剧者。足见暑之为病,虽繁且苛,但能审其阴阳,辨其虚实者,虚者扶正为主,实者去邪为先,阳暑宜清,阴暑宜温,无论其为伤、为伏、为中也。

论 湿 证

　　湿之为病,有外因、内因之不同,更有寒湿、湿热之各别。外因之湿,或感雾露之气,或伤水泥之湿,《金匮》云:湿伤于下,雾伤于上。本乎天者亲上,本乎地者亲下,同气相感,理固宜然。例如《经》云:因于湿,首如裹,以头为诸阳之会,其位高,其气清,其体虚,而聪明系焉,湿浊上冒,清道被其壅蔽,故沉重不爽,似乎有物蒙之,此所谓雾露之湿伤于上也,又云:伤于湿者,下先受之,盖人足履地,故水泥之湿得先中之,跗肿流注,而后渐及于上,以人之周身经脉赖血以荣,血之灌输,赖气以行,湿为阴邪,能损人之阳气,气血濡滞,经隧为之不通,邪着于经络则痹,于肌肉则肿,于筋脉则腰痛不能转侧,此所谓地之湿气感则害人皮肉筋脉也。内因之湿,或由饮食不节,酒乳瓜果食多则停聚积留,重伤脾胃,或脾肾先虚,不能运化,水谷内蕴,湿动于中,在中则痞满,传下则泄泻,此皆土不制水,湿邪反淫于内。《经》所谓"诸湿肿满,皆属于脾。"沈氏所谓脾不虚则湿不生,肾不虚则湿难留,即此义也。至于湿分寒热者,以所夹不同,从化自异,试以天地之方位明之,土近东南,则火土合气,而湿以化热;土近西北,则水土合德,而湿以化寒。故病湿者,湿中夹火则湿被火蒸,熏化为热;湿中无火则湿本水气而留聚为寒。但证见小便赤涩,口渴自汗,脉象滑数者,即湿之属于热也;证见小便清长,大便泄泻,身疼无汗,脉象细迟者,即湿之属于寒也。湿热宜清宜利,寒湿宜温宜燥,无论外因内因,皆当以此辨之。然尤有不可不辨者,外因之湿,其邪固在肌表;内因之湿,其邪固在脏腑。但久病不已,则在肌表者可内传于脏腑,在脏腑者亦可外溢于肌表也。内生之湿,固由阴不从阳,水不化气使然,即湿从外入者,亦由邪之所凑,必乘气虚而致,观《内经》"壮者气行则已,怯者着而为病"一语,意可知矣。苟不识此,而泥于治湿必利小便,概以湿为实证,不但湿之根源难拔,即虚虚之戒,亦在所不免,此中常变异同,学者当慎思明辨之也。

论　燥　证

　　燥为六淫之一,《内经》于此条并未大畅其说,至喻氏著《秋燥论》谓世俗相沿,误以湿病为燥病,解者亦竟以燥病为湿病,而于《内经》所谓"秋伤于燥,上逆而咳,发为痿厥"数语,全然误会云云,可谓独具只眼,大声喝破矣。惟篇中所谓秋不遂燥,大热之后,继以凉生,凉生而热解,渐至大凉而燥令行焉。此则燥字之义,乃作大凉解,而燥中全无热气矣。窃思朱子注"秋阳以暴之",有"秋日燥烈,言暴之干也"二语,可见秋阳甚于夏日,燥非全主于凉。其实燥者干也,对湿言之也。立秋以后,湿气去而燥来,《经》所谓"清气大来,燥之胜"也。但初秋尚热,焦煤干枯则燥而热;深秋既凉,凝涩枯槁则燥而凉。是干为燥之体,热与凉为燥之兼化也。例如《经》云:阳明之胜,清发于中,大凉肃杀,华英改容,毛虫乃殃,胸中不便,嗌塞而咳。夫胸中为肺所居,而嗌又属肺系,肺为清金,同属于燥,更为阳明中气。阳明之胜,清发于中,是病非肠胃燥结,而为肺气膹郁矣。盖物之化从乎生,物之成从乎杀,造化之道,犹权衡之不可轻重。若生重于杀,则气殚散而不收；杀重于生，则气敛涩而不通。敛涩则失其分布之政，膹郁不利，故胸中不便而嗌塞。此火气无权，金气凝敛，燥病之属于凉者也。热燥则不然，《系辞》云：燥万物者，莫熯乎火。以金位之下，火气承之，火胜刑金，津液消耗，在上则肺先受之，清肃不行，鼻燥咽干，燥咳无痰；在中则伤脾胃之阴，善消水谷，烦渴不止；在下则乘大肠，润导失职，糟粕不行，而大便难；在外则失其润泽而色不荣，甚且皮聚毛落。《经》所谓"诸燥枯涸，干劲皴揭，皆属于燥"。此燥之属于热者也。若论病因，则有外感者，有内伤者，所受虽殊，均不离乎凉燥、热燥。外感热燥多由初秋火热犹盛，津液偏枯；凉燥则由深秋寒气早来，津液凝涩。内伤热燥，多由精血内夺，相火偏亢；凉燥则由劳伤心脾，土弱金虚。总之凉则气凝，气凝则津不布；热则伤津，津伤则精血随竭。然外感者先有燥象而后伤及津气，内伤者必精气亏损，始现燥病。故治外因之燥属于热者重甘寒，内因则重滋阴；外因之燥属于凉者主苦温，佐以辛通，内因则主苦温兼益气。此同中之异，又不可不从内外察之也。大抵病热燥所伤者十常七八，病凉燥者十仅二三。故前贤论燥，每多详于热而略于凉也。

论　火　证

张景岳云：君火者，其化虚；相火者，其化实。化虚者，无形者也。其或衰或旺，惟见于神明，神贵足，衰则可畏也。化实者，有形者也。必著于气血，确有证据，方可以言火。然君火衰则相火亦败，以无形能亏及有形也；相火炽则君火亦炎，以有形能病及无形也。故火得其正，即为阳气，此火不可无，亦不可衰，衰则阳气虚；火失其正，是为邪火，此火不可有，尤不可甚，甚则真阴败。盖火本人身所有，但须得水为配，火属离，水属坎。坎离相交，则水火合德，是为既济，既济则造化生存之机具矣。不交则火炎上，水就下，各恃其强，是为未济，未济则变乱失常，灾害由生，而火象现矣。分言之，虽有水先不足，不能济火与火自偏亢，水气不胜两种。然总由阴阳不得其平，水火不能既济之所致也。考《内经》论火有壮火、少火之名，后世则有天火、人火、君火、相火、龙火、雷火种种不一，朱丹溪概以虚实括之，可谓善言火矣。实火云者，心火燔灼，胃火助之，元气未亏，精阴未损。例如《经》云：

诸热瞀瘛，诸躁狂越，皆属于火。所以然者，火乱神明则瞀乱神昏；火邪伤血，则筋脉瘛疭；火气发于外，则肢体躁扰；火气扰于内，则神志躁烦。心火旺者，肾水必衰，肾主志，故失志则狂越躁动，而乖礼法也。此属实火，利于正治，宜苦宜寒，如黄连解毒、龙胆泻肝，承气、导赤诸方，皆泻实火之剂，审经而选用之，所谓驱热不远寒者是也。虚火之病，约有四端。一曰戴阳于上，其病现于头面，如《伤寒论》"下利清谷，脉沉而迟，身有微热，其人面少赤"之类，此上虽热而下则寒，所谓无根之火也。二曰阳浮于外，其病发于肌肉，如阴斑点稀色淡，下利清谷之类，此外虽热而内则寒，所谓格阳之火也。三曰阳陷于下，其病现于二阴，如《金匮》"先便后血"，《内经》"中气不足，小便为其变"之类，此下虽热而中则寒，所谓失位之火也。三者皆属阳虚，以元阳败竭，火不归元，故治有益火之原，以消阴翳之法。四曰阳亢乘阴，其病见于精髓血液，如虚劳骨蒸之类，此金水败而铅汞干，所谓阴虚之火也。以真阴亏损，水不济火，故治有壮水之主以镇阳光之法。是症虽有四，其本则惟阴虚阳虚二者而已。大抵实火者，六淫之邪，饮食之伤，自外而入，势犹贼也，可驱而不可留；虚火者，七情色欲，劳役耗神，自内而发，势犹子也，可养而不可伤。虚实虽殊，然其现症每多相似。譬如火伤血络，则诸血妄行；火扰心肾，则烦躁失眠；火炎灼液，则口苦咽干；火扰精室，则患梦遗之类，皆虚实所同具者。但实火口渴能饮，大便坚闭；虚火口燥不饮，大便不闭。火脉洪数，虚则浮，洪盛满指为实火，数大无力为虚火，弦细而数为少火气虚，虚大疾数为壮火食气。苟不合兼症脉息辨之几微，则有毫厘千里之谬，可不慎乎。

论　头　痛

头为天象，周身气血朝会于斯。故外感内伤之邪，皆能相害，或蔽覆其清明，或瘀塞其经隧，邪正相搏，而痛以作。其为病也，名目虽繁，要不外以六经六气辨之。因风而痛者，则抽掣作痛，或兼恶风，或兼昏眩，以风主疏泄，又主动摇，腠理为之开，经脉为之不舒也。因寒而痛者，则收引作痛，多兼恶寒，以寒主凝泣，卫气不伸，营血不行，经脉为之绌急也。因热而痛者，头热胀痛，近烟火尤甚，以热性弥漫，经脉为之胀满，火能助热，得火热而愈甚也。因湿而痛者，则头重而痛，或首如裹，以湿性重浊，能损人之阳气，头为诸阳之会，清空之窍为之不利也。因燥而痛者，动作则痛，必兼烦渴引饮，面赤便秘，以燥伤津液，阳明胃实故也。因火而痛者，则痛如劈，必兼烦热，以火性暴烈，上炎则痛剧，内扰则心烦也。此六气之邪为害不同，而头痛之现象亦异之大较也。若欲知邪之所犯为何经，又当察其痛之部位。头痛连项者，为邪犯太阳，以太阳之脉，交巅络脑别下项也。痛在额间连目眶者，为邪犯阳明，以阳明之脉，起于鼻之交頞中，上达头维也。痛在耳前发际者，为邪犯少阳，以少阳之脉，上抵头角绕耳前也。痛在巅顶者，为邪犯厥阴，以厥阴之脉，与督脉会于巅也。惟太少两阴经脉，皆络舌本不上头，而亦有头痛者，以太阴为脾脉，脾主升清，若清阳之气，或为湿遏，或被痰阻，则头重而痛矣。少阴为肾脉，肾主骨髓，髓为骨之充，脑为髓之海，或肾阴不足，虚阳无附而上攻，或脑海受邪，则头脑作痛。《经》所谓"头痛巅疾，下虚上实，过在足少阴巨阳，甚则入肾"是也。此又邪犯六经之大较也。六气者病之原因，六经者病之所在。外感固以六淫之侵袭，由经脉而传脏腑；内伤亦以六气之偏胜，由脏腑而波及经脉。所不同者，外感得天气之偏，自表而入，宜有表证相兼；内因则为情欲所伤，邪自内发，症与表病悬殊。外感多在阳经属邪实，故邪不解而痛终不除；内伤多在阴经属正虚，故痛或作或止。前贤论头痛有云，"暂病当重邪气，久病当重元气"，即指此也。更有邪客阳经，惟凑于一边，痛连额角，久而不已，为偏头痛者；有真气不守，厥而上行，天门真痛，上引泥丸，《经》所谓"头痛甚，脑尽痛，手足寒至节，死不治"，为真头痛者。一则气血偏虚，系病之变态；一则阳气败绝，系病之最危，此皆学者所当知也。

论 瘟 疫

瘟疫为时行疠气。有大疫，有常疫。大疫多发于饥馑兵凶之际，乃胔骼之气蔓延，人与气相感召，一人受病，染及一室，一室之病，染及一乡，故沿门阖境，其病如一；常疫则不正之气，春夏秋时皆有之，而夏秋为盛，乃温暑湿毒，郁蒸互结，感人致病，其后亦更相传染，但一隅数家，一家数人，不似大疫之广而且厉也。二者因虽不同，但均为秽浊毒疠之气，自口鼻吸受。夫人鼻通天气，口通地气。从鼻吸入者，邪客心肺，多汗气蒸，背微畏寒，甚或上攻头面，焮赤肿痛，即俗所谓大头瘟证；从口吸入者，邪犯肠胃，呕恶肠鸣，脐痛下利，甚或腹中绞痛，欲呕不呕，欲泻不泻，即俗所谓绞肠瘟证。此皆疫气充斥，正气稍衰者，触之即发。若邪不胜正，未能顿发，伏于募原之间，复因感冒，邪气始张，其来原虽类属温病。但温病只因时气内伏，瘟疫则夹疠疫之气也。募原在夹脊前，肠胃后，当经胃交关之所，为半表半里之分界，阴阳出入之道路。故病初起，阳格于内，不能达表，营卫运行之机，亦被阻抑，遂觉凛凛恶寒，甚则四肢厥逆；迨阳通厥回，而中外皆热，斯时邪气未离募原，虽有汗，热亦不解，秽浊上蒸，舌苔厚浊满布，或白如积粉。神志被其昏蒙，似梦似醒，躁扰不安，问其所苦，不能清楚以告。盖瘟疫之气主蒸散，气血津液，逢蒸而败，因败而溢，蒸出于肌表者，臭气触人，轻则盈于床帐，重则蒸然一室；上溢于头面者，色多松缓垢晦，或如油腻，或如烟熏，望之可憎。其脉则至数模糊，以怫热于中，兼有杂气所致，其或脉沉而迟者，沉为邪在里，迟为邪在阴分，未可以阴寒论也；或数而无力者，以热蒸气散，致脉不能鼓指，又未可以虚证论也。但于气色舌苔辨之，自不致混。至其传变，或从表解，或从里泄，或上行极而下，或下行极而上，变幻无常，病象不一。吴又可《瘟疫论》言之綦详，学者可参阅之。

论　霍　乱

霍乱者，挥霍闷乱起于顷刻，变动不安之谓。往往发于夏秋之间，为时证中之最险恶者。盖春分以后，秋分以前，少阳相火、少阴君火、太阴湿土，三气合行其政，湿热相蒸，暑气弥漫。人在气交之中，受其蒸淫，中气虚者，抵抗乏力，则邪从口鼻而入，扰及中宫，乱于肠胃，或酷暑当令，生冷不节，寒湿犯中，中焦不能容受，均致升降失司，阴阳否隔。邪逆于上，先心痛则先吐；邪陷于下，先腹痛则先泻；邪乱中焦，心腹并痛，则吐泻交作。更以吐泻顿亡津液，宗筋失其润养，故甚则转筋入腹。要皆由寒暑湿杂侵于内，正气不堪，一任邪之挥霍撩乱也。考诸家论霍乱，有主火者，谓霍乱多在夏秋之间，不得为寒；有主寒者，谓盛暑之时，阳气发泄，井水必冷，人身应之，外虽热而脏腑之内实寒。各执一说，惟王孟英《霍乱论》，会合经旨，分寒热两途。热者如劳役长途田野之间，吸受暑热深入中宫，脾胃不安，升降失常，热为火气，性主发泄，脏腑之津液，为之逼迫乱行，以致吐泻。此《经》所谓"不远热则热至，热至则身热吐下霍乱"是也。寒者或露卧贪凉，生冷不节，寒湿暗伏，或膏粱之辈，中阳素馁，本已土不胜湿，而复袭凉饮冷，二者虽受暑气，惟湿偏胜，滞其升降之机，浊反厥逆于上则吐，清反抑陷于下则泻。此《经》所谓"太阴所至，为中满、霍乱、吐下"，又云"足太阴厥气上逆则霍乱"是也。至于所谓干霍乱者，四肢厥逆，心腹绞痛，欲吐不吐，欲泻不泻，烦躁闷乱，危在顷刻，此乃寒湿太甚，暑热壅闭，脾被绊而不能动，气被郁而不能行，所伤之物，不得泄出，隔绝阴阳，气道不通，所以卒痛，俗名绞肠痧。正以其痛特甚，古有淡盐汤探吐之法，乃宣通发越之义。所谓不通则痛，通则不痛是也。大抵霍乱一证，虽有寒热之分，必以中焦之湿为要领，但偏阳则湿从热化，偏阴则湿从寒化。从热化者，天运之自然；从寒化者，他气之所逆。偏寒者，脉多沉迟，初起口不渴；偏热者，脉多现数，渴泻并起为可辨也。

论　泄　泻

泄泻乃水谷不分，秽浊注下之证也。胃为水谷之海，小肠主分泌，大肠主传导，而运化之权，则操之于脾，脾能健运，则水谷自胃之幽门传入小肠，小肠十六折，水谷赖以缓行，阑门为小肠下口，泌清别浊，水入膀胱，糟粕入大肠，其精微则上输心肺，化气化血，以行营卫。若脾失其职，则水谷不化，停积于中，水反为湿，谷反为滞，混合下注，泄泻作矣。《经》云：春伤于风，夏生飧泄；又云：诸病水液，澄澈清冷，皆属于寒；又云：暴注下迫，皆属于热；又云：湿胜则濡泄。是泄泻一症，风、寒、热、湿皆能为患。然无湿不泄，又必以湿为主。湿兼风者，食已即出，完谷不化，所谓"久风入中，为肠风飧泄"，以风为木气，其性善行故也；湿兼寒者，水粪杂下，其色淡白，所谓"太阳之胜，寒客下焦，传为濡泄"，以寒湿相合，胃中冷，水谷不别故也；湿兼热者，或稠粘垢秽，或倾泻如注，所谓"夹热下利"，以湿为浊邪，热为火气，其性暴急故也。湿气自盛,不夹他气者,轻则便溏,甚则濡泄,肠鸣漉漉,所谓"岁土太过,民病腹满,溏泄肠鸣,反下甚",以湿本水气,土不能制而泛滥故也。夫湿主缓中,寒主凝滞,其为泄泻固宜,风与热均属阳邪,亦能病泄泻者何耶?盖水谷运化,必温暖适宜,输运有度。苟风热偏胜,则疏泄逼迫,饮食不得久留,乘势夹湿下行。是寒湿之泄,火衰不能化谷;风热之泄,乃阳盛谷不及化也。此皆邪气外受,证属有余。若内因正虚而病者,如脾虚则清阳下陷,运化不良,而为滑泄;肝虚则乏中见火化,木郁土中而为痛泄;肾虚则丹田不暖,不能固摄而为五更泄。以肾为胃关,又主二便,水旺于子,阳虚阴盛,故将交阳分,则阴为阳动而泄也。更有噫气如败卵臭,腹痛则泻,泻后痛见减者,乃口腹不慎,肠胃宿食,阻滞气机使然。病由不内外因,与上之所论属内外因者又略异矣。大抵泄泻之暴病,或伤饮食,或感时气,多见小便不利,故以利水为善法。若久病形气不足,多属虚寒,其亦见小便不利者,非水之有余,实火之不足,非水之不利,实气之不行,倘不察其致病之原,惟泥"治泻不利小水非其治也"一语,则未有不愈利愈虚,而速其危者也。

论　痢

痢证云者,大便下黏物而不畅也。《内经》谓之肠澼,仲师统称下利,后世又谓之滞下。其病多发于夏秋之间,其因多由于湿热冷滞,其证多现下利脓血赤白,里急后重,小便赤涩。以夏令暑湿盛行,因热贪凉,过食生冷,其始也。胃性喜寒,初受不觉,于是暑为湿遏,热因冷伏,酝酿日久,渐郁渐深,由小肠以及大肠。迨秋时阳气渐收,火气下降,蓄积肠垢,被迫下行,而痢以作。《经》云:下利皆属于湿。又云:下利稠黏,皆属于火。其为湿热为患明矣。但有湿胜于热者,病在气分,壅阻气道,伤及脂膏,所下多白,《经》所谓"澼下白沫"是也;有热胜于湿者,病在血分,热为火气,伤及血络,所下多赤,《经》所谓"肠澼便血"是也;有湿热两盛者,气血俱伤,赤白并下,《经》所谓"肠澼下脓血"是也。其有下如豆汁,或垢腻微红焦黄者,一为湿盛,一为热毒。以上五者,皆属暴病多实。若经久不已,正气必伤,有伤阳而转属虚寒者,有伤阴而更夹虚热者。伤阳者,元阳之气,悉从痢散,多滑脱之象。如脾失运化则陈积不腐,下如鱼脑;肠胃冷则阴液下脱,下如冻胶;肾不固藏则下焦失守,所下尘腐如屋漏水。三者皆元气衰微,阳虚阴必走之危候也。伤阴者,精血脂液,悉从痢去,多滞涩之象。虚坐努责,下如白脓;甚则百脉俱伤,色如鸡肝。二者皆虚而夹热,真阴反不能藏之危候也。以上皆属久病多虚。足征痢之一证,寒热虚实皆有之。前贤有偏主寒者,有偏主热者,有偏主虚者;又有以白专属寒,赤专属热,五色分属五脏者。虽理由各具,实未足以尽之,即就寒热虚实而论,其现证亦每多相似,必察其同中之异。如以里急腹痛为实热似矣,须知脓血剥肤,肠胃受伤作痛,阳虚冷痢者,未必不然,又当以痛之缓急,喜按拒按,胀与不胀辨之。以后重为实热似矣,须知邪压大肠,不能升上而重坠,阳虚气陷者,未必不然,又当以至圊便减,未几复作,至圊不减,后反加甚辨之。以小便短赤为实热似矣,须知水从痢去,溲必不长,气化不清,溺因色变,气虚乏火者,未必不然,又当以热与不热,色之明晦,便时痛涩与否辨之。苟辨之不明,虚实混治,兜塞太早,有因以致休息痢者,以邪未尽去,伏于曲肠之中,时作时止,积年累月,不能断根,幸与脾胃无碍,饮食如常,尚不致死,倘阅时既久,元气暗伤,由腑及脏,亦可虑也。考痢之发作,势猛者莫如疫痢,其最险者莫如噤口。疫痢因受天行疠气,善于传染,病者口臭气粗,腹满绞痛,鼻如烟煤,肛门似烙,乃热毒内攻脏腑,有立坏之势;噤口乃食不得入,胃气日虚,精神日败。百病皆以胃气为本,而痢为尤要。故能食者轻,不能食者重,绝谷不入者死。所谓得谷者昌,失谷者亡。总上以观,痢证之变,繁而且苛,然可一言以蔽之曰:暴病多热属实,久病多寒属虚。热淫所胜,治以苦寒;湿淫所胜,平以苦热。实者通因通用,虚者塞因塞用。因于气者调之,因于血者和之。果能融会经旨,贯通诸子之说,不惟不患其偏,反可因其偏而全其用矣。

论 疟

疟者,往来寒热,休作有时,势如凌虐,令人难当。《经》云:夏伤于暑,秋必痎疟。以夏令受暑,未能即发,客于风府,伏于募原,居半表半里之间,阻遏营卫出入之道;迨秋风新凉外束,逗发伏邪,阳暑欲出，而凉风遏之，凉风欲入，而阳暑拒之，邪不得越，与日行之卫气相值。邪正交争，并于阴则外内皆寒，毫毛伸欠，寒慄鼓颔；并于阳则头痛烦渴，发热而喘，争极汗出；阴阳俱衰，卫气相离，则病暂休，邪尚未解，移时卫气复值，病必复作，所以往来寒热，休作有时也。然疟不仅发于秋时，四季皆有之，亦不仅因于伏暑，风寒湿皆能致之。观《内经》"秋病者寒甚，冬病者寒不甚，春病者恶风，夏病者多汗"与"夫痎疟皆生于风，风寒之气不常，汗出遇风，及得之于浴"数语，意可知矣。夫风与暑，阳邪也；寒与湿，阴邪也。偏阳则多热，偏阴则多寒。故疟有热多寒少者，有寒多热少者。若阳邪重犯阳经，阴气孤绝，阳气独发，则但热不寒，名曰瘅疟；阴邪重犯阴经，遏绝阳气，不得外达，则但寒不热，名曰牝疟。此邪气偏胜为病各异之大较也。至其病发寒热，各有先后，则又以邪之浅深而殊。邪之浅者，先寒后热，以邪伏腠理，先犯卫分，卫阳不伸，肌腠为之不充，故先寒；继则邪正交争，邪不胜正，卫气夹营气从阴出阳，与邪混扰，而成大热也。邪之深者，先热后寒，以邪沦于肌肉，藏于骨髓，或以冬月受邪，时主潜藏，或以素禀阳虚，邪气深入，致未即发，迨夏令开泄，或用力太过，遂致阳浮汗出，伏邪得以从里达表，初则阳盛阴虚，故先热，热愈盛则汗愈出，汗出过多，阳气反虚，邪气复入阴分，则阴实而阳虚，故后寒也。浅者多在阳分，深者多在阴分。不特病象不同，即发作之时日，亦有昼发晚发，一日一发，间日一发之各异。盖卫气昼行于阳，夜行于阴，一日一周，邪之浅而在阳分者，得与卫气之行度相应而发于昼；邪之深而在阴分者，亦与卫之行度相应而发于晚；甚或与卫相失，必更历一周而后得与卫气相遇，故间日一发也；或间数日而后发者，则邪更深矣。总以阳性动而行速，邪浅则出表为易；阴性缓而行迟，邪深则出表为难。故从阳转阴者，发必日迟；从阴转阳者，发必日早也。医者当于此消息之，乘势利导，不可截之太早，取快一时，亦不可玩忽因循，致贻后患。若病邪未净，夹痰饮血食，结痞块于胁下成疟母者有之；病势缠延，元气受伤成虚疟者有之。更有不可不知者，《内经》论疟类分六经，各有其证，各具治法。乃汪讱庵谓"疟病不离少阳，犹咳之不离肺"何也？以疟邪伏于半表半里，正少阳所主之界，故发必有寒有热，即但热不寒，但寒不热，亦皆营卫不相和谐，阴阳失其转枢，自少阳而造其极偏之所致。少阳乃东方甲木之象，故其脉总不离乎弦也。但有少阳本经自病者,有由他经而涉及少阳者。邪兼某经,当即兼某经之症,又当本经旨而分辨之,庶不致以辞害意,拘于少阳一经,而以小柴胡一方,为尽治疟之能事也。

论　黄　疸

黄者,中央戊己之色。脾胃均属中土。脾为己土,体阴而用阳;胃为戊土,体阳而用阴。两者相协,则胃纳谷食,脾行谷气,水精四布,输养经脉。苟一旦失调,脾阴胃阳,不能相济,则运输失常,疾病丛生。但纯阳无阴者,仅现阳明燥热,纯阴无阳者,仅现太阴寒湿,尚不致成黄疸,必因阴阳错杂,湿热交侵,湿郁生热,热郁蒸湿,狼狈为患,酝酿于中,水谷精微,为其所变,犹曲酱以罨,郁而转黄,淫于肌肤,彻于周身,而疸乃成。《经》所谓"湿热相交,民当病疸"是也。其证一身面目悉黄,而目黄又为其特征。盖目为诸经脉所系,湿热弥漫上升,诸经受害,目必现黄。故《经》云:目黄者曰黄疸。但以脾胃之强弱不同,湿热之偏胜各异,而黄亦有明晦之分。热胜于湿者,则湿从热化,病偏于阳,阳主明,故所蒸之色若橘黄之鲜明;湿胜于热者,则热被湿化,病偏于阴,阴主晦,故所蒸之色若熏黄之黑晦。此仅就发黄一证辨之。至其兼证,则偏于阳者,必多阳象,如仲师所谓"发热,渴欲饮水,胸满口燥"之类;偏于阴者,必多阴象,如仲师所谓"欲自利,腹满而喘,不可除热,热除必哕"之类。惟疸病虽现于表,而实根于里。其湿热之偏胜,尤必于二便证之,大便燥结者属热胜,以热伤津液,大肠失润也;大便不坚者属湿胜,以湿性濡腻,燥气无权也。若小便不利而黄,则热胜、湿胜者皆有之。盖膀胱者,州都之官,司水道。若热胜则水道壅闭,湿胜则气化不行,故均小便不利。湿热蒸变,浊气下流,故均小便发黄。特热胜不利之黄,必短涩而赤;湿胜不利之黄,则短而浑浊。亦有小便自利,溺色不变者,则又湿胜属虚之变例也。考《金匮》论瘅(瘅与疸通),名称不一,因饮食伤脾而得者,名曰谷瘅;因酒后胃热,醉卧当风入浴而得者,名曰酒瘅;因色欲伤肾而得者,名曰女劳瘅。其现证虽不外阴阳两途,要各以所因而具特象。如食已如饥,或食即头眩,心胸不安,为谷瘅之特征,以胃热善消,食入又适足以助湿热而增逆满也。心中懊恼而热,甚则如啖蒜齑状,不能食,时欲吐,为酒瘅之特征,以酒气熏心,而味归脾胃,湿热内壅,则不能食,湿热上冲,则时欲吐也。额上黑,微汗出,手足中热,薄暮即发,膀胱急,小便自利,为女劳瘅之特征,以热在阴分,下焦虚,又不能制水,黑为肾色,而上犯离位,乃相克之逆象。酒瘅病久,虽亦现黑,但黑而微黄,不似女劳瘅之黧黑也。更有似黄疸而实非黄疸者,如黄胖之色黄多肿,但目不黄,或洋洋少神,必吐黄水,毛发皆直,好食生米土炭之类,虽病根都发于脾,然瘅由脾经湿热,黄胖则由虫与食积侵蚀焦灼所致。又如黄汗之汗出,沾衣如黄柏汁,但身目均不现黄,以身热汗出入浴,水入毛窍而成。是以虽多类似,然皆易辨。至于胆黄则酷肖黄疸,而难卒辨,以其证身目俱黄,与黄疸无二也。特其受病,乃因大惊大恐致伤胆经,胆气散而胆液泄,故神志昏沉,毫无湿热之象。其来也骤,与黄疸之因湿热而渐来者不同为可辨耳。三者本宜别论,以其与黄疸相似,故附及之。

论　肿

　　肿乃肌肤浮满病也。有湿、水、气三者之分,湿为水之轻,水为湿之重,水湿同源,而气亦水湿之气,《金匮》论肿并详“水气篇”中。若溯其来源,则当责之脾、肺、肾三脏。《经》云:诸湿肿满,皆属于脾。又云:其本在肾,其标在肺。以脾主运输,所以制水,肺主通调,为水上源,而通调运输之功,又必赖肾之命火蒸化。蒸化无权,则输调失职,于是气因湿阻,水因湿停,渗于皮肤,注于肌肉,或充溢上下四旁,而现肿遍身,或上头面,达四肢,下腰脚,随其所聚而现肿各部,此统言水气为患之大概也。分析言之,则水与气有阴阳之殊,现证亦各有所属。水为阴,肿有分界者,多属水分,以阴主静,水本有形,浸渍有渐也;气为阳,遍身肿者,多属气分,以阳主动,气本无形,无处不达也。且阴本乎下,阳本乎上。自下而上者,多属水分;自上而下者,多属气分。所谓上肿多风气,下肿多水湿是也。不特肿发之处,有水气之不同,即肿势、肿象,亦因以异。因气滞而肿者,皮色苍厚,其来也骤;因水渍而肿者,皮色光薄,其来也渐。以气滞则色晦,水渍则色泽。阳性急,易于骤至;阴性迟,则难暴长故耳。亦有以随按随起为属气分;按肉如泥,窅而不起为属水分者。与《内经·水胀篇》谓寒气之胀，按其腹窅而不起，水肿之病，按其腹随手而起之说似相违背。窃以为有初病、久病之分，浅深之别，未可执一而论。盖气肿之初作者，邪气充斥，正气未虚，按之固能随起；若经久气虚，则气难骤复，亦必窅而不起矣。水肿之久者，泛滥浸渍，气为之阻，按固不易起；若初作之时，以有形之邪，灌注于肌肤之间，阳未大伤，亦未尝不随按随起。总之邪浅者，则随按随起；邪深者，则按不易起，无论其为气为水也。虽然肿分水气，其辨固详。至其来源，曾不涉及外感，而一责之脾肺肾三脏者，岂肿病专属内伤乎？要知脾不虚则湿不生，肾不虚则湿难留，肺不虚则水津四布。是以属内伤者，固因三脏之阳气不化，即属外感者，亦莫不因三脏气衰，水气乃得乘虚相袭。观《内经》"壮者气行则已，怯者着而成病"两语可知。特以水气有自外自内之殊，则邪正有偏盛偏衰。与夫表里虚实之辨，邪偏实者，邪不退肿终不除，治有腰以上肿当发汗，腰以下肿当利小便之法；正偏虚者，或肿或消，以元气不固，日中行坐则气坠，而晚现脚肿，夜间睡卧则气升，而早现面浮，治有益气温化之法；属表者，则《金匮》五水之证可参；属里者，则《金匮》五脏之水之证可考，以所论均属兼证，故不具录。然其中尚有当辨者，水气固责之脾肺肾三脏矣，若肝心二脏，属木属火，本不主水而亦能受病者，以母病传子，水能克火所致。虽与水气之源无与，而水气之现证，未尝不可以传变而来也。若夫从里达表，从表入里者，其现证虽各有轻重，而其顺逆之机则具于斯。譬之自腹而肿及四肢者为顺，自四肢而肿及于腹者为逆。顺者固易瘳，逆者则难为力矣。以上皆就水气而详肿证之异同也。更有不因水气而现肿者，厥为气复与血肿两端。一以大病之后，血未盛而气暴复，血乃气之依归，气无所依，故为浮肿，此乃虚气，与水气不同，故其证小便如常，别无所苦，饮食渐加，不药自愈；一以经血先闭，血瘀化水，而现浮肿，其证皮肉间红痕赤缕，与水气肿证之皮色迥然不同。以此辨肿，可得其常变之大概矣。

论　脚　气

　　脚气一证，初起甚微，饮食如故，令人不觉，惟脚卒弱无力为异，及其剧则或髀腿顽痹，或百节挛急，或缓纵不收，或肿或不肿，或痛或不痛。乃湿气偏着于脚，阻其经气，滞其血络，筋骨肌肉之间，有所壅闭而成。其为病也，有湿脚气、干脚气之分。湿者必肿，干者则不肿。以湿或从寒化，或从热化。从寒化者，则湿胜而浸渍壅满，故必肿。从热化者，则热胜而消耗枯缩，故不肿。亦有因热而肿痛焮赤者，则必湿热两盛，仍当属之湿脚气焉。至其受湿之原，约分内外二途。受之于外者，多以坐卧湿地，为水泥之湿所伤；受之于内者，多以饮食不节，为酒乳之湿所伤。湿地性本阴寒，酒乳则湿中夹热。故东垣有云：外感清湿作寒湿治，内伤酒乳作湿热治。即指此也。大抵属寒湿者，其脚必冷；属湿热者，其脚必热，为可据辨。至于拘挛作痛，或缓纵不痛者，则寒热皆有之。以寒虽收引，然阳虚不充，亦必缓纵；热虽涣散，然筋失血养，亦必拘挛也。更有夹风气为患者，风性善行，而主疏泄，故夹风则麻痹走注，不似湿胜之痹着而不移。现证虽各不同，而其为害于筋骨肌肉间者，总不离乎经络壅闭。然有不可不知者，景岳云"肝不虚则筋不病，肾不虚则骨不病，脾不虚则肉不病"，而三脏之经脉实始于足。是以脚气虽因湿夹诸气为患，必三脏经气先虚，而后乃得乘虚下注。所谓邪之所凑，其气必虚。昔贤之所以忌补，谆谆垂诫者，特以初起之时，邪气尚实，病仅在表，而未殃及脏腑，故治宜疏导通利，或清宣苦泄，不可骤补。盖恐邪气壅滞，或因以成痼疾也。若久而失治，正气益虚，脏腑必受其害。于是自下及上，或肝肾阳虚，而现少腹痹着不仁；或脾土阳虚，而现中焦胀满；甚且上攻胸膈，犯肺则上气喘满，不得仰卧，犯心则心胸烦闷，冲悸不宁，或更脉绝不出欲死，最为危候。以心为君主，义不受邪，水来克火，逆象已露，当急补正祛邪，缓则危及生命，又不得拘拘于忌服补药之说矣。总上以观，虽以邪之不同，现证与名称各异，但病均现于下，必以湿气为本，而湿之所以留着，又必因脾不能制，肾不能化之所致。《经》所谓"脾有邪，其气流于两股；肾有邪，其气流于两腘"是也。考脚气之名，《内经》本无，而证则有之，其痛而顽麻，在《经》则谓之痹；缓纵不收，在《经》则谓之痿；气逆上冲，在《经》则谓之厥逆。后人另立名称，谓之为脚气者，亦必有故。盖痹但麻木而不肿，痿但无力而不肿不痹，厥逆但足冷气逆，而痿痹肿之外证悉无之。是痿、痹、厥但现一证，惟脚气则可兼具，两两比较，似同实异，后之人所以另立名称以别之者，意在斯乎。

论 中 风

　　《经》云：邪风之至，疾如风雨。故中风之证，发于仓卒之间。其为病也，有外因、内因之殊，然其现之于外者，似无大差异。例如《金匮·中风篇》之半身不遂，口眼㖞僻，及邪在于络，肌肤不仁；邪在于经，即重不胜；邪入于腑，即不识人；邪入于脏，舌即难言，口吐涎诸证，内外皆能有之。但属外因者，乃感六淫之偏，邪风自外暴至，正气反却，经络脏腑，卒为之闭，不得贯通。视其邪之所着，而为半身不遂，于是受邪之半，经脉不用而缓，无邪之半，正气独治而急，缓处为急处所引，则口眼㖞僻，偏左者邪反在右，偏右者邪反在左。其中之浅者，则邪在于络，营卫阻滞于最表，故仅现肌肤不仁；其较深者，则邪在于经，气血不得周行通畅，故身体觉重着不胜，艰于步履；至于中腑，即不识人者，胃为六腑之总司，腑病归胃，胃络通心，上窒心神也；中脏，舌即难言，口吐涎者，心为君主，统诸脏而开窍于舌，邪聚空窍，鼓津液为涎沫，舌本强而廉泉开，故不能言而涎自出也。但与祛风活络，诸证自愈。属内因者则不然，精血早伤，肝风内动，半身不遂，病属偏枯。口眼㖞僻，乃血虚筋脉失养，虚风得以乘之；即肌肤不仁，身体重著之象，亦莫不由气血不能充养之所致；不识人者，乃精血内夺，神志昏迷；不能言者，乃真阴垂竭，不能上达；口吐涎者，乃脾虚不能摄津，肾虚不能主液故也。病象虽同，医者未可以同等视之。夫月晕知风，础润知雨，病来既渐，必有先机。故中风之人，多于三年前即现中指或食指发麻者，以中指属包络，食指属阳明，包络主血脉，阳明为多气多血之腑，二指发麻，可以占其血气之亏。特祸患兆于细微，人每不知预防耳。及其久也，则亏在阴分者，必虚火无制；亏在阳分者，必元气无根。一旦暴发，虚邪从两肾之间，上夹脊，过昆仑，直冲髓海，必致卒倒昏迷，甚且肝绝不能上主其窍而眼合，心绝阳气外散而口开，脾绝不能外主四肢而手撒，肺绝不能主宣降而气喘鼻鼾，肾绝不能主固藏而遗尿。有一于此，鲜能救治，即间有得生者，必元气未至全败。急投保元固脱之剂，或可复苏于万一，苏后偏枯，必从填精益气，和血息风为治。苟不识此，治内风而妄以外风之药进之，祛风无风可逐，徒耗伤气血，直至大汗出而元神散，虽神圣复起，亦末如之何矣。然则外内两因，证虽多同，其实不容少混。求其辨法之简而显明者，外风多闭象，如牙关紧闭，两手握固是也；内风多脱象，如五绝之现证是也。外风初中，神识多清；内风发作，即多昏迷。以外风之来，由经络而及脏腑，其邪实；内风之动，由脏腑而溢经络，其正虚，故不同也。然有不可不知者，邪之所凑，其气必虚，轻证且然，况中风之重证，有不因气血先虚，而能直中者乎？特邪有自外自内，证有偏实偏虚，故治法亦因之大异耳。考历来论中风一证，有真类之分。真中多从外风立论，故药多投表散温凉，如三化、续命、愈风等汤；类中则东垣主虚，河间主火，丹溪主痰，各执一说，但总从内风立论，故药多投柔润温补。然则云真云类者，亦以内外虚实而异其名耳。近世患此病者，多在于中年之后，气血就衰之时，或形体丰肥，气盛于外，而歉于内，或质弱清癯，血虚火旺之体，每遭此厄。一则中气已馁，空穴来风；一则肝失所养，风木易动。可见均属精血亏，真气衰，乃内伤虚邪，当属之类中风。但世人习见此证，不知更有所谓真中风者，于是指鹿为马，以类为真，不分内外，不辨虚实，妄求治法于真中风之门，治多不效宜矣。至明·张景岳大声疾呼，欲救其误，断以非风之名，揭示见风休治风之眼目，可谓发前人所未发，奈病家卒不之信，医家卒不之从，旁人卒不之解，故收效甚微。其所以致此者，拘于名称，先入为主，论者不以外内辨其证，而首以非风乱其名，于是昧者莫知适从，自然群相骇异矣。窃以不若就其名而正其义，即在中风一门，无分真类，但辨之为外感邪实之风，则祛邪为主，辨之为内伤正虚之风，则补正为先。果内外分明，治法自当，既不为名所拘，自不为法所误矣。然乎？否乎？明哲之士，当有以正之。

论　痰　饮

夫人之形躯，藉水谷以资养。水谷之化，又赖脾胃以运输。脾胃有权，则水谷入胃，游溢精气，上输于脾，脾气散精，上归于肺，通调水道，下输膀胱，水精四布，五经并行，痰饮无自而有。苟一旦失职，或胃不能散其精，或脾不能输其气，水谷所化，难以上归下输，灌溉周身，于是滞膈留中，致成痰饮之患。譬之江河回薄之处，秽莝丛积，水道日隘，难免横流旁溢。所谓"气行则水行，行则为津液；气滞则水聚,聚则为痰为饮"是也。二者同属水湿,故现证每多相似,其显然易辨者,痰则吐唾稠粘,而饮则所吐清稀。以痰成于津液,饮成于停水。津液化痰,固以脾胃不运;水停为饮,必更以三焦火衰。良以三焦为行水之道路,又为肾之火腑,其所以能蒸化水气,如雾、如沤、如渎者,全赖火气有权,衰则水势滔天,自非仅属津液凝聚之比,此仅就其大者显者而言。若详晰分之,痰则以所夹之气而殊其象,饮则以所流之地而异其名。如风痰则色青而浮沫多泡,津液鼓涌之象也;寒痰则色白而较稀,津液不行之象也;热痰则色黄而浓厚,津液熏蒸之象也;湿痰则色灰滑而易出,津液化浊之象也;燥痰则多坚结,涩而难出,津液消灼之象也;火痰则痰中带血,或白如银丝,一以火盛刑金,血络受伤,一以火旺灼液,真阴欲竭。足征痰之为病,随气变幻,有偏阳者,有偏阴者;饮虽亦有寒化、热化之殊,但来源总偏属阴寒,而燥、火、风不与焉。其为病也,莫不由胃腑而起,以胃为水谷之海,三焦不能行水,水必先停于胃,而后视其流注。流于胁者,咳唾引痛,谓之悬饮;流于四肢者,身体重痛,谓之溢饮;上入胸膈者,咳逆倚息不得卧,其形如肿,谓之支饮。夫胁为油膜所居,四肢因腠理而达,胸膈乃横膈胸中之膜,是皆由三焦之所司。足征饮之为病,属于三焦明矣。亦有素盛今瘦,水走肠间,沥沥有声者,是饮而兼痰,不流入三焦,径由脾胃下注也。四者虽以流注不同,而异其名,但吐必清稀,性必阴寒,则曾无少异。观仲师"当以温药和之"一语,与夫苓桂术甘、小青龙、小半夏诸方,均不离乎辛温,较之治痰或从温化,或从清润者,自不容混。前言现证相似者,特以无论为痰为饮,犯肺则喘咳,犯肝则胁下支满,犯脾则痞满,犯胃则呕吐,以痰饮同为浊邪,皆能阻其气机之所致。然相同之中,仍不难于所吐为稠粘、为清稀辨之。至其犯心,痰则神识昏迷,甚且致成癫痫;饮则心悸不宁。犯肾,痰则唾液黑而咸冷;饮则脐下悸动。一者上蒙心包,而下不化浊;一者上凌心阳,而下动肾气也。是则痰饮虽均属脾胃,又均能犯及五脏,但为病各异,总难强同。方书或分而论之,或合而论之,吾姑从其分者。然观上述痰从六气立论,饮从火衰立论,得毋痰实而饮虚,痰宜攻而饮宜补乎?此特论其常也。其实痰有因正虚而现六气偏胜者,则当扶正祛邪,故有补中益气加夏苓之类。所谓见痰休治痰,调其虚实,而痰自平也。饮亦有骤至而火未甚衰者,则当急去其邪,故有十枣之类。所谓去邪即所以保正，邪去正自复也。是皆各有常变，不可执一而论。更有非痰非饮，或时吐白沫，或自出风涎，既不如痰之稠粘，亦不似饮之清稀而多。一则脾肾气虚，不能摄液；一则风犯廉泉，开而不闭。似是而非，尤在学者之善辨。

论肺痿肺痈

　　痿者，萎也，如草木之萎而不荣，为津灼而肺焦也；痈者，壅也，如土之壅而不通，为热聚而肺溃也。肺为五脏之华盖，其位至高，其质至清，畏寒畏热，一物不容，故称之为娇脏。若营卫空疏，腠理不密，风由皮毛，内舍于肺，与胃之蓄热，上干肺脏，热为邪郁，肺受热熏，毛耸恶风，咳而胸满。状虽与伤风相类，但脉数咽干，胸中隐隐作痛，多唾浊沫，有以异之。急宜宣壅开闭，以防其溃。若误认风寒，治失其当，稽留日久，血为之凝，痰为之裹，固结于肺叶之间，酝酿蒸变，化而为痈，咳唾脓血，腥秽稠浊，状如米粥，口啖生豆，犹不觉腥，斯时肺痈已溃，以难成易亏之阴，日为脓血剥削，而多气少血之娇脏，势必熇熇垂危。《金匮》所谓"始萌可救，脓成则死"者是也。肺痿云者，其来有渐，原因不止一端。因乎外者，如《金匮》云：或从汗出，或从呕吐，或从消渴，小便利数，或从便难，又被快药下利，重亡津液。因乎内者，多以先天禀气素亏，加之房劳不节，精伤液涸，肺失所养，转枯转燥，清肃不行，逆而为咳。急宜保肺清金，以防其焦。若咳唾不已，气因咳伤，阴随津竭，气虚则洒洒怯寒，阴虚则发潮热，肺中小管日窒，咳声渐渐不扬，胸中脂膜日干，咳痰渐见艰涩，甚则痰出或白如银丝，或带血如缕，金碎不鸣，声音尽失，叶焦已极，动即气喘，危象毕露，阴竭难填，《经》谓"肺伤善痿"，不其然乎？二者同属肺热，但痈为火郁毒结，伤及有形之血，故必胸高气粗；痿为热灼津枯，伤及无形之气，故必胸陷息短。痈每发于无病之初，体犹壮实；痿每发于津伤之后，体多瘦弱。是痈实而痿弱。观《金匮》以脉数实者为肺痈，数虚者为肺痿，意可知矣。然考之《金匮》有不无可疑者，例如以脉滑数为肺痈矣，乃复以脉微而数，亦主肺痈；以多唾浊沫为肺痈矣，乃复以口中辟辟燥咳，亦属肺痈。不特与本病前后不符，抑且与肺痿之脉数虚，及咳痰艰涩难出相混。岂邪实者，反现不足之脉，病脓血者，反仅作有声无物之燥咳乎？不知一指初病而言，一从痈成立论。盖初起则邪尚未张，火伏而其形不显，宜其脉微而数，不似邪盛时之滑数有力也。痈成则痰涎脓血，蕴蓄结聚，火上冲而结难动，宜其辟辟燥咳，不似未结时之津液，为热逼上行，而多唾浊沫也。其所以与肺痿不同者，彼之干咳，必冲击连声，痰始一应；此之燥咳，声多唾少，唾即有脓血。彼之数虚，重按无力；此之微数，当系浮取，虽较无力，按之则仍不失其实象。但本仲师虚实之旨，比较辨之，自不难明，曷可以辞害意，置经文于矛盾之地乎？以上皆就肺热而论痈痿也。尤有不可不知者，《经》云：诸痛疮疡，皆属于火。痈之属热，自不待言。乃若痿本肺热叶焦，而《金匮》麦门冬汤之外，更有所谓甘草干姜汤者，何耶？要知痿之所成本于燥，燥有阴阳之分，痿亦有寒热之辨。阳燥者，火刑金灼，津液受伤，肺失润泽，痿象以呈。如日之曝物则枯，证如上述，此痿之属于热也。阴燥者，土冷金寒，气不布津，亦令肺失所养，因干成痿。如霜降后草木亦枯，其证虽多如上述，但便溏不渴，与阳燥之便结烦渴迥异，此痿之属于寒也。热则金阴枯竭，寒则金气凝涩。枯竭者宜清润以生之，故宜麦门冬汤；凝涩者宜辛温以化之，故宜甘草干姜汤，辛甘化阳，气行津布，所谓补土即可以生金也。苟不知辨别，概以柔润之品投之，不啻阻其机而塞其窍。犹草木之自秋徂冬，欲其叶之萎者，欣欣向荣，其可得乎？

论　三　消

消者，消灼消耗之谓，乃水火不交，燥淫于内之证也。燥有阴阳之殊，故消亦有阴阳之别。阳燥之消，燔灼津液，是水衰也；阴燥之消，气不布津，是火衰也。以其上中下三焦均能致病，故名三消。上消者，燥胜于膈膜之间，心肺所居之部，肺属金，其化本燥，复被火热消灼，则燥益甚，上源干涸，势必求水自救，故其证口燥舌干，烦渴引饮，小便短少。《内经》所谓"心移热于肺，传为膈消"是也。中消者，燥胜于肠胃，大肠主津，胃主液，同属阳明，为多气多血之腑，阳明燥结，消灼熏蒸，故其证烦渴，消谷善饥，饮食虽倍，不为肌肉，小便频数如泔。《内经》所谓"胃中热，则令人消谷善饥"是也。下消者，燥胜于肾，肾藏精而主五液，脂膏为精液所化，天一之精，为热煎熬迫泄，不能充养所主，故其证渴不多饮，溺如脂膏，肢腿消瘦。《内经》所谓"肾热苦渴数饮"是也。三消原本于燥，要皆以渴为主，但中下之渴，消水不多，以中下伤及精血，血中伏火，渴不喜饮。故前贤谓中消为消谷，下消为消肾，而独谓上消为消渴也。其实上消亦因亡液，总属阴分，故虽多饮，随饮随渴，与六气之燥热偏胜，徒伤津气，大渴引饮，而渴能稍止者，未可同语。此就消证之属于阳燥而言也。至于阴燥，亦能为消为渴者，以津由气生，气由水化，水不得火，则气不化而津不升。譬如釜中之水，无火蒸之，则水气不升，而盖板不能润泽也。《经》云：心移寒于肺，为肺消，饮一溲二，死不治。《金匮》云：男子消渴，反小便多，饮一斗，小便亦一斗。二者总由阳气式微，温化失职，不但水不化气，气且悉化为水，直趋膀胱，轻则阳未全消，饮一溲一，重则阳气垂绝，溲倍于饮，故主死。此上下两焦，属于肺肾之阴消证也。若阴消之属于中焦者，多因忧思内伤，心脾郁结不遂，火气不宣，气血暗伤，肌肉为之不充，虽不似阳消之消渴能食，其足以令人消瘦则无异。《经》所谓"二阳之病发心脾，传为风消"者是也。统而论之，消证虽总属内因，然亦有偏实偏虚之殊。邪偏实者，多由饮食不节，膏粱炙煿，或好服丹砂金石之药，以致燥火劫阴，消耗胃液，使津液不能上输，而肺阴亦伤，肺为水之上源，源枯液涸，肾之真阴亦竭，故喻氏有"起于胃而极肺肾"之语。正偏虚者，多由色欲无度，或伤肾阴，则水不济火，火不归原，游于肺而上消见，游于胃而中消作，病及本脏，则阴精败而下消成，或伤肾阳，则水不化气，三焦失其溉润，亦为上中下三消，故景岳有"三消之病，多本于肾"之语。大抵邪偏实者，有阳消而无阴消，治宜生津润燥；正偏虚者，则阳消阴消皆有之。一宜壮水之主，一宜补火之原。辨之之法，阳消者，多脉数便结；阴消者，多脉弱便溏。及其久也，则更有小便甜之特征，以久病精气不实于内，谷气下泄，稼穑作甘，是以小便本咸而反甜也。

论　气　痛

夫人身之气，内输脏腑，外达形躯，运行不息，法天之健。苟一怫郁，则气失常度。其为病也，虽变态莫名，然多关乎胃，系乎心。以心主诸阳，七情六欲，皆发于心，阳气不振，阴寒得以内淫，情欲不遂，气分因以不畅。《经》所谓"阳虚者，阴必乘之"，又云"诸痛皆因于气"是也。胃居中焦，禀冲和之气，为水谷之海，十二经脉皆受气于胃，若胃气虚寒，或留痰饮，或停食滞，脉泣气阻，而痛以作。《经》所谓"胃弱则着而成病"，又云"不通则痛"是也。此论痛之有因阳虚而气不化，有因邪阻而气不行之大概也。《内经》"卒痛"、"厥心痛"等篇，及后世九痛之说，论之甚详。大抵有诸内者，必形诸外，气痛应脏腑之盛衰而作，必有痛之部位可辨，及各脏腑之病状可察。如痛在胁者，胁为肝胆所主，肝气郁则痛引少腹，令人善怒，甚则色苍苍如死状；胆气郁则痛而不能转侧，善太息。亦有木郁克土，如吴茱萸汤证，干呕吐涎沫，手足厥逆，痛在胃脘；又如痛泻汤证，腹中奔响作痛。一则犯胃，一则犯脾。虽属肝病，其痛又不专在胁矣。痛在肩背者，肩背为肺之分野，肺气䐜郁，则痛而咳喘气逆，或少气不足以息。痛在腹者，腹为脾之所主，脾气不运，则腹满而痛。痛在腰者，腰为肾之府，肾为元阳之本，阳气偏虚，则痛引小腹拘急，小便因之不利。至于心为君主，义不受邪，邪之中心，包络先受，其有心中寒如噉蒜状，痛在歧骨陷处，或心痛彻背，背痛彻心者，乃心包络痛非真心痛也。若真心痛，则手足青冷至节，且发夕死，夕发旦死，心阳绝矣。以上所论，皆气痛之无形者。若胃气不和，胸脘痞闷，不欲饮食，夹痰饮则心中澹澹欲吐而痛，夹食滞则吐酸嗳腐而痛。邪在上脘者，则痛在心下；邪在中脘者，则痛在胃间；邪在下脘者，则痛在软肋。他如蓄血腹痛、杀血心痛，皆气痛之有形者。有形之邪，而云气痛，以气为邪阻，因有形而碍及于无形也；亦有由无形而及有形者，则又以水谷赖气以运，津血赖气以行，气病不已，运行失职之所致。足见气痛一证，头绪虽繁，总由气机不利，或有形，或无形。有形者拒按为实，着定不移；无形者喜按为虚，或聚或散。暴痛多实，久痛多虚。以此辨之，庶无混误之虞矣。

论　腹　痛

　　脾为坤土，腹其所司，故昔贤有云：腹痛者，脾病也。然同循其外者，有冲任及三阴经脉，杂处其内者，有大肠、小肠、膀胱，而焦膜更漫布其腔，血室夹居膀胱之后。或脏腑自失通畅，或经脉因外邪所阻，邪正相搏，皆足以致腹痛。故腹分三部，随其所主，而痛各应之。三

部者,脐以上曰大腹,其痛应脾,证如太阴中寒;脐以下曰小腹,其痛
应肾,证如阳虚奔豚;小腹两侧曰少腹,其痛应肝,证如郁结癥瘕。以
脾主中宫,肾主下焦,肝主两侧也。若邪传大小肠,为结为泄,则痛多
绕脐;邪客焦膜,为膨为胀,则痛散满腹;亦有膀胱疝气,及女子经前
作痛,本关冲任血室,而痛在小腹;及热入血室,而痛在少腹者。皆以
其所居之地,而现痛于各部耳。夫痛属各经者,既可以部位而分,则
痛之原因,亦未尝不可以情状而辨。大抵隐隐作痛者,多因于寒,以
寒则凝敛,阳气不舒也;痛兼胀急者,多因于热,以热则膨胀,其性急
迫也;若寒热骤闭,则腹中绞痛,以气机暴阻,脏腑经脉,顿失安宁也。
以上皆因于气,病属无形。至于有形之邪,则或因食,或因痰,或因血
与虫。因于食者,滞积中焦,气机为阻,故寒滞则腹满而痛,痛则欲
便,便则痛减,不思饮食,食则嗳腐吞酸;热结则腹满坚结,肠中急痛,
便秘溺赤,甚且潮热谵语。因于痰者,阳气遏郁,清不升而浊不化,故
痛辄眩晕,甚且呕冷涎,下白积。血痛则小腹坠胀,或少腹硬满,甚则
按之有块,大便色黑,小便自利,以血停为瘀,阻塞脉络,病在血分,而
水气尚行也。虫痛则痛时耕起,往来上下,按之不见,心中懊恼,口吐
清涎,饱安饥甚,以虫扰无常,得食暂安也。以上皆病属有形。无形
者统之以气,有形者统之以滞。气则聚散无常,痛无定处;滞则积聚
不移,痛有常所。无形者多虚而喜按,有形者多实而拒按。虽亦有无
形之热气作痛,按之不减,有形之虫痛耕起,而按之不见者,但一则必
不拒按,一则必不喜按,加以兼证显异,自易置辨。然有不可不知者,
有形之滞,亦莫不因于无形之气。以气行则津布血行,饮食得化精
微,虫亦无自而有;气滞则津停为痰,血蓄为瘀,食积为滞,阻塞腐化,
虫得乘机繁殖矣。故治腹痛之无形者,但调其气;有形者,则攻滞之
外,必当更行其气,气行则滞自消,所谓治病必求其本也。

论　腰　痛

　　腰为一身之关要,屈伸运转,皆其所司。《经》以腰为肾府,而诸
经又皆贯于肾而络之,故无论内伤外感,均能随经相犯。但必肾经先
虚,而后腰乃受邪。外感者,邪乘虚袭,由经脉而内传脏腑;内伤者,
病因虚显,由脏腑而波及经脉。例如《经》云:太阳所至为腰痛。又

云：巨阳虚则头项腰脊痛。以太阳少阴相为表里，肾虚则膀胱不能独足。客邪相袭，属外感者是矣。又谓：腰转摇不能，则肾将惫。以肾居腰部，为作强之官，肾虚失职，腰亦随之而弱。本脏自病，属内伤者是矣。此仅就外内而言其大概也。若详晰分之，言邪则有风寒湿热之殊，言虚则有阴虚阳虚之别。且以肝肾同系，带脉环腰而居中庭，为脾所属，故其痛也，不仅太阳少阴表里相传，即肝脾肾亦可连类相及。夫肾主元阴元阳，精气藏之。本脏阳虚，则气不充而腰脊强痛不运；本脏阴虚，则精日耗而腰脊痿弱不举。若因肝病所及者，阳虚则胀痛连胁，以肝主疏泄，阳虚气滞，不能遂其条达之性；阴虚则酸痛抽掣，以肝藏血而主筋，阴虚血少，筋脉无以滋养。是故女子经前腰痛，乃血欲行而气不应，治宜行气；经后腰痛，乃血分伤而筋不舒，治宜和血。因脾病所及者，或湿邪留着，或中气虚馁，绵绵作痛，遇劳则甚，在女子多兼带下淋漓。足征病虽同现于腰，因虽同涉于肾，但以各脏偏虚不同，未尝无少异也。至于风寒湿热之所属，又可以现象之特征而求之。痛无定处，牵引两足者，多属于风，以风性善行，筋脉不宁之故；痛而拘急，喜近温暖者，多属于寒，以寒性凝敛，得温则行之故；湿则痛而重着，沉沉如带五千钱，溶溶如坐水中；热则痛而痿软，溲赤便秘。一以湿为浊阴，壅闭阳气；一以热性涣散，消耗津液。以上四者，无论外感邪气，或内伤阳而生寒湿，伤阴而生风热，皆可从此辨之。特外感之痛其来也骤，邪不退痛终不除，兼有表证可参；内伤之痛其来也渐，悠悠戚戚，或痛或止，毫无表象可寻。昔贤谓风寒湿热，乃腰痛之标，肾虚乃腰痛之本。特外感邪实者，当重治标；内伤正虚者，当重治本。辨虚实以施攻补，明标本以定缓急，治斯得矣。更有闪挫跌仆，痛如锥刺，日轻夜重，大便色黑者，此瘀血为患，又当属之于不内外因也，然其病现腰部，总不免与肾有关耳。

论　遗　精

　　精之入寐而自泄者，谓之遗精。犹物之遗失，出于不觉也。《经》云：肾藏精。又云：肾主固藏。藏而能固，则精之藏于肾者，或从阳以化气化神，或从阴以注骨充脑，泄则媾精成人，不泄则积而返真，是精乃生生之机，神气之本，其足贵尚何待言？奈何纵欲之徒，务快其心，以为取之不穷，遂尔用之无度，竭其精而耗其真，于是轻车熟道，精窍易开，昔之固藏者，今不复固，入寐自遗，久而不已，积损成痨，良可慨也。考其为病，厥分有梦无梦两端。有梦而遗，多属火旺，火扰精室，迫之妄行；无梦而遗，多属虚损，玉关不固，精自滑泄。二者虽有偏实偏虚，然莫不关乎心肾。盖心为神明之官，肾为藏精之府，神乃精之主宰，精乃神之依归，心不宁则神不能入肾精以藏，肾不固则精不能延心神以纳，心失拱默之德，肾失封蛰之功，精为神动而泄，神为精脱而摇，神游于上，而精泄于下，所谓"不知持满，不时御神"者是也。其所以或有梦或无梦者，又当兼责肝脾，以肝藏魂，火旺则魂不宁，而为梦中幻化，脾主统摄，脾虚则统摄失职，而入寐精泄不能自禁。例如有所注恋，欲事不遂，举凡相火妄动者，鲜不有梦，又或思虑过度，劳倦伤脾，举凡气虚不摄者，多属无梦，此其征矣。梦之有无虽殊，而所动者心神，所泄者肾精则一。故前贤论遗精有专主心肾者，探其源；有主他脏皆能为患者，溯其流也。更有所谓滑精者，不待入寐而遗，即日间偶有所触，有动于中，精即淋漓而下，甚或大小便后，精随滑泄，此皆斫丧太过，虚损已甚。较之遗精，轻重虽分，而其原因，未尝有异。总之遗精一证，多以欲海狂澜，孽由自作，即间有一二因先天不足，或壮年满溢者，亦必以心未澄，欲未遣，欲念先动，乃致神驰精夺。患此者，须知系铃解铃，无俟他求。治此者，察其病因心肾，但治心肾已可；若由他脏而致，则须与他脏兼治，然必更明治心之法，而后效可兼收，又勿徒以药石为能事也。

论　失　血

血乃中焦水谷之精，奉心化赤，藏于肝而统于脾，布于肺而根于肾，内则洒陈脏腑，外则荣养经脉，循行周流，全赖气以运之。盖气者血之帅，气行则血行，气滞则血滞，气逆则血逆，气虚则血脱。若调摄失宜，或六气偏胜，或情志内伤，均足以乱其气而动其血。前贤仅以火伤阳络，火伤阴络统论之者，非言火而遗气也。乃以六气之中，惟火最善劫阴。风本阳邪，热为火气，燥至于极，亦易化火，风热燥火，同属一体，每易相夹。若寒湿二气，亦足以闭火郁火，或阳气式微，虚火浮游，遂至迫血溢泄，所谓"太阳不出，萤火生光"，又谓"阳虚阴必走"也。非特六气偏胜者，必因夹火为殃，即情志内伤者，亦属五志之火妄动，火动则气逆络伤，血道妄行，或从清窍而出，或从浊窍而泄，失血之证以成。其治法虽有纯用姜附温补，而不及火，纯用滋阴凉血，而不及气者，则以病有偏重，治有逆从。偏重气分，固当调气以宁血；偏重血分，则治血即所以和气。阳盛之火，固宜泻以救阴；阳虚之火，则宜引之归原。此论失血之原因，关乎气与火之大概，而治之者，又必求其本也。若分析言之，所谓清窍者，耳目口鼻舌与齿也；浊窍者，前后二阴是也。凡诸窍道乃脏腑之所主，经脉之所循，病变之来，各以其相关而为血出之道路。又以道路不同，而失血之命名亦异，其从耳、目、口、鼻、舌、齿出者，统名为衄。耳衄乃血从耳出，足少阳胆脉绕耳前后，手少阳三焦之脉入耳中。故少阳风火，有耳鸣、耳聋、耳中血溢等证。但耳为肾窍，三焦为肾之火府，肾与胆有水木相生之义。相火旺者，固足致之，水不涵木，虚火上炎者，亦未尝不足以致此也。目衄乃血从目出，考白珠、黑珠均无出血之窍，惟目下有泪窍，乃阳明经脉所注，为承泣穴。传称察哀侯之泪尽，继之以血，可知血自泪窍而出，病属阳明风热上行。但目为肝窍，血又肝之所藏，故目衄一证，治阳明兼宜治肝。鼻衄乃血从鼻出，鼻根上接太阳，鼻孔下夹阳明。故太阳风寒闭火，有发热无汗而致衄者；阳明胃实，燥火上迫，有口燥咽干而致衄者。但鼻为肺窍，无论表邪里邪，总与肺脏有关。至于舌齿两衄，舌乃心苗，齿乃骨余，二者或因火气偏亢，或因水不济火。血从舌出，固常属之于心，但舌居口中，口为脾胃窍道，胃热脾虚，亦能使舌出血；血从齿缝中出，似宜属之于肾，但牙床属胃，为阳明经脉所循，故胃火熏蒸，每致齿衄。其舌尖作痛，及舌体肿胀，舌下殷殷渗血者，可辨其属心、属胃、属脾，其牙根酸软，及牙床肿痛者，可辨其属肾、属胃。若血从口出者，在名称则有吐、呕、唾、咳、咯之分，在窍道更有属咽、属喉之别。其冲口而出无声，重则血来辟辟弹指，漉漉有声者曰吐血；势涌有声，重则其声如蛙者曰呕血；无声有痰而血随出者曰唾血；因咳出者曰咳血；痰中带血丝者曰咯血。吐、呕、唾同出于咽，总关于胃；咳、咯同出于喉，总关于肺。以咽为食管，乃胃司纳谷之户；喉为气管，乃肺主呼吸之门也。所不同者，或由本脏自病，或由他脏传来。即如吐血，胃之本病也。亦有心经受暑，而心烦气粗；肝气不舒，而胁肋作痛者。呕血虽血出于胃，而肝胆风火上犯，或暴怒气逆,实其致病之本。唾血虽近于胃,而忧思伤脾,郁火内扰,或脾虚不能统摄,实其现病之源。咳血,肺之本病也,外感则风闭燥火,暑热炎蒸,内伤则阴虚偏燥,气虚咳逆,以及悲伤过甚,肺布叶举,均足直犯肺脏,但肝夹子气,每致木火刑金,心肾不交,水不济火,亦令肺阴受害。咯血虽亦有咳,其病多由焦思伤血,劳欲伤精。故前贤有主心、主肾之不同,其实心肾同经,水火互根,心病可以及肾,肾病亦可以及心,究以心火内炎者为多。以上皆血出清窍之大较也。若血从浊窍泄者,在前阴则有心与小肠之火,下传膀胱,溺时作痛,而为血淋;或肾阴亏损,虚热移于膀胱,溺时不痛,而为溺血;或女子脾不统摄,血出胞宫,淋漓不止,而为崩,点滴不断而为漏;在后阴则有血聚大肠,或随湿热下注,或为风火燥气所迫,以致先血后便而为近血者;又有中土虚寒,统摄失职,郁火内扰,暗伤血络,以致先便后血而为远血者。总之血出清窍,乃阳络偏伤,病从上现;血出浊窍,乃阴络偏伤,病从下现。血犹流水,窍犹沟渠,脏腑经脉,乃为源本。因其血出之窍道不同,则知其脏腑经脉之所属各异。其有同一窍道而来源不同者,又当于兼证察之也。大抵病因虽繁,要可以外感、内伤、偏阳、偏阴为辨。外感失血,暴而且暂,病愈即止;内伤失血,久而缠绵,愈多复发。偏阳者,血来势速,色鲜而质浓;偏阴者,血来势缓,色暗而质淡,此又无论其为外感、内伤也。更有因跌仆与劳力太过而患失血者,一因血停为瘀,气机不利;一因气分奔迫,血不归经。病属不内外因,虽与六气、情志之火无关,然其因血及气,因气及血,亦未尝有异也。

论　痨　损

痨者劳也,损者伤也。劳伤气血,以及于精,精血一本,与气互用,三者均赖五脏以藏,为立命之本,化生之源,宜养而不宜伤,宜藏而不宜泄。无如近世之人,不知持满,不时御神,以欲竭其精,以耗散其真,精气内夺,乃至极虚,根本既亏,病生五脏。故凡论痨损者,多从五脏立言,而以气血精虚为其主因。但书称积虚成损,积损成痨,仅虚损而未至于痨者固有之,痨则未有不兼具虚损之象者。是知痨损,虽同源于虚,同关五脏,而为病则有轻重先后之分也。盖肺主气,虚则气机宣降不利，而少气喘咳，久之气不布津，所合之皮毛失润，而皮聚毛落，则至于损矣。肝藏血，虚则空穴来风，风动气逆，而头目昏眩，呕逆胁痛，久之血枯不荣，所合之筋失养，而筋脉不能自收持，则至于损矣。脾主运输，虚则健运不良，而饮食无味，津气不能灌充，四肢倦怠，久之化机失职，饮食不为肌肤，而肌肉消瘦，则至于损矣。若夫怔忡、失眠、自汗，为心之虚；血脉虚少，不能荣养脏腑，为心之损。以心主血，为神明之主宰，血不养心，神气浮越，血虚之极，所合之脉必随之痿弱矣。盗汗、腰痛、遗精，为肾之虚；骨痿不能起于床，为肾之损。以肾藏精，为封蛰之本，阳不潜藏，玉关不固，精虚之极，所合之骨不能强实矣。虚损现状，果至于斯，亏已甚而证已深，转痨之机，指顾间事。然一证偏现，阴阳偏虚，或滋或温，尚能挽救。观《难经》所论"损其肺者，益其气；损其心者，调其营卫；损其脾者，调其饮食，适其寒温；损其肝者，缓其中；损其肾者，益其精"数语，则知其未尝无治法也。至其势将转痨，或面白无神，语言轻微，四肢乏力，溺清便溏，或面赤唇红，五心烦热，鼻燥咽干，溺短而赤，甚则迫血溢泄，吐衄便血，或寒热证象，错综杂出。倘脉未至细数，惟现微细，则正虚而邪未猖狂，惟现弦数不细，则邪盛而正虚未极。于此能辨其阴阳，及早图治，阴虚则保先天以救癸水，阳虚则扶后天而助化机，阴阳错杂，则以进退缓急而消息之。医者治适其宜，病者清心寡欲，尚可曲全于万一。苟稍涉因循，或治失其当，于肺则津枯叶焦，喘急气促，金碎不鸣，咳血声哑；于肝则木气暴逆，而恚怒呕血，木火炎灼，而颧红骨蒸；于脾则气不统摄，而唾血便血，或吐白沫，清阳下陷，而泄泻肉脱；若神志慌惚，谵妄失伦，乃心之神明混乱；大骨陷下，足心如烙，乃肾之精竭泉涸。凡此皆五痨之败证，非仅虚损可比，加之脉现细数，是真阴将竭，邪气有余。欲救其阴，则脾胃不胜其腻，饮食益减，泄泻益甚；欲救其阳，则精血不堪其耗，虚火愈炽，精血愈枯，虽卢扁复生，未如之何！所谓虚之不复则损，损之不复则痨，虚损可救，痨则难治也。其有虚损不必转痨，而亦足以致死者，则以过脾过胃，化源涸绝，精血无所自来，与痨症之泄泻食减，理出一致。特痨则脉必细数，虚损则脉虽微细而不数，以此辨耳。尤当辨者，世人每见吐血，即谓之痨，其实未必尽然，吐血之因甚繁，详前论《失血》篇中。大概血止仍咳者，成痨之渐；血止不咳者，则未必尽转成痨。且有血不外出，而痹于内，周身血闭不流，气之所过，血不为动，徒蒸为热，或盛于日晡，或盛于子午。始必干热，继俟热蒸气散，乃得微汗而热始衰，休作不已，精血日涸，皮鲜润泽。女子多因经闭而成，《金匮》所谓"内有干血，肌肤甲错"是也。若因血痹而生虫者，则又名传尸痨，以血痹不行，新血不生，所有之血，瘀积发热，热蒸腐化，虫得繁殖，食人神气，死后气散虫出，并能传人，乃痨证中之最可畏者，较之虚损，尤相径庭矣。

诊断治疗学讲义

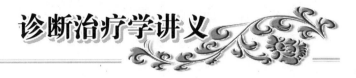

姚国美 著

姚荷生　协编

姚芷龄

唐海杰　整理

目　录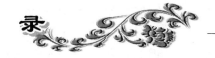

四诊总义

望、闻、问、切，名曰四诊。四诊并行，乃识病之要道。医家不能舍四诊以疗疾，犹工匠之不能舍规矩而成方圆。以邪之中人，有诸内者形诸外，医必察其外以诊其内，而后他人疾苦，乃可了悟于心。望、闻、问、切四端，即藉以察其外者也。形诸外者，云何？曰神色之荣枯，形状之动静也；曰声音之常变，语言之爽乱，呼吸之缓急、利与不利也。前者望以察之，后者闻以辨之，则气血之盛衰，病邪之所属，与夫轻重顺逆之机，皆可由此得。盖色乃气血之华，形乃气血之使，声音、呼吸乃气之所动，语言则神为之主宰，而心神又必赖血以养之。气血根于脏腑而充于所主，故形色、声音、语言、呼吸，亦与脏腑息息相应。举凡六气之偏，七情之感，莫不因所伤而害其气血，显于色而露于形，发于声音、语言、呼吸。特望、闻断病，辨及几微。医非神圣，恐难精确，且新病小病，神气未伤，则声不变，语不乱，呼吸亦无特殊。病未及脏，五色难分，邪气遏郁，色每不显。故诊断以望为尚，以闻为佐，尤必求之于问焉。古人之问法多矣，有主十问、十二问之不同。窃以病邪相袭，必有其处；病邪发作，必有其象与情；病邪来原，必有其因。病处既分，则所属可明；病象、病情既详，则邪气可辨；病因既得，则知所自来，明所自去。三诊备施，辨证斯确。然内脏有无变化，气血受害何若，三诊所断有无真假相反，又必取证于脉。脉乃血之隧道，气息应焉。气如橐龠，血如波澜，脉不自行，随气而动。六淫七情，既足使各脏之气变，即足使各脏之脉亦变。其所以独取寸口者，寸口乃肺之动脉，肺主气而为百脉之宗，五脏六腑之所终始，气血周流，平旦复会于肺，是寸口乃脉之大会。既可分部以候各脏，更可以象而辨诸邪，故切为四诊之一，而证脉尤当互参。明哲之士，不厌求详，四诊兼施，未可偏废。患病之人不明医理，或有疾不肯尽言，或欲试医者之术，首先伸手就诊。殊不知一脉所主，非止一病，一病所现，非止一脉，真假混似之间，毫厘千里，偶一不慎，其害曷可胜言？ 医者任司命之责，岂可不遵法度，惟以切脉知病，自诩技高耶？ 且轩岐、扁鹊，古圣人也，观其所著《内》《难》，反复辨论，备详证状。又曰假令得某脉，其外证作某状者为某病，无某状者非某病。洎乎仲师著《伤寒论》，亦多详证而略脉。然则不事望、闻、问以辨证，而徒以切脉自炫者，果能远过前人耶？ 爰将四诊要旨，汇集成篇，示学者以诊断之规矩准绳，庶几为救人命之慈航也。

望

察 神 色

面

色为气血之所荣，面为气血之所凑，气血变幻，色即应之。色之最著，莫显于面，故望诊首重察色，而察色尤必重乎面部也。《经》以五脏应五行而有五色，皆现于面。青为肝木，赤为心火，黄为脾土，白为肺金，黑为肾水。色者神之旗，脏者神之舍。色根于脏，贵乎有神，故宜光明润泽，不宜沉晦枯槁，宜隐然内含，不宜彰然外露。青如草兹，赤如衃血，黄如枳实，白如枯骨，黑如烟煤，五色之沉晦枯槁者也。青如翠羽，赤如鸡冠，黄如蟹腹，白如豕膏，黑如乌羽，五色之光明润泽者也。光明无形，属阳，主气；润泽有象，属阴，主血。沉晦则气失其光明，枯槁则血失其润泽。气血俱亡，谓之真脏，见则主死；气血俱存，有光有象，见则主生。所谓得神者昌，失神者亡。特一色独亢，五脏必有偏胜，偏则亢而彰露，仍属病色而非平色耳。若夫平人五脏既和，无论何脏色旺，必随气血而荣于面，又必禀胃气而出于皮毛之间。胃气色黄，皮毛色白，故五脏所生之色为胃气与皮毛之色所掩护。肝则如以缟裹绀，心则如以缟裹朱，脾则如以缟裹栝蒌实，肺则如以缟裹红，肾则如以缟裹紫。所谓如缟裹者，朦胧光泽，含而不露，必因五脏无偏，气血无乖，乃现此平人之色。此就五色而分平、病、死三种，以觇五脏之常变也。虽然病之最浅者，色每不变；最深者，始现五脏独亢之色。至于六气偏胜，仅足以害气血而未及脏者，则色变应邪未必尽应乎脏，此例十恒八九，不可不有以明之。外感之邪，寒色常滞，气血为之不布也；湿色常黄，气血为之化浊也；热、燥、火邪，其色常赤,气血熏蒸焦灼而然也;风则视所夹之寒热不同而为淡为赤,湿亦视其所夹之寒热不同而或明或晦。若内伤正虚之邪,其所显又略有异同,阳虚者,风则青白,寒则淡白,湿则萎黄;阴虚者,火热则颧赤,燥则色枯。至于色之由显而晦,或自浊转清,则知邪之由外入内,自里达表,进退之机,悉具于斯。是色之应邪、应脏,均如影之随形。特以病有浅深之殊,故所应亦各异耳。其有不可不辨者,寒邪外束,阳气不宣,面赤缘缘,怫郁不彻。与夫阴盛格阳,面赤足冷;热深厥深,面青唇红。久病反现浮光,乃神散之象;暴病即现晦滞,乃遏郁之征。此皆假象惑人,又当互参色证,而辨及几微者也。

耳、目、鼻、唇

耳、目、鼻、唇,同居于面,以其各有所主,故色有不现于面之全部,而独现于局部者。《经》云:耳为肾窍,目为肝窍,鼻为肺窍,口唇为脾窍。又云:心亦寄窍于耳,鼻之准头又属乎脾,唇更兼应乎胃,五脏之精华皆上注于目,两眦赤脉属心,白珠属肺,黑珠属肝,瞳神属肾,上下眼包属脾。黑珠、瞳神不易现色,色之最显,惟两眦、白珠、眼包三部。两眦㶿赤者,心火自炎也;白珠赤者,火刑肺也;眼包赤者,火犯脾也。青白二色现于白珠,乃肝肺阳虚,风寒内郁之象;黄色现于白珠,乃湿热弥漫,疸病已成之征;若白珠无光,滞如鱼目者,色现真脏,肺将绝矣。黑色则只能现于眼包,黄而黑者,或为水气上泛,或为劳伤精气,水气则黑而黄明,劳伤则黑而枯萎为可据辨。鼻虽属肺,而其现色多在鼻之准头,准头乃中土之部次,金、木、水、火之色,鲜不归乎中土?故《金匮》独详鼻头之色,其色青者,木来克土,主腹中急痛;色黑者,水犯土位,主有水气;黄而色萎,乃土不生津而致便难;黄而鲜明,乃土不布津而致留饮;亡血则色白不荣,虚寒则白而苦冷;肺胃风热,色每现赤。肺胃阳毒,鼻孔黑如焦煤;其有鼻孔黑而冷滑者,则肺脾阳绝之征也。唇为肌肉之本,为脾之华,阳明胃经夹口环唇,故其现色与鼻头所主略有异同,青色主寒,甚则青紫,以寒则凝闭,气血因之不活;赤为胃热,甚则赤肿,以热主丰隆,气血因之壅满;若赤而兼紫,亦火热之甚,但火热则紫而鲜明,不似寒甚之紫而暗滞。苟脾经气血不足,色必淡白,色无血不荣,故亡血家多现之。津气不充,色多萎黄,色无津不泽,故病后津气未复者多现之。若夫红而润泽,焦而青黑,则又吉凶之现于此辨焉。至于耳则关乎心肾,心主血,肾藏精,色之荣枯,系乎精血之盛衰,故惟红润光彩者吉,余则薄而白、薄而青、薄而黑、甚或色如焦炭,皆主肾败,所应之脏较深,则所主之病亦较重也。综上以观,耳、目、鼻、唇虽为面之局部,但一脏之邪气偏胜,气血盛衰,皆可于此验之。然则局部之色,不亦医之所宜注意者乎?

舌

察舌之色,当分舌质、舌苔两大端,质乃舌之本体,苔即蕴载其上。无病之人,舌质红润,上布薄苔,以舌为心苗,心属火,火色本红,苔为胃气所现,犹草随地气而生也。若质色不正,或裸而无苔,或蒙苔过厚,皆属病征。大抵无苔色变,关乎五脏;有苔色变,关乎六气。以舌本心系,循喉而上,喉为肺之门户,肺主气,无处不达,而肝、脾、肾之脉又皆络之,故五脏之精气,皆能上充。病则各现其色,如肝色青,风木内动也;心色赤,火气内炎也;肺色淡白,乃气虚而血不荣;肾则紫暗如腰子色,近于黑矣;黄主湿热,多从气分外现,脾为阴土,鲜令舌黄,此仅就舌质而言也。苔虽出于胃气,但胃为中土,主后天脏腑之所禀,邪气之所归,故病则亦可藉胃气而使苔色不同。白多主寒,黄多主热,灰主湿邪内蕴,绛主火热伤营。风、燥则视其所夹为寒为热而或白或黄,其所以与寒热不同者,风必较浮较青,而燥必兼干涩。足征舌之应病,如影随形。质所以占气血之盛衰,苔可以验邪气之深浅,其有邪正相混内外夹杂者,观其苔更察其质,病无遁情矣。前贤谓四诊以望为先,而望以辨舌为要,以其根于至深,发于最著,内外相应,转变甚速,最显而最可凭也。是以绘图立说,多至百余种。夹杂变化,分析未尝不详。特初学目眩神迷,不免望洋兴叹。况夹杂者不外五色混见,变化者不难常理推求,所谓知其要者一言而终,不知其要流散无穷。故特力求简明,期切实用,舌质之色,无多变化,略见本篇,无庸赘述。惟六气每易相夹,外内每易相兼,苔色之变,犹有不容已于言者。兹仅摘其简要,就白、黄、黑、绛四纲分列于后,灰色不另立纲者,则以湿必兼夹他气,可并于四纲之内也。学者果能守常达变,未尝不可以隅反焉。

白色:白候表寒。与立秋后天气渐寒露结为霜理出一致。白而薄者,为寒之轻;白而厚者,为寒之重。白滑主湿痰;灰白主寒湿;白如积粉乃瘟疫秽浊满布之征。白而干燥,乃津伤邪仍不解之候,亦有阳虚不能化津上润而现此苔者,但虽干不渴,与津伤之口渴不同。此白苔主病兼化之大概也。

黄色:黄候里热,如物被火熏灼,其色必黄。伤寒初病,无此苔色,必表邪不解,转属阳明。太阳证罢,由白而黄,或胃热自盛而现纯黄。黄而淡者热轻,黄而深者热重。黄而厚腻,乃湿热两盛,互相蒸变。黄而粗糙,是热甚灼津,势将化燥。若浮黄之色,其热尚在气分;黄如酱,或如沉香色,或焦干而起芒刺,均主阳明胃实,燥火劫阴,又不仅属乎热也。

黑色:黑为水色,木被火焚成炭亦黑,故黑色之苔,其中大有阴阳之分。如肾水上凌,来克心火,此黑因阴盛而现也;心火偏亢,火极似水,此黑因阳盛而现也。阳盛者无水,物焦则黑;阴盛者无火,真脏色现,势所宜然。亦有湿痰浊秽,凝聚中宫而现灰黑;阳明燥极,津液大伤而现焦黑者,则水流湿,火就燥,故其色相类也。足见黑色苔垢,不独属乎心肾水火偏亢,且与脾胃之燥湿偏胜有关。大抵阳盛之黑如烟煤,甚则起刺;阴盛之黑如淡墨,甚则起芒。湿热上腾者,黑而滑厚;燥火熏灼者,黑而干裂。属心则舌质或红或赤,属肾则舌质或淡或紫。胃之焦黑多从黄厚而转,脾之灰黑则或从白滑或从微黄而现。阴阳偏虚者,黑从舌根而起,治宜壮水以制阳光,或益火以消阴翳。燥湿偏胜者,往往现于舌之中心,治宜泻阳以救津阴,或温中以化湿浊。证象、治法不容少混如此,苟辨之不明,死生反掌,能不慎乎?

绛色:舌之深红者曰绛,乃热入营血之色也。热有虚实与属心、属胃、属肾之殊,故其绛色亦分部位而异。舌尖之绛为心火自炎,舌心之绛为胃火劫阴,舌根之绛为肾火熏灼,以舌尖属心,舌中属胃,少阴肾脉络于舌本也。大抵绛而润者为虚热,绛而干者为实热。但热有从卫气转入营血者,其绛有苔而滑,以热虽深入,而气分之邪尚未尽也。有热因阴虚而现,热愈盛而阴愈伤者,心阴伤则绛而鲜明,胃阴伤则绛而干裂,肾阴伤则绛而枯萎。三者若亏损已极,则光如镜面,果至于斯,多主不治。更有湿痰壅闭,热不得泄而逆传心包者,其绛望之若干,扪之原有津液;甚或舌上有苔而舌底绛赤,此均邪热虽在血分,兼有湿浊不化,法宜清透,与上述热甚灼液、阴虚生热而绛者，又未可同语。总之，绛为火色，润泽之绛，水尚未竭，病犹可治；焦枯光亮之绛，真阴已涸，病主危险也。

以上仅就外内六气而分言舌色之大概也。至于六气相夹，外内相兼，邪气遏郁，舌色亦混。如寒痰闭火，则苔白滑而尖有红点，以尖为心之分野，气分有邪而火郁心包也；寒湿郁热，则舌中心或灰或黄，而舌之四旁反现白滑，以舌心属胃，四旁属脾，胃热内蒸，而脾之寒湿未尽除也。寒伏燥气，则前半薄白而后半粗糙，以前半主上焦，后半主中下，燥伏中下而上焦之寒邪未解也。更有舌苔满布而一处独光绛者，则视其所现之处，知为何部阴伤，更察其所现何苔，以辨所夹何邪。此中变化，但可略示端倪，非数语之所能罄也。若欲扼其要领，则明为阳色，晦为阴色；浓主有余，淡主不足；有根而不易净者曰苔，无根而拭之即去者曰垢；苔为邪气内结，垢为浊气所聚；厚者重而薄者轻；松透者胃气尚疏，紧密者胃气遏郁，总不外从舌质之色与舌之苔垢辨之耳。

二便

《经》云：浊阴走下窍。下窍者，前后二阴是也。水之浊者，从膀胱泄于前阴而为小便；谷之浊者，从大肠出于后阴而为大便。膀胱乃州都之官，主藏津液，气化而后能出。大肠乃传导之官，主行糟粕，变化而后能出。其所以能化、能出者，又必全赖乎气。苟外内失调，六气偏胜，邪之最浅者，固多二便如常，稍深则足以变其气而二便之色亦变，察其色即知其六气之所属与病邪之浅深，故亦为望诊之必要者。如小便色黄，主有热也。寒郁化热、湿邪遏热，其色亦黄，但寒郁者黄而畅利，湿遏者黄而混浊，与实热之黄色明而短者不同。亦有五苓散证，溺或微黄不利者，则又当从溺时热与不热辨之。小便色白，主有寒也。寒湿、寒滞，其色亦白，但寒湿则白而混浊，寒滞则溺后如米泔，与寒邪之但见清白者不同。亦有阳气式微、津虚无热而白者，又可从不禁、短少二端辨之。若青白而频数，乃风寒传入膀胱，寒则不化，风则疏泄使然也。赤为火色，火在气分，每多短赤癃闭；兼犯血分，每多短赤溲血。若短赤而涩，则又津液受伤，燥火消灼之象。黑、蓝二色，皆不常见。必也肾阴将败，溺乃酱黑，上浮膏油。肾虚肝寒，溺乃转蓝，较青为甚。尝见服固脂而溺蓝者，事则有之，理则未明，见此色者，必当审问乃不致混。此察小便之色之大概也。至于大便，则察色当兼辨其为结为泄。结者燥化太过而偏热，泄者燥化不及而见湿，是故无论何色，结则多关乎燥，泄则必关乎湿。如青而结，风夹燥也；青而泄，风夹湿也。老黄而结，燥热偏亢；酱黄而泄，湿热内蕴。黑之结如羊屎者，燥极劫阴之象；泄如屋漏水者，久痢肾败之征。焦黄则色近于赤，结为燥盛化火，泄为湿夹热毒。惟淡白有泄而少结，以阴寒夹湿较易，难同燥化。下利清谷者，每多现之。《经》所谓"澄澈清冷，皆属于寒"者是也。夫二便皆由气化而出，和气之化，自不待言，兹所论者，病气之化，各呈变态，则必详分五色，兼察其长、短、结、泄以辨之。

❧ 察 形 状 ❧

色者，气之华；形者，气之使。病气之变，不仅神色失常，形状亦随之以异。《经》云：五脏不安，必审五脏之病形，以知其气之虚实。足征望诊探病，察神色之外，必更察及形状也。所谓形状者，躯体之现象属之，动静之情态亦属之。以病气变幻，或着于有形，或扰于无形。着于有形者，必现象于躯体；扰于无形者，必表情于动静。但病有万变，形状之殊，岂能尽述？必就六气之特征，脏气之所主以推求之，而后定例可得，万变可穷。例如风则筋急，卒倒、痉、瘛、角弓反张均属之。又风主动摇，四肢抽掣、口眼㖞僻、头摇、弄舌、目睛窜视或目闭不张，张则眩晕均属之，《经》所谓"诸风掉眩，诸暴强直，皆属于风"是也。热则丰隆而性急迫，腹满胀急，按之如鼓，胸高气粗，膨膨若不能容者均属之。又热则熏蒸而致混乱，目中不了了，睛不和者均属之，《经》所谓"诸热瞀瘛，诸腹胀大，皆属于热"是也。湿则壅滞，证多肢体肿满，目下如卧蚕状。燥则枯萎，证多皮肤皲揭，鼻干唇裂。《经》所谓"诸湿肿满"，又云"诸燥枯涸"是也。寒主凝敛，证多项强拘挛，《经》所谓"诸寒收引"是也。火性炎灼，证多疮疡斑疹，《经》所谓"诸疮肿痛，皆属于火"是也。但血虚亦有拘挛，不似寒之疼痛。阴盛亦间现斑，不似火之焮赤为可据辨。此就六气而言躯体之现象也。肝主筋，虚则筋脉不能自收持，膝部不能屈伸，行则偻附，绝则或筋弛而眼合，或筋急而唇反，舌卷囊缩。心主血脉，虚则脉痿，抠折不能提挈,胫纵不能任地,绝则血液将枯,发直如妆。肺主气,虚则气不布津,皮聚毛落,肺失气充,胸陷背曲,绝则阳气浮散,鼻鼾鼻煽,喘汗不收。脾主四肢,眼皮亦其所司,虚则脾困眼息,四肢倦怠;绝则手撒而大肉尽脱。肾主骨,而为元阴元阳之根,虚则骨痿不能久立,行则振掉,腰软而不能转摇,绝则天柱无力而头倾视身。元阳败则汗如贯珠,元阴败则目睛直视,耳轮焦缩,齿长而垢。此就五脏而言躯体之现象也。至于动静之情状,风则汗出恶风,毛耸洒淅,疏泄而气不密也。湿则精神疲倦,身重行迟,性缓而气机滞也。燥则登高弃衣,谵妄失伦,胃实而气暴也。火则狂越瞀乱,烦躁不宁,扰乱而神不藏也。寒主气凝,故无汗恶寒,甚则寒慄鼓颔,无热蜷卧,欲得被覆向火。热盛气亢,故蒸蒸发热,甚则扬手掷足,不欲近衣,反覆颠倒,神亦不安。偏寒属阴,卧喜向里;偏热属阳,卧喜向外。然有身大寒,反不欲近衣,乃外寒内热也。身大热,反欲得近衣,乃外热里寒也。阴盛格阳,反裸体欲坐井中,但饮水不欲咽;阳极似阴,反恶阳光,独闭户塞牖而处。此中疑似,当从同中之异,兼察色脉以辨之。若循衣摸床,两手撮空如理线状者,乃肝阴将竭,神去而魂乱也。百合病如有神灵,为肺之魄神不藏。太阴病终日寂寂,为脾之阳气不振。心气虚者,又手自冒心;心血虚者,烦躁失眠。肾阳虚则但欲寐,肾阴虚则手足躁扰。更有病因七情内扰五脏,神志致失常态,如肺之悲伤欲哭,肝之暴怒呕逆,心之狂笑不休,脾之忧思沉寂,肾之惕惕如人将捕之状。以上皆动静之情态现于六气五脏各有不同,综而论之,形状虽繁,要不外乎虚实两端,形状强实者,病多有余,形状虚怯者,病多不足,更能视其特征,察其所主,则六气五脏之所属,不难望而得之矣。

闻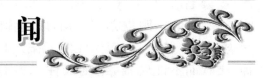

　　闻者,闻其声音以察病也。声音为气所发,气之宣于喉、舌、口、鼻之间,或为呼吸,或为呻吟,或为语言,莫不有声可辨,有音可察,故声音为呼吸、呻吟、语言之本,而气又为声音之本。气根于脏,五脏各有气,故亦各有所主之声音。脾在音为宫,在声为歌;肺在音为商,在声为哭;肝在音为角,在声为呼;心在音为徵,在声为笑;肾在音为羽,在声为呻。声随音发,颇易置辨,音出几微,从何辨之乎?盖宫发于喉,其舌居中,声大而和;商发于腭,其口外张,声轻而劲;角发于舌,其舌缩却,声调而直;徵发于齿,其舌舐齿,声软而长;羽发于唇,唇口撮聚,声清而沉。凡音之动也,声即应之,脏气安畅,发皆中节,声音自和;一脏不调,声音辄随之变。譬之笙簧何音不协,即知坏在何孔,与《内经》以五音、五声辨病知在何脏理出一致。虽病较浅者未必涉及五脏,而病气之变声音亦或不同,有未可一概言之者,爰就呼吸、呻吟、语言之三纲,略加分释,以为临证之一助云。

呼　吸

　　气出入于喉鼻间者,谓之呼吸。出为呼,入为吸,一呼一吸,合为一息。心肺主呼,肝肾主吸,呼吸出入之中,又属脾胃主之,故其息或长而徐,或短而促,均足以占五脏之盛衰,病气之虚实。如息高者,心肺之气有余;吸弱者,肝肾之气不足;少气不足以息者,主中气虚馁;短气而息不利者,主中焦邪实;起居如故而息有音者,乃肺之络脉气逆;不得卧而息有音者,乃阳明之燥热上壅。呼气不利,每变为喘,喘而声高气粗者,实热为多;喘而声低息短者,虚寒为多。吸气不利,每变为呃,呃属火热,其声响亮;呃属寒水,其声重浊。若久病之喘呃,则多主虚脱败绝,元气之不藏,非邪气相搏之比。更有鼻塞喷嚏,兼流清涕者，乃风寒外束之象；鼻鸣而干兼流浊涕者，乃风热壅闭之征。鼻为呼吸之门户，故病虽轻浅，亦足以致呼吸不利也。

呻　吟

呻吟为身有痛楚而发，闻其声兼察其象，则知其痛之所在。如攒眉呻吟，苦头痛也；摇头而呻，以手扪腮，多齿痛也；喊叫以手按心，胸脘痛也；呻吟不能转摇，腰脊痛也；呻吟不能起立或行迟者，腰脚痛也。诊时噫气或叹息者，主忧思郁结也；纽而呻者，主腹痛也。声高而急者多有余，声低而徐者多不足。无论其痛在何处，皆可分别辨之。

语　言

语言藉声音以达，而主辨别者又属心神。舌为心苗，心欲言而舌动音出，语自成章。设或精神内夺，或热乱神明，则语无伦次；邪气偏亢，或正气不足，则语声失常，故闻其语言，可以辨病之内外虚实。出言壮厉，先重后轻者，属外感；出言懒怯，先轻后重者，属内伤。骂詈不避亲疏，主阳明燥结；语言迟涩，主厥阴风痰；喜言食者，胃火偏亢；声如从瓮中出者，中焦有湿。以上均属邪实。言而微，终日乃复言者，主精气内夺；自言死者，主元气空虚；言家私者，忧虑必多；言负德者，肝郁易怒。以上均属正虚。考《金匮》又有"语声寂寂然喜惊呼者，为骨节间病；语声喑喑然不彻者，为心膈间病；语声啾啾然细而长者，为头中病"，此又以语声而分下、中、上三焦。要之声高者气盛，声低者气衰。故同一语言错乱，又有谵语、郑声之辨也。

问

　　病有自觉、他觉两端,他觉之病,可凭望、闻、切脉而知;自觉之病,必据病者自述而得。疾痛疴痒之切于身,他人之观察而知者,终不如自言之为切。特以病人有应言不言,或言而失当,故又必赖医者之善问。《经》云:临病人问所便,喻氏更著为《医律》,是问为察病之要道,不待言矣。虽然病有万变,问非一端,苟毛举细故,漫无归宿,虽答问终日,莫知要领,必也循其所告,以类推求,择其关键,问所当问。如病者以寒热、头痛告,知其病属于表,即当问其有汗、无汗,无汗则为表实,有汗则为表虚。是医者得病于斯须,而病者不致厌其烦,斯为善问矣。昔贤论此有主十问与十二问之不同,未尝不具深意,惟提纲不足以概万病,难以统示问范。窃师其意,列为病处、病象、病情、病因四大端,似较浑括。病处者,部位之所属也;病象者,证状之所显也;病情乃喜恶之不同;病因乃受邪之所自。盖人身部位,各有所主,病邪中人,必有所着之处。如风中太阳,头痛连项;风袭厥阴,痛在巅顶。因其所着不同,则知其脏腑、经脉之所属各异,病处之宜问有如此者。气血安和,阴平阳秘,现状自得其常,喜恶自得其正。病邪扰人,必有所偏,如脾胃偏寒,腹痛吐泻;脾胃偏热,腹胀烦渴。病情则偏热者喜冷恶热,偏寒者喜热恶冷。其所喜者,必其所不足也;所恶者,必其所有余也。因其现状喜恶之殊,则知其邪正虚实之辨,病象、病情之宜问有如此者。无病之人,脏气充实,腠理固密,病邪虽厉,无隙可乘。其所以能侵犯者,或因腠理空疏,病从外受,或因脏气不调,病从内萌,或为饮食、汤火、金刃、虫兽所伤,病从不内外得。询知其因于外者,宜治其标;因于内者,宜治其本;因于不内外者,则随其所受,分别缓急而治之。知所自来,明所自去,病因之宜问有如此者。以上仅就四端各举一例以为证明,其实凡属病证,莫不统此,善问者以类推之,自能曲尽其变。谨录昔贤十问,附于篇后,藉以参稽。且十问之中，头身与胸，即病处之一端也；寒热、汗、便，即病象之一端也；饮食与渴，病情最显；旧病、经期，病因所系。录其原文而师其意，未始非问诊之一助也。

附录十问 本《景岳全书》张心在增减之

一问寒热二问汗问其寒热多寡，以审阴阳，细辨真假。问汗之有无以辨风寒，以辨虚实。三问头身四问便问其头痛为邪甚，不痛为正虚。暴眩为风火与痰，渐眩为上虚气陷。问其身之部位以审经络，亦以一身重痛为邪甚，软弱为正虚。问其小便红白、多少，大便秘、溏、清谷、清水，以辨寒热虚实。五问饮食六问胸问饮食以察其胃气之强弱。问胸者，赅胃口而言也。浊气上干，则胸满，痛为结胸，不痛而胀连心下为痞气。七聋八渴俱当辨问聋者，伤寒以辨其在少阳与厥阴，杂病以聋为重，不聋为轻也；问渴者，以寒热虚实俱有渴，大抵以口中利索，水不欲饮者为寒，口中热引饮不休者为热，大渴谵语，不大便者为实，时欲饮水，饮亦不多，二便通利者为虚。九问旧病十问因问旧病以知其有风痰与否，问其致病之因以为用药之准。再兼服药参机变表里、寒热、补泻之中自有神机变化之妙。妇人尤必问经期，迟速闭崩皆可见妇人以经为主，问其有无迟速，以探病情兼察有孕与否。再添片语小儿科，天花痘疹全占验小儿欲作痘疹，与外感均宜细辨。

切

　　病之显于色者，望而知之，发于声者，闻而知之，现于证者，问而知之，惟变于脉，则必有赖于切。切虽居四诊之末，然病势之浅深，邪正之盛衰，均可验之。以脉乃血之隧道，气息应焉。脉不自行，随气而动，气血异体，得脉而后偕行，是脉与气血息息相关，而气血又必内根外达。无病之人，脏腑安和，气血充畅，脉自和缓，医者切之，但觉不浮不沉，不疾不徐，来去从容，软滑流利，呼吸定息，脉来五至，是谓有胃气之平脉。若病邪扰及气血，则脉亦随之变幻，更视其所扰之脏不同，而脉变之部位亦异。古人遍诊求之，即探其病邪之所侵袭也。今乃独取寸口者何？以寸口为脉之大会，虽属肺之动脉，而各脏之气血实终始于此，故各脏有病亦能分部以候之。《难经》分部以掌后高骨定为关部，从关上至鱼际为寸，下至尺泽为尺，左右三部各配脏腑。《经》云：上部法天，主胸以上至头之有疾也；中部法人，主膈以下至脐之有疾也；下部法地，主脐以下至足之有疾也。本乎天者亲上，本乎地者亲下，各从其类，理所宜然。是以寸脉居上，左应心而右应肺；关脉居中，左应肝而右应脾；尺脉居下，左应肾而右应命门。其分左右者，天一生水，宜配在左，火为地二，宜配在右。水生木，木生火，故心、肝、肾均位于左；火生土，土生金，故脾、肺、命门均位于右。腑则各从其脏以配次之，小肠为心之腑，膻中即心包络，均配左寸；大肠为肺之腑，胸中为肺之宫城，均配右寸；胆从肝配在左关，胃从脾配在右关；膀胱从肾配在左尺，三焦根于肾系，从命门配在右尺。然小肠有时亦诊于左尺，大肠有时亦诊于右尺者，以腑病或受于脏，或由自招。受于脏者，如心移热于小肠，肺移热于大肠之类，其脉自应于寸；由自招者，本腑之气偏亢，病在下焦，非由上焦传来，其脉则应于尺。是两腑配于寸者，以病机之表里相通；配于尺者，以其所居在下。昔贤论此，言人人殊，今遵唐氏之说，既不违脏腑相从之义，亦不背亲上亲下之理。证之事实，例所恒有，足征取脉虽在寸口，而脏腑无不备应，越人立法之精，宜乎后人宗之矣。以上仅就脉之原理、部次而言其大概。至于切脉之法，则男先左而女先右，令仰其掌，医者以左切右，以右切左，必先以中指从高骨对面定得关位，却下前后二指，身长者下指宜疏，身短者下指宜密。初则同以三指轻着皮肤，以候浮部，谓之曰举；次则稍按，不轻不重，委曲求之，以候中部，谓之曰寻；次则重按取之，以候沉部，谓之曰按，此所以察其大纲，而后逐指单按，更分别候其浮、中、沉以消息之，察知何部有异，便属何脏有病，三部九候，即此之谓。三指齐按，固不若独指之无牵带而别有低昂也。虽然方寸之地，微末之动，而欲以此明万病，果何道以致之乎？必也虚静凝神，先调己息，且必以指目按其脉脊。指目云者，乃指端稜起如线状之地，感觉最灵之处，以此切脉，而后跃然指下，了然胸中，如目之视物，妍媸必辨，古称诊脉为"看脉"。《经》称"持脉有道，虚静为保"，良有以也。否则三指一按，虚应故事，指下已自模糊，尚何从知其病之所属哉？切法之不可不明，关系如此。尤有进者，切法既详，固可因切知脉，然必更明脉之种类，乃能察脉穷病。夫脉之种类多矣，有平脉、病脉两大端。平脉分四时、五脏、老少、男女，病脉亦分二十八种之多。本篇论病，平脉姑且从略，病脉惟何絜其纲领？曰浮、沉、迟、数而已。以病虽千变，不出表里、寒热、虚实。切脉者，浮以候表，沉以候里，迟以候寒，数以候热，四者有力为实，无力为虚。余则如洪、虚、散、芤、濡、微、革七脉，均从浮以得之，主病虽各不同，未尝不可统之于浮也。伏、牢、实、弱、细则统于沉。缓、涩、结、代则统于迟。滑、紧、促、动、疾则统于数。惟长、短、弦三脉，既不专属浮沉之脉候，亦不专属迟数之脉息。更有孕妇、婴儿之脉，有其象而非其病；以及绝脉之垂危，怪脉之乖乱，均非常例，未可统属四纲，故另详之。且四纲之中，亦有常变之殊，如浮虽属表，但阴虚血少，中气亏损者，亦必浮而无力；沉虽属里，但表邪初感之深者，寒束皮肤，脉不能达，亦必沉紧；数虽为热，然亦有病愈虚而数愈甚者；迟虽为寒，然亦有里热结实而迟有力者，皆不可以概论。又凡真寒假热，真热假寒，大虚似实，大实似虚，脉证相悖者，即当辨其同中之异，此处一差，生死反掌。若徒拘于"有是脉即有是病"之常理,草草立方,号称知脉,其实较之不知脉者,厥敝尤甚。故医者先须理会脉之大纲,又必洞明常变,切脉一道,亦云难矣。每见精斯道者,平病吉凶,莫不凭脉立断,曾不少觉其难,他人视之,以为神乎其技,其实不外从胃气之多少存亡,脉之有根无根以断之。盖根乃先天之所系,有根之脉,浮寸虽无,沉尺不散。病邪虽重,而其先天之根尚未败绝,犹树之枝叶虽伤,根蒂未坏,尚可望有生机,如是者吉,反是者凶。胃气为后天之所本,赖以资生,胃气充实,脉自和缓而为平人,胃气少者,病脉以呈,胃气全无,真脏脉现,各脏无所禀受,脉亦无自而生,不死何待? 至若病邪夹杂,数脉相兼而互见者,则合而断之。果能如是推求,平、病、吉、凶,有不了如指掌者乎? 窃观刘以仁先生所编《脉法条辨》一书,脉状主兼,分析简明,常、变、吉、凶,亦皆略具,故录其原文于后,俾学者于此求之,庶几切诊之道,于斯备矣。

诸 脉 提 纲

浮、沉、迟、数,四字提纲,余脉廿一,纲下分详。洪、虚、散、芤、濡、微与革七般脉形,浮候可得;沉统伏、牢、实、弱与细;迟统缓、涩、结、代同至;数统滑、紧、促、动与疾。四脉立纲,条缕斯晰。外有三脉,长、短与弦,纲领脉内,随处详勘。

浮脉揭领

浮脉法天,轻手可得,泛泛在上,如水漂木。有力洪大,来盛去悠;无力虚大,迟而且柔;虚极则散,涣漫不收;有边无中,其名为芤;浮小为濡,绵浮水面;濡甚则微,不任寻按;更有革脉,芤弦合看。

沉脉揭领

沉脉法地,如水投石。沉极为伏,推筋着骨。有力为牢,大而弦长;牢甚则实,幅幅而强;无力为弱,柔小如绵;细直而软,如蛛丝然。

迟脉揭领

迟脉属阴,一息三至。缓脉和匀,春柳相似;迟细为涩,往来极滞;结则来缓,止而复来;代亦来缓,止数不乖。

数脉揭领

数脉属阳,一息六至。往来流利,滑脉可识;有力为紧,切绳极似;数时一止,其名为促;数如豆粒,动脉无惑;外有疾脉,七至八至;脉号离经,例在不治。

按:以上四脉乃李君仕材所撰。以浮、沉、迟、数揭领,而分统二十一脉于领下,头绪秩然。至长、短、弦三脉,未便分寄,则另录附纲领诸脉后焉,次序如下。

浮脉　统洪、虚、散、芤、濡、微、革七脉

体象　浮在皮毛,如水漂木,举之有余,按之不足。

主病　浮脉为阳,其病在表。寸浮伤风,头痛鼻塞。左关浮者,风在中焦;右关浮者,风痰在膈。尺部得之,下焦风客,小便不利,大便闭结。

兼脉　无力表虚,有力表实。浮紧风寒,浮迟风湿,浮缓中风,浮数风热,浮涩血伤,浮芤失血,浮滑风痰,浮洪热极,浮虚暑惫,浮濡气歉,浮弦风饮,浮散虚竭。

洪　脉

体象　洪脉即大,状如洪水,来盛去衰,滔滔满指。

主病　洪为盛满,气壅火亢。左寸洪大,心烦舌破;右寸洪大,胸满气逆。左关见洪,肝木太过;右关见洪,脾土胀热。左尺洪兮,水枯便难;右尺洪兮,龙火燔灼。

虚　脉

体象　虚合四形,浮大迟软,及乎寻按,几不可见。

主病　虚主不足,又主伤暑。左寸心亏,惊悸怔忡;右寸肺亏,自汗气怯。左关肝伤,血不营筋;右关脾寒,食不消化。左尺水衰,腰膝

痿痹;右尺火衰,寒疝蜂起。

散　脉

　　体象　散脉浮乱,有表无里,中候见空,按之绝矣。
　　主病　散脉本伤,见则危殆。左寸之散,怔忡不寐;右寸之散,自汗淋漓。左关之散,当有溢饮;右关之散,脾满蛊疾。居于左尺,北方水竭;居于右尺,阳消命绝。

芤　脉

　　体象　芤脉大软,旁有中空,浮沉可得,状若慈葱。
　　主病　芤主失血,三部不同。左寸之芤,心血不足;右寸之芤,肺病吐衄。左关之芤,肝血不藏;右关之芤,肠胃痈疡。左尺芤者,溺血崩漏;右尺芤者,便血常觏。

濡　脉

　　体象　濡脉细软,按之不得,如水上沤,如水中帛。
　　主病　濡主阴虚,髓绝精伤。左寸见濡,健忘惊悸;右寸见濡,肺虚自汗。左关逢之,血不营筋;右关逢之,脾气湿浸。左尺得之,精血枯竭;右尺得之,真火败绝。

微　脉

　　体象　微脉无力,细软有别,似有似无,欲绝不绝。
　　主病　微脉模糊,气血大衰。左寸惊悸,右寸气促。左关寒挛,右关胃冷。左尺得微,髓绝精枯;右尺得微,阳衰命绝。

革　脉

　　体象　革大弦急,浮取即得,按之乃空,浑如鼓革。

主病　革主表寒,亦主中虚。左寸之革,血虚心痛;右寸之革,金衰气壅。左关遇之,疝瘕为祟;右关遇之,土虚为痛。左尺诊革,精空可必;右尺诊革,殒命为忧。女人得之,半产漏下。

沉脉　统伏、牢、实、弱、细五脉

体象　沉行筋骨,如水投石,按之有余,举之不足。

主病　沉脉为阴,其病在里。寸沉气短,胃痛引胁,或为痰饮,或水与血。关主中寒,因而痛结,或为满闷,吞酸筋急。尺主背痛,亦主腰膝,阴下湿痒,淋浊痢泄。

兼脉　无力里虚,有力里实。沉迟痼冷,沉数内热,沉滑痰饮,沉涩血结,沉弱虚衰,沉牢坚积,沉紧冷痛,沉缓寒湿。

伏　脉

体象　伏为隐伏,更下于沉,推筋着骨,始得其形。

主病　伏脉为阴,受病入深。伏犯左寸,血郁之症;伏犯右寸,气郁之疴。左关值伏,肝血在腋;右关值伏,寒凝水谷。左尺伏见,疝瘕可验;右尺伏见,少火消散。

牢　脉

体象　牢在沉兮,大而弦实,浮中二候,了不可得。

主病　牢主坚积,病在乎内。左寸之牢,伏梁为病;右寸之牢,息贲可定。左关见牢,肝家血积;右关见牢,阴寒癥瘕。左尺牢形,奔豚为患;右尺牢形,疝瘕痛甚。

实　脉

体象　实而有力,长大而坚,应指愊愊,三候皆然。

主病　血实脉实,火热壅结。左寸心病,舌强气涌;右寸肺病,呕逆咽疼。左关见实,肝火胁痛;右关见实,中满气疼。左尺见之,便闭腹痛;右尺见之,相火亢逆。

兼脉　实而且紧,寒积稽留;实而且滑,痰凝为祟。

弱　脉

体象　弱脉极软,按之无力,浮取不见,沉取乃得。

主病　弱为阳陷,真气衰弱。左寸心虚,惊悸健忘;右寸肺虚,自汗少气。左关木枯,筋胁之病;右关土寒,水谷之疴。左尺弱形,瘟冷可征;右尺弱见,阳陷可验。

细　脉

体象　细直而软,累累萦萦,状如丝线,较显于微。

主病　细主气衰,诸虚劳损。细居左寸,心神不寐;细居右寸,呕逆气怯。细入左关,肝阴气竭;细入右关,膈间为殃。左尺若细,泻痢遗精;右尺若细,下元冷惫。

迟脉　统缓、涩、结、代四脉

体象　迟脉为阴,象为不及,往来迟慢,三至一息。

主病　迟脉主脏,其病为寒。寸迟上寒,心痛气凝;关主中寒,瘕结挛筋;尺迟火衰,溲便不禁,或病腰足,疝痛牵阴。

兼脉　有力积冷,无力虚寒。浮迟表寒,沉迟里寒,迟涩血少,迟缓寒湿,迟滑胀满,迟微虚极。

缓　脉

体象　缓脉四至,往来和匀,微风轻飐,杨柳初春。

主病　缓为胃气,不主于病,取其兼见,方可断症。浮缓伤风,沉缓寒湿,缓大风虚,缓细风痹,缓涩脾薄,缓弱气虚。左寸浮缓,风邪所居;右寸涩缓,太阴少气。左关浮缓,肝风内鼓;右关沉缓,土弱湿侵。左尺缓涩,精宫不及;右尺缓细,真阳衰极。

涩　脉

体象　涩脉蹇滞，如刀刮竹，迟细而短，三象俱足。

主病　涩为血少，亦主精伤。寸涩心痛，或为怔忡；关涩阴虚，因而中热；右关土虚，左关胁胀；尺涩遗淋，血痢可决。

兼脉　涩而兼大，为有实热；涩而虚软，虚火炎灼。

结　脉

体象　结为凝结，缓时一止，徐行而怠，颇得其旨。

主病　结属阴寒，亦主凝积。左寸心寒，疼痛可决；右寸肺虚，气寒凝结。左关结见，疝瘕必现；右关结见，痰滞食停。左尺结兮，痿痹之疴；右尺见之，阴寒为病。

代　脉

体象　代为禅代，止有常数，不能自还，良久复动。

主病　代主脏衰，危恶之候。脾土败坏，吐痢为咎，中寒不食，腹痛难救。两动一止，三四日死；四动一止，六七日死；次第推求，不失经旨。

数脉　统滑、紧、促、动、疾五脉

体象　数脉属阳，象为太过，一息六至，往来越度。

主病　数脉主腑，其病为热。寸数喘咳，口疮肺痈；关数胃热，邪火上攻；尺为相火，遗浊淋癃。

兼脉　有力实火，无力虚火。浮数表热，沉数里热，阳数君火，阴数相火，左数阴戕，右数火亢。

滑　脉

体象　滑脉替替，往来流利，盘珠之形，荷露之义。

主病　滑脉为阳，多主痰液。寸滑咳嗽，胸满吐逆；关滑胃热，壅气伤食；尺滑病淋，或为痢疾，男子浊血，妇人经郁。

兼脉　浮滑风痰，沉滑痰食，滑数痰火，滑短气塞。滑而浮大，尿则阴痛。滑而浮数，中风瘫痪。滑而冲和，娠孕可决。

紧　脉

体象　紧脉有力，左右弹指，如绞转索，如切紧绳。

主病　紧主寒邪，亦主诸痛。左寸逢紧，心满急痛；右寸逢紧，伤寒咳嗽。左关浮紧，外伤寒邪；右关沉紧，内伤饮食。左尺见之，脐下痛极；右尺见之，奔豚疝疾。

兼脉　浮紧伤寒，沉紧伤食。急而紧者，是谓遁尸；数而紧者，当主鬼祟。

促　脉

体象　促为急促，数时一止，如趋而蹶，进而必死。

主病　促脉火亢，亦因血停。左寸见促，心火炎炎；右寸见促，肺鸣咯咯。左关见促，血滞为殃；右关见促，脾宫食滞。左尺逢之，遗滑堪忧；右尺逢之，灼热为定。

动　脉

体象　动脉无头，其动如豆，厥厥动摇，必兼滑数。

主病　动脉主痛，亦主于惊。左寸得动，惊悸可断；右寸得动，自汗无疑。左关若动，惊及拘急；右关若动，心脾疼痛。左尺得之，亡精为病；右尺得之，龙火奋迅。

疾　脉

体象　疾非经常，形象速亟，七至八至，数至于极。

主病　疾为阳火，其病不一，脉号离经，阴气欲竭；伤寒热甚，脉不忌疾；余病得之，皆为不吉；孕妇将产，又当别论。

以上二十五脉，备列如前。外有长、短、弦三脉，未便分寄于纲领脉下，别录如下。

长　脉

体象　长脉迢迢，首尾俱端，直上直下，如循长竿。

主病　长主有余，气逆火盛。左寸见长，君火为病；右寸见长，满逆为定；左关见长，木实之殃；右关见长，土郁满闷；左尺见之，奔豚冲竞；右尺见之，相火专令。

短　脉

体象　短脉涩小，首尾俱俯，中间突起，不能满部。

主病　短主不及，为气虚证。短居左寸，心神不定；短居右寸，肺虚头痛。短居左关，肝有所伤；短居右关，膈间为殃。左尺短时，小腹必痛；右尺短时，其火不降。

弦　脉

体象　弦脉虚滑，如张琴弦，端直以长，指下挺然。

主病　弦为肝风，疟与痰饮。弦在左寸，心中必烦；弦在右寸，胸及头痛。左关弦兮，痰疟癥瘕；右关弦兮，胃寒膈痛。左尺逢弦，饮在下焦；右尺逢弦，足挛疝痛。

兼脉　浮弦支饮，沉弦悬饮；弦数多热，弦迟多寒；弦大主虚，弦细拘急；阳弦头痛，阴弦腹痛；单弦饮癖，双弦寒痼。

绝　脉

雀啄连来四五啄，屋漏半日一点落，鱼翔状似鱼尾棹，虾游静中忽一跃，弹石硬来寻即散，搭指散乱为解索。寄语医人仔细看，六脉一见休下药。

怪　脉

脉有反关，动在臂后，别由列缺，不干证候。更有鬼脉，乍大乍小，怪而不诞，绝无仅有。

胎　脉

妇人停经，或闭或孕，一二月间，指下难明，身病脉和，当作孕论，若脉沉涩，经闭之征。孕脉维何，阴搏阳别；两寸动甚，其胎已结；滑疾不散，胎必三月；但疾不散，五月可决；六七八九，流利和缓；十月离经，产期不远。

小儿脉法

小儿五岁以下，血气未盛，经脉未充，无以别其脉象，故以食指络脉之象彰于外者察之。食指第一节寅位为风关，第二节卯位为气关，第三节辰位为命关，以男女左右为则。纹色紫曰热，红曰伤寒，青曰惊风，白曰疳疾，淡黄隐隐为无病，黑色曰危。在风关为轻，气关为重，命关为危。脉纹入掌为内钩，纹弯里为风寒，纹弯外为食积。及五岁以上，乃以一指取寸关尺之处，当以六至为率，加则为热，减则为寒，皆如诊大人法。

脉有相似宜辨

脉之异同，前编脉法，未尝无辨，但散见各条，不若罗国纲先生此篇，互相对待，较为显明，故复采录于此，俾学者易于彙观辨别云。

洪与虚，皆浮也，浮而有力为洪，浮而无力为虚。沉与伏，皆沉也，沉脉行于筋间，重按即见；伏脉行于骨间，必推筋至骨，乃可见也。数与紧，皆急也，数脉以六至得名，而紧则不必六至，惟弦紧而左右弹然，如切紧绳也。迟与缓，皆慢也，迟则三至，极其迟慢；缓则四至，徐而不迫也。实与牢，皆兼弦、大、实、长之四脉也，实则浮、中、沉三按皆有力，牢则但于沉候取也。洪与实，皆有力也，洪则重按小衰，实则按之亦强也。革与牢，皆大而弦也，革则浮取而得，牢则沉取而见也。濡与弱，皆细小也，濡在浮分，重按即不见也；弱主沉分，轻取不可见也。细与微，皆无力也，细则指下分明，微则似有若无，模糊难见也。促、结、涩、代，皆有止者也，数时一止为促，缓时一止为结，往来迟滞，似止非止为涩，动而中止，不能自还，止有定数为代。

脉证真假辨

脉有真假，证亦有真假，或大实而似虚，或大虚而似实，或真寒而假热，或真热而假寒。大实似虚者，如积滞为病，滑实有力，脉之真也，胸满腹胀，证之真也，然气机阻滞，反兼沉迟、倦怠之假象。大虚似实者，如脾困为病，沉而且迟，脉之真也，久泄不止，证之真也，然土弱木强，反兼弦硬、胀急之假象。阳极似阴，每多脉伏厥冷，酷似阳虚，但验其脉必沉数有力，证必面青唇红，爪甲深紫，即知其真热假寒。阴盛格阳，每多脉洪面赤，躁扰身热，酷似阳盛，但验其脉必洪大而空，证必足冷，虽躁扰而有静时，虽身热反欲近衣，即知其真寒假热。真假疑似之间，毫厘千里，假者显著而易见，真者掩伏而难求，稍有疏忽，生死反掌，果能察及几微，脉证相参，自得其同中之异。以脉证虽各有真假，而实无不相印证也，乃后世有舍脉从证、舍证从脉之说。一若脉证不可两凭者，是但知脉有真假，而不知证有真假，见脉之洪大而空，知其空为真虚，大为假实，认证则忽足冷之真虚，而以面赤之假为真实，遂谓脉可凭而证不可凭，而发舍证从脉之论；或但知证有真假，而不知脉有真假，见证之泄泻满胀，知其泄泻为真虚，满胀为假实，认脉则忽其强硬、少胃气之真虚，而以弦而有力之假为真实，遂谓证可凭而脉不可凭，而作舍脉从证之语。反观前假所辨，特患审之不明，辨之不精，曷尝有不可凭之脉证乎？此说入人既深且久，欲辟其非，积重难返，且以可凭不可凭释从舍二字，亦未必为立说之本旨。窃以脉有素禀，病有轻重，治即因之而有所缓急。如素禀脉沉，骤感外邪之轻者，其脉未必即浮，但见其毫无里象，即从证而治表，姑勿问其素禀之脉也。若脉沉微欲绝，虽兼表象，如少阴之下利清谷，身疼痛者，急当从脉以救里，姑勿问其证之兼表也。从舍二字，必从此会通而善用之，始与脉证各有真假之义无悖，否则脉证果均有不可凭之时，又将何所据而用其从舍乎？

治 法 八 要

　　病不辨则治难适当，治不辨则厥疾弗瘳。望、闻、问、切，所以辨病证也；汗、和、清、下，吐、消、温、补，所以辨治法也。辨证论治，同为医家之要道，故四诊既明，复详八法。《论》有云"当随证治之"，足征治法必随病证而立，乃病有万殊，而欲以八法统治之者，以万病不出表、里、寒、热、虚、实六纲，故施治即以是而变通尽利。病之属表者，立汗法以治之；病之属里者，立下法以治之。属寒者宜温，属热者宜清；属虚者宜补，属实者宜攻。更有表邪较深，病居半表，不可以汗法取效者，必取乎和。里邪较浅，或病居上焦，或邪结未实，不可以下法取效者，必取乎吐与消。病既介乎表里虚实之间，势必另求法治，是以病仅六纲，而治则以八法为要领。其所以有攻之法，而不列攻之名者，则因汗、清、下、吐、消皆属于攻，故不必别立名称也。至于八法编次，昔贤所主各殊，窃以立法必因病邪，而病邪多由表入，故今编以汗法为首，以补法殿之。始于表而终于里，始于实而终于虚，病势传变如斯，故立法之先后亦如斯耳。尤有进者，表、里、寒、热、虚、实，病得其一，即以一法治之，若夹杂为病，则一法之中，八法又相兼为用。例如太阳少阳合病，有柴胡桂枝汤之汗而兼和；太阳阳明合病，有白虎加桂枝之汗而兼清；太阳太阴合病，有桂枝加大黄之汗而兼下。汗兼吐者，如太阳中暍之用瓜蒂散；汗兼消者，如表邪夹滞之用保和丸。桂枝加附子汤治太阳兼里以温取汗，玉屏风散治表虚受邪以补取汗。此仅就汗之一法而言，其余七法皆可类推。今特随其证之所偏，分治法以举例，更于例下略示方药。果能前后互参，一隅三反，则八法之立，简而能赅，尚何虑不足以应万病乎？

论 汗 法

　　《经》云：邪在皮毛者，汗而发之。皮毛为肺之合，太阳亦主最表，肺属清金，太阳本寒，故风寒之邪，首先相犯。轻者肺气不宣，鼻塞声重，洒淅恶风，但与香苏散轻宣发汗，即可散其微邪。重则深入经络，营卫凝泣，恶寒发热，身体疼痛，而太阳中风伤寒之象已具，又当于有汗、无汗以别其表虚、表实，实者必以麻黄汤开泄发表，虚者则以桂枝汤和营解肌。证虽风寒并言，而以寒为偏重，故用药亦不离乎辛温。六气惟寒性善凝，必辛温而后能散之也。虽然邪非一端，每易互夹，正虚受邪，尤多夹杂，兼涉他经，表里相合，汗法之施，又非辛温二字所可概括者。即以夹热者言之，风寒郁热，如白虎加桂枝之治恶寒、发热、口渴，大青龙之治伤寒不汗出而烦躁，虽未全废辛温，然必兼取甘寒乃能奏效。若发热，有汗，头昏，咳嗽之风温证，则所取者银翘、桑菊之辛凉发散，与辛温适相对峙也。夹湿者，偏于风寒，如恶寒、身疼重，偏于风热，如发热、汗出剂颈诸证，必以苦温透湿，如茵陈五苓散，或苦寒兼透，如茵陈蒿汤之类，乃可微汗而祛风湿。夹暑则有羌秦香薷饮之疏透，治风暑发热身痛，无衣则凛凛，着衣则烦；或藿香正气散之芳香宣解，治寒暑恶寒发热，无汗胸闷，呕逆。此仅言邪实互夹为患，汗法略有变通之大概也。若正虚夹表，则当审其为气虚抑为阴虚，气虚受邪者，如恶寒发热，脉虚气馁，古有补中益气加表药之助气解表法；阴虚受邪者，如发热身疼，尺中脉迟，古有炙甘草汤之养阴取汗法。邪因正虚而受，自非徒去其邪之所可愈矣。不仅虚实夹杂，发汗难于偏施，即属表里相兼，于法亦当两解。例如太阳与阳明合病，恶寒发热，项背强，自下利者，宜葛根汤之升透取汗以两解之；太阳少阳合病，往来寒热，寒多热少者，与柴胡桂枝汤之转枢取汗以两解之。若三阴兼表，里证偏重，欲去表邪，必实其里，乃能使邪外达。如太阴恶寒发热，下利胸痞，有桂枝人参汤温中以散寒之法；少阴恶寒脉沉，反发热，有麻黄附子细辛汤温经以散寒之法；厥阴寒热，手足厥冷，脉细，有当归四逆汤和血温通以散寒之法。法虽不离两解，而较之三阳相兼者偏重又略不同，所谓发汗必中其经，否则病在阴经而徒发阳经之汗，适足以虚其表。病在太阳而妄用阳明、少阳之表剂，适足使邪过其经，与夫发散不及，汗出不彻，或发汗大过，遂漏不止，皆未得汗法之正，病必不愈，医者不察，以为汗之无效，妄变他法，以致邪势转甚者有之，表病传里者有之。认证不明，用法自难丝丝入扣也。尤有进者，里病夹表，固可兼汗，然有纯属里病，现证似表者，如阳明热盛之蒸蒸发热,伤食之吞酸嗳腐发热,瘀血之入暮发热尤甚,痰涎壅闭之恶寒厥逆,痈疡初起,气血遏郁之乍寒乍热,以及阳虚之凛凛恶寒,阴虚之骨蒸潮热,其寒热既非表邪所致,必求其因而治之,因于热盛者投以清凉,因于痰涎者治以温开,因食积者导其滞,因瘀血者行其瘀,因于痈疡则宜宣其火郁,和其气血,回阳以化阳虚之寒,滋阴以退阴虚之热,所谓治病必求其本也。若见其寒热之象,不分虚实,不辨内外,统以为表证而误汗之,必将变证百出,较之汗不得其正者,厥弊尤甚。是知汗法虽多,必察其所现之证确系表邪,而后因其偏寒而用辛温,偏热而用辛凉,邪实而正未伤者专以发散,正虚而受外邪者必兼助正,感重体强汗之宜重,感轻体弱汗之宜轻。果能于邪气袭表之时,汗之即得其法,外邪感人,岂复有传变之患哉?

论 和 法

　　病之属表者宜汗,属里者宜下,寒宜温而热宜清,实宜攻而虚宜补,病有所偏,治有专法也。然亦有表里、寒热、虚实夹杂为病者,如少阳证往来寒热,口苦喜呕,胸胁苦满,邪居半表里之间,寒热之气,又相夹杂,推其受病之因,则《论》有云:"血弱气尽,腠理开,邪气因入,与正气相搏",是虚实亦复相参,病不偏表,非汗可愈,不偏属里,非下可除,寒热虚实之象既不偏呈,温、清、攻、补之法自难专用,惟其病之夹杂而又未可偏废,于是有和之一法。仲师小柴胡汤可谓和法之祖,柴芩姜枣,所以和表里也,姜夏草芩,所以和寒热也,参柴芩夏,所以和虚实也,不偏不倚,立法精微,治乱解纷,莫逾乎此。其有不止此者,则以夹杂之邪,偏胜宜分;和解之法,加减宜活。偏重于表者,寒多热少,《论》有柴胡桂枝汤之兼解太阳;偏重于里者,咽干耳眩,《论》有黄芩汤之重泻胆火。口淡舌白,阴寒偏甚,生姜、半夏宜加;口渴舌黄,阳热偏亢,石膏、花粉可代;汗多恶寒,气虚,人参必用;便秘谵语,燥结,间取硝黄。程氏所谓有兼温而和者,有兼清而和者,有兼补而和者,有兼表兼攻下而和者,即指此也。考之方书,更有理中汤加黄连,和心脾以治火土不合之呕泻;黄连肉桂,和水火以治心肾不交之失眠;黄连吴萸,和肝胃以治呕逆气痛。他如治营卫不和,恶寒发热之用姜枣；治小肠寒热互结作痛之用栀子、乌药，因证以施，不一而足。是和法不仅限于少阳柴胡一方，诸经亦皆有之，惟均本柴胡化裁而出，未尝非善学仲师者，奈何近世之人不知和法真义，喜其平稳，动辄效颦，寒热证象模棱，药则兼收并用，岂仲师立法之真意哉？吁可概已。

论 清 法

清者，清其热也。热为火之气，火为热之体。火热同类，而为病则有轻重浅深之分，热邪多在气分，发热口渴，甚则兼犯营血，舌绛脉大；火乃热邪所化，必入血分而后可显，脉数吐衄，血为之动。是热轻而火重，热浅而火深。《经》称"热者寒之"，特举示清法之纲领耳。其实清虽不离乎寒，但必随火热之重轻深浅而分甘寒、咸寒、苦寒之用。甘寒惟清气分；咸寒则兼清营血；火邪内炽，又必以苦寒之泄火为清。例如阳明之壮热、大汗、大渴，热盛于气分者也，白虎甘寒即清热之正法。若津伤而大渴引饮则以竹叶石膏汤、生脉散之甘寒兼生其津，夹暑而口渴溺赤则以益元散、西瓜等之甘寒兼清其暑。余如青果、萝卜、五汁之类莫非甘寒清热之良剂。气分之热，即当以气分之药清之，失此不治，邪必兼入营血，而气血两燔，治法亦当两清，偏气分者，如导赤散之治溺赤淋漓，猪苓汤之治烦热口渴、小便不利，甘露饮之治口烂咽干，尚可以甘寒取效；偏营血者，或烦热不渴，或舌绛吐衄，或神昏谵语，则必以清营汤、犀角地黄汤（犀角用水牛角代之，下同）、清宫汤等咸寒凉血以清之，而后气血之热乃能两解。若火势偏亢，燎原可畏，急宜苦以泄之，免其消灼阴血，大黄黄连泻心汤可治心火内盛，虚烦火痞；黄连解毒汤可治邪火妄动，烦躁失眠，发斑吐衄；肺中伏火，咳痰喘急，宜用泻白散；肝火夹湿，目赤阴肿，宜用龙胆泻肝；其有身黄烦热，宜用栀子柏皮者，则又火湿熏蒸，苦寒泄火之轻者也。以上皆就火热偏实而言，所谓清热不远寒之大概。更有热因阴虚而生，火因水不上济，以及血不养肝，枯木生火，非火热亢盛可比者，一为骨蒸劳热，阴虚内热之证也，一为喉痛咳血，土燥金虚以致肺热之证也，二者必以清骨散、养阴清肺汤之类滋阴以清之。枯木生火，头眩善饥，胸中疼热，宜黄连阿胶汤补血以清之；水不济火，遗精便血，舌燥喉痛，宜知柏八味滋水以清之。盖邪实之清，乃清凉之清；正虚之清，乃清补之清。清法虽同，不容少混。苟以证之疑似，误认邪实，徒以寒药清之，不但热不可除，胃气亦因之以伤矣。尤可虑者，清法之施，药总偏寒，病果属热，固能有济，虚实误投，必增其疾。若遇阴盛格阳，真寒假热，渴欲冷饮，惟不欲咽，面赤缘缘，而足反冷之证，妄投清法，则垂绝之阳，败于偏寒之药，必致变生顷刻，莫可挽回。用清法者，虚实真假之间，可不辨其同中之异乎？

论 下 法

下者，攻下之谓，即《内经》"中满者，泻之于内"之法。以病邪扰人，分有形、无形两端，无形之邪，汗清诸法可已；有形之邪，则非攻下莫能去。所谓有形之邪者，便秘积滞，以及痰水瘀血，停蓄于中，或因热结，或因寒凝，故下法亦因之而有苦泄、温通。例如阳明里实，便秘谵语，有形之邪之因于热者也。仲师主以三承气，乃苦泄之祖法，调胃承气治热盛而结未实，心烦腹胀，或大便反溏，故兼佐咸寒以泄热；小承气治结实而热未盛，腹满便难，或其热不潮，故专取苦以泻结；大承气则结热两盛，证亦两具，甚或热结旁流，下利清水，故朴、枳、硝、黄并用，取其急下以存阴液。证虽同属阳明，而轻重缓急不容混施如此。其有食积滞下，或热痢后重者，又当与三黄枳术丸或芍药加大黄汤之苦以泄之。苦泄一法，非仅肠胃实邪害及大便者为宜，即顽痰固结，变生百病者，与礞石滚痰丸；水停膜原，心下痞硬者，与十枣汤；以及抵当桃仁承气之治下焦蓄血，少腹胀满；大、小陷胸之水火交结，胸胁痞硬，莫非苦泄之法，以其病同属有形，同因热结，故方虽殊而法无异也。若邪因寒凝而致有形者，如水寒成冰，必温而后能解，故下法之中，又有温通之设。证如肠胃冷热不调，下脘不通，胀痛欲死，或脾不健运，积寒腹痛，泄泻流连，痛随便减之类，方如三物备急丸、温脾汤与见晛丸、附子泻心汤、大黄附子汤之类均属之。特以此证既稀，法因鲜用而晦，以致施下法者，知有苦泄而不知有温通，知其常而不足以应变，殊可惜矣。以上有形之邪，皆属寒热偏实，实者泻之，故以通泄为下。然非所用于阴虚便秘者，例如高年阴虚之人，新产亡血之后，久病津气未复之际，其便秘如水涸不能行舟，岂通泄所可治者？必润导以下之，而后便可通而正不伤。津虚宜麻仁丸、五汁饮润之于中，或蜜煎导、猪胆汁导之于外；血虚如当归补血汤；阴虚如通幽汤加苁蓉、人奶，阴足则便自行也。更有气虚不运而便不解者，必补中益气、鸡汁之类助气运输。与夫虚实夹杂，体弱脉虚，不胜攻下者，虚甚则先补后攻以助其正，实急则攻后即补以防其脱；虚实并重，则宜攻补兼施，如以人参汤送下三黄枳术丸。虚实之辨，实者便秘，必有所苦；虚者便秘，必无所苦；虚实夹杂，多证实而脉虚，果能明辨善施，则下之一法，不可谓不备矣。然有不能已于疑者，《论》云：外证未解者，不可下，下之为逆。固禁下之定律也。乃太阴篇复有桂枝加大黄汤之设者，果何谓乎？盖治病之法，贵能因势利导，病在表而里无病者，固以汗法为宜，即表重于里者，亦当先解其表，以防邪陷。桂枝加大黄证，虽兼表邪，但腹大实痛，里证急矣，徒发其表，则辛温益助里热；徒取攻下，则表邪未免转深，表里并重，故不得不两解之，似此变通，乃下法苦泄中之委曲求全者，岂可借口下不厌迟，而有所因循乎？

论 吐 法

吐者，涌吐上焦之邪也。胸膈之间，咽喉之地，宜空旷而不宜壅塞，若风痰、寒饮，郁闭其中，呼吸为之不利，甚则喉中有声，又或积滞、中毒，横加阻隔，胸脘为之满闷，甚则胀痛难忍，是皆攻之不能去，汗之不能解，必以酸苦涌吐之法，使邪实于上者，仍从上焦而出，《经》所谓"其高者，因而越之"，又云"在上者，涌之"是也。无如浅见者，以平稳为能事，畏此法之瞑眩，置之弗用，以致当吐不吐，实邪盘踞，清道窒碍，日久生变，甚或强施汗下，诛及无过，正愈虚而邪愈结者有之，邪因下而陷愈深者有之，良可慨也。试观前贤用吐之处甚多，例如《论》云：胸中痞硬，气上冲咽喉不得息者，此为胸有寒也，当吐之，宜瓜蒂散。后世用常山散治痎疟，饮停胁下，病久不差，寒热无时，即本此意，此寒饮在上之宜吐者也。《金匮》云：宿食在上脘者，当吐之，宜瓜蒂散。后世用藜芦散治膏粱之辈，食物杂进，消化不及，胸膈胀满，即本此意，此积滞在上之宜吐者也。又如卒中风痰，昏不识人，喉间呷匝之用稀涎散；吞烟中毒，面无人色，懊恼异常之用柿油或黄烟袋水，乃风痰中毒宜吐之成例。四者同以吐法急去上焦暴实之邪，使不致久闭久停，蔓延深入，而伤其正气，但偏寒者佐以苦温，痰盛者佐以辛开为稍异耳。不独有形之邪实于胸膈者可与吐法，即无形之寒热交错于胸中，如太阳中暍，身热疼重，脉微弱者，《金匮》用一物瓜蒂汤，涌泄其胸中之水；干霍乱欲吐不吐，欲泻不泻，腹中绞痛，后世用淡盐汤探吐，交通其中焦之隔绝，良以吐中有散，故可调寒热而和阴阳也。至于自缢不醒者，以肉桂煎水灌服；缠喉、锁喉、喘急垂危者，以杜牛膝捣汁并雄黄丸灌之之类，一则取其辛温之气，骤灌直入，以通式微之阳气，一则取其开利咽喉，以去壅闭之痰火。所用虽非吐药，仍可得吐，足征古人每遇上焦暴急危险之证，恒以吐法尽其神化莫测之用，况邪实胸膈，显然易见者乎？要之，法以中病为善，固未可以其瞑眩弗用而养痈遗患也。

论 消 法

消者，消导、消散之谓，即《内经》"坚者削之"之旨。凡积聚之邪，或留滞于脏腑，或痞结于经络，皆隐着脂膜曲折之间，故邪虽偏实，未可取快于一下，必使消化无形，如江河之汀湾洄薄，陈莝丛积，徐加疏瀹，自可逐流而散，苟骤决湍水以冲刷之，不仅陈莝难于尽除，堤且为之侵蚀。消法之于积聚其所以异于攻下者，即欲渐加散导，邪去而无害于正也。盖积聚之成，虽由食、痰、水、血，然必先气郁不舒，运化不良，邪乃得留，深则着于一处，积结不移而为积，浅则滞塞气机，聚散无常而为聚。是食、痰、水、血，特积聚之质，而正虚气郁，实积聚之本。病既虚实夹杂，攻之不免太过，补之又益其壅，消则仅取散导，化而非攻，和而非补。观古方治积聚多取丸散以缓散之，诚得消法之奥旨，然有时或与攻配用，或与补并行者，则以积聚有新久，消法亦因而有初、中、末之分。当其病邪新起，积聚未坚，正气尚强，轻者消之已足，重则兼取乎攻，初治之道然也；洎乎日久，邪气较深，正气较弱，必须攻补相济为用，如以归脾汤送下芦荟丸，或五味异功散佐以和中丸之类，中治之道然也；若夫病根深久，正气衰残，则当扶正祛邪，助其化机，调其气血，积聚自已，末治之道然也。三者虽以新久、轻重而异其法，但积聚根于气郁，消法即以行气为本，无论轻重何若，总当行气，此统言积聚用消之大概。若分析言之，则聚本腑病，为阳，但无寒不凝，故消聚之法多用辛温，以辛能散，温能化也；积本脏病，为阴，但郁久生热,故消积之法,必兼咸苦,以咸能软坚,苦能泄热也。且积聚既分食、痰、水、血四端,消法亦因之而有导滞、豁痰、利水、化瘀之别,导滞如三消、保和、阿魏、红丸之类,较之承气急下者不同矣;豁痰如小陷胸、栝蒌薤白之类,较之滚痰降下者不同矣;水则不取十枣之峻逐,而取苓、姜、术、半以制水;血则不取抵当之攻破,而取干漆、鳖甲以行瘀。足征消下两法,划然可辨,然往往每致混用者,以食、痰、水、血,消下所主同源,胀、满、痞、块,其证又多相似,所不同者,或初起邪结未实,无事攻下,或久病正气兼虚,不任攻下,必取消化散导,乃能行而不伤。后之人遇积聚之宜下者,或喜消之平稳,遇积聚之宜消者,或急下以贪功,消下混施,固多以此。至于脾虚不能化食,气虚不能化痰,以及水因土衰不制,经因血枯而停者,其证亦殊类积聚,下法峻猛,尚鲜误施,消较平和,每易混用,于是行气克削,不死不已。以上皆用消之通病,学者其切戒之。

论 温 法

温者,温中以祛寒也。寒凝于中,阳气无权,当行不行,当化不化,或气机凝滞而为胀、痛、疝、瘕,或由无形而及有形以致痰涎食积。无形气滞,在上者宜温以宣之,在中者宜温以行之,在下者宜温以化之。心肺居上,故叉手冒心之心悸证,宜桂枝以宣心阳;短气而痛之胸痹证,宜薤白以宣肺阳。脾胃居中,故腹胀多取干姜、木香之温脾行气;脘闷多取良姜、砂仁之温胃行气。若夫肝寒疝痛,每用小茴;肾寒胀满,每用肉桂,要皆取其温化达下,直中病所。仲师作栝蒌薤白汤、理中汤、金匮肾气汤之类显示三法,诚以温能除寒而宣之、行之、化之,助气机以流通,无形之气自难凝滞为患,忽此不治,则气不布津痰涎以生,气不输运食积以停,于是邪转有形矣。其治又分温开以治痰涎上壅,温下以治寒积大肠,温消以治食停中脘。如三生饮之于风痰卒倒,温开之法也;温脾汤之于痼冷泄泻,温下之法也;枳术丸之于滞气痞闷,温消之法也。斯三者温中之法略备焉。然有中寒夹表以及表寒宜温者,则更有温散之法,论立麻、桂、柴、葛诸方,专事温散三阳之表寒者也;他如桂枝人参汤之治太阴恶寒、下利、痞满,麻附细辛汤之治少阴恶寒、脉沉、反发热,当归四逆汤之治厥阴寒厥、脉细欲绝，则又温中兼参温散，前者以散为君，后者则以温为主也。以上皆就寒邪偏实概论温法。若寒因阳虚而现，阳虚而寒亦盛者，太阴心胸寒痛有大建中汤，少阴水气眩悸有真武汤，厥阴厥逆、呕涎有吴茱萸汤之类用以助阳祛寒。其虚甚而寒不盛者，则必温补，但从固阳、潜阳，不祛寒而寒自已，亦随所病之脏而异，当详补法篇中，然本篇有不可不言者，《经》云"寒者热之"，寒证而用温剂，似可径投而无所顾虑矣，然有大寒之证，得温反吐者，或寒邪格热，下利而食入即吐，必与干姜芩连人参汤之辛开苦降，或阴盛格阳，厥利而面反赤色，必与白通汤加人溺猪胆汁之与阴同类而反佐之，其病必脉证俱虚，或证实脉虚，与热深厥深，真热假寒之证虚脉实者不同，苟不察及几微，每易致混，真热而误投温剂，固令下咽即毙，假热而舍温投凉，则元阳衰败，亦必祸生眉睫，用温法者，其可不慎思明辨乎？

论 补 法

补者，补其虚也。《经》云：邪之所凑，其气必虚。然有邪实而毫无正虚之象者，但攻其邪已可；有邪正虚实夹杂而现者，则宜攻补兼施；若病因虚显毫无实象，论治之正，尤非补法莫属矣。盖人身之藉以资生者，唯气与血，血统于阴，气统于阳，阳虚则气日衰，阴虚则血日耗，此而不补，则积虚成损，以至阴竭阳消，补将不及。特以虚有阴阳之分，故补亦分温补、滋补两大纲，五脏各具阴阳，故温补、滋补之方，又随所病之脏而异。如补中益气汤治少气懒言，咳嗽自汗，肺之温补法也；清燥救肺汤治诸气膹郁，喘咳咽干，肺之滋补法也。归脾汤治怔忡盗汗，神疲嗜卧，心之温补法也；天王补心丹治怔忡健忘，甚则失眠，心之滋补法也。四君子汤治不思饮食，四肢倦怠，脾之温补法也；参乳汤治消渴善饥，肌肉消瘦，脾之滋补法也。温补肝阳，则有当归羊肉汤之治产后虚弱，腹中疠痛；滋补肝阴，则有大定风珠之治头眩瘛疭，舌绛脉弱。温补肾阳，则有四神丸之治五更肾泻；滋补肾阴，则有六味地黄丸之治梦遗聋眩。某脏之阴阳偏虚，即随之而各施温滋之剂，以补其本脏之偏，斯为正补之法。其有间接施补者，或因相生而虚则补母，或补先天、后天而助其生化之源。以五脏应乎五行，其气相生不已，生者其母，所生者其子，母气衰微，其子必弱，故虚不仅因乎本脏自病，更有母令子虚者，本脏自虚，固取正补，母令子虚，则必相生而补之。如脾不输津于肺，以致肺痿吐涎沫而不渴者，必以甘草干姜汤之补土生金；心肾之阳失其温化，以致脾虚停饮，胸胁支满者，必以苓桂术甘或桂附理中之补火生土；人参养荣汤补肝木以生心火，故治血虚惊悸；杞菊地黄丸补肾水以生肝木，故治头目昏眩；若虚劳咳嗽，梦遗失精，水源上涸，相火下炽，则宜三才丸之补肺金以生肾水，此虚则补母之法。虚虽不外阴阳气血，而治法则较正补为尤进矣，前贤有谓补脾不如补肾，或补肾不如补脾者，则以阴阳气血，必有所本，肾主固藏精气，为先天阴阳生生之根，脾主运输水谷，为后天气血化生之源。各脏之虚，有因禀赋不足，或色欲所伤，遗精痿弱，病关先天者，则补脾不如补肾，元阴元阳既足，气血自然增长；有因思虑伤脾，失其健运，饮食不思，病关后天者，则补肾不如补脾，水谷得化精微，气血自然充畅，但补先后二天，各脏即得其灌溉，故有上病取下，或上下俱病，而取乎中者。是皆间接施补，治病求本之法，其法不仅深于正补，即较之虚则补母，亦有隔一隔二之殊。惟其温补以治阳虚，滋补以治阴虚，则与两法无异耳。虽然气血同源，阴阳互根，阳气得阴血之助而化生无穷，阴血得阳气之行而泉源不竭，故善补阳者，必于阴中求阳，如气因精虚，当以龟鹿二仙胶填精化气，阴虚阳浮，当以大补阴丸育阴潜阳；善补阴者，必于阳中求阴，如精因气虚，当以参茸固本丸补气生精；血因气衰，当以补血汤重用黄芪补气化血。足征以寒热分阴阳，则阴阳不可混；以根本言阴阳，则阴阳不可离。特以虚之既甚，往往气血两伤，故必审其由气及血或由血及气，而补阳、补阴各随缓急而分先后，如因阳气不能资生，以致血虚肝旺者，斯时虚火易动，口苦目眩，径投温补反助其邪，必先滋水养肝，平其虚火，而后温补助阳以竣全功；若因阴血失其濡养，以致枯木贼土者，斯时脾困不化，腹胀少食，径投滋补反助其壅，必先甘温益脾，助其化机，而后滋养其阴，底于冲和。所谓急则治标，缓则治本，补法之不可泥有如此者。至于峻补、缓补、平补，则凭缓急以分轻重，暴虚垂危，非峻补无以立救危亡；正虚兼邪，非缓补不能循序渐进；若体质素虚，邪亦不盛，操之过急，反令其偏，则非平补莫能调理，三者乃用补之定律，无论或滋或温，皆当取准于此。否则补法虽备，中病为难，投无实益，流弊偏多，是果谁之咎乎？

证治概论

古训有云:善学医者,必多读无方之书。古如《内》《难》诸经,近如诸家名论类,皆阐明证治之原理,而于分证用方则多从略。盖以证治万变,各具其理,原理既明,方药自为我用。不此之求,徒曰某方可以治某病,是舍本逐末,散漫支离。言者虽罄竹以书,不能穷其变化,学者徒按图索骥,反误用其聪明。窃欲饷遗学子,不敢不古训勤求,爰推原证治,著为论说数十篇,颜曰《病理》,于理则详,于方则阙也。虽然明理达用,学贵兼修,医必有方乃能形诸实效,譬之《内》《难》奥旨,必得《伤寒》、《金匮》之辨证处方而后其用乃显。编者愚蒙,曷敢僭拟古圣,特以《病理》所论原为达用,张本自当更求方法,庶几不落空言,而议治必先议证,免蹈方书通弊。因以证治名篇,一依《病理》所提纲目,略分六气五脏,条举证象方治,俾学者前后互参,明理用之;一贯因证论治,得临床之初基,复以证治不能尽言,但求运用知所,下手以故,举证则取通常,举方则取平正,不敢徒骛高深,导后学于奇异,所谓能与人规矩,不能使人巧也。夫行远自迩,登高自卑,果能秉此初基,更求深造。《伤寒》、《金匮》乃证治合言之祖书,议病则精确无遗,立方则丝丝入扣,必当致力钻研,服膺弗失;余如《临证指南》、《温病条辨》、《湿热条辨》之于时气轻症,《瘟疫论》、《广瘟疫论》、《霍乱论》之于时气重症,主痰如《丹溪心法》,主火如《河间六书》,主攻如《儒门事亲》,正虚更有《景岳全书》之主肾亏,《东垣十书》之主脾虚,《薛氏医案》之主心脾气郁、肝不条达,以及主肺虚之《舒氏六经定法》,主肝虚之《傅氏女科》,诸书莫不各具特长,持论透辟,运用神化,本篇取材,多准乎此。因是篇而分别精求融会诸说,则神明规矩自然渐进于巧矣。若畏难苟安,株守是册,以为篇外别无证治大法,条外别无特效良方,是执一废百,岂立篇之原旨哉?

伤　寒

太阳伤寒，头项强痛，恶寒发热，无汗，脉浮而紧，宜辛温发汗，麻黄汤主之。

麻黄汤：

麻黄去节　桂枝去皮　杏仁去皮尖　甘草炙

先煎麻黄，去沫，后纳诸药。

阳明伤寒，头痛连额，项背强几几，鼻流清涕，发热，微恶寒，无汗，脉浮，宜辛温解表，佐以辛凉，葛根汤主之。

葛根汤：

葛根　麻黄去节　桂枝去皮　芍药　甘草炙　生姜切　大枣

先煎麻黄，去沫，后纳诸药

少阳伤寒，往来寒热，寒多热少，胸胁苦满，干呕，默默不欲饮食，法宜和解，小柴胡汤加桂枝主之。

小柴胡汤加桂枝：

柴胡　黄芩　半夏洗　人参　甘草　生姜切　大枣　桂枝

寒中太阴，腹满而吐，食不下，自利，时腹自痛，脉沉迟，法宜温中，理中汤主之。

理中汤：

白术土炒　人参　干姜炮　甘草炙

寒中少阴，恶寒蜷卧，口中和，下利清谷，小便白，脉沉而弱，宜温下元，以回阳气，四逆汤主之。

四逆汤：

附子生用　干姜　甘草炙

寒中厥阴，手足厥冷，头痛，脉沉而细，宜当归四逆汤以温血分；干呕，吐涎沫者，宜吴茱萸汤以温气分。

当归四逆汤：

当归　桂枝去皮　芍药　细辛　大枣　甘草炙　木通

吴茱萸汤：

吴茱萸酒洗　人参　生姜切　大枣

伤　风

　　风寒侵袭肺卫,鼻塞声重,洒淅恶风,此属冒风,宜轻宣解表,葱豉汤主之;甚则咳嗽痰多,头痛脉浮,杏苏散主之;若气虚易感,风邪留连,宜玉屏风散,实腠理而祛风邪。

　　葱豉汤:

　　葱白　豉

　　杏苏散:

　　杏仁　紫苏　前胡　半夏　陈皮　茯苓　桔梗　枳壳　甘草　生姜　大枣

　　玉屏风散:

　　黄芪炙　防风　白术炒

　　太阳伤风,头项强痛,发热汗出,恶风,脉浮缓,宜和营解肌,桂枝汤主之。

　　桂枝汤:

　　桂枝去皮　芍药　甘草炙　生姜切　大枣

　　水煎,去滓,温服,啜热稀粥一碗,取微汗。

　　阳明伤风,头痛发热,项背强几几,反汗出恶风,或鼻鸣干呕,脉浮而迟者,法宜疏风解肌,佐以辛凉,桂枝加葛根汤主之。

　　桂枝加葛根汤:

　　即桂枝汤加葛根。

　　少阳伤风,往来寒热,目赤喜呕,胸中满而烦,脉浮弦者,宜小柴胡汤以和解之。

　　小柴胡汤:

　　柴胡　黄芩　人参　甘草　半夏洗　生姜切　大枣

　　太阴伤风,恶寒身重,发热,汗出不透,四肢烦疼,甚则泄泻,脉沉迟者,宜苦温疏解,神术散主之。

　　神术散:

　　苍术制　防风　甘草炙　生姜　葱白

　　少阴伤风,恶寒,脉沉微,但欲寐,反发热者,宜温经解表,麻黄附子细辛汤主之。

麻黄附子细辛汤：

麻黄去节　细辛　附子炮

先煎麻黄，去沫，后纳诸药。

厥阴伤风，发热而呕，证似少阳，但脉必沉细，仍以小柴胡汤，导其由阴出阳。

小柴胡汤：见少阳伤风条。

热　证

烦热，不恶寒，渴欲饮水，小便不利，脉浮者，此热邪客于太阳膀胱，法宜滋阴清热，猪苓汤主之。

猪苓汤：

猪苓去皮　茯苓　阿胶　滑石碎　泽泻

先煎四味，去滓，后入阿胶烊消。

身热自汗，目痛鼻干，口渴引饮，脉大者，此阳明热邪偏盛，法宜甘寒清热，白虎汤主之。

白虎汤：

知母　石膏碎　甘草　粳米

煮米熟汤成，去滓，温服。

发热口苦，胸胁胀满，耳聋者，此少阳热邪弥漫，上干清窍，法宜苦降，黄芩汤主之。

黄芩汤：

黄芩　甘草炙　芍药　大枣擘

温温发热，身黄倦怠，小便浑浊者，此太阴湿热为病，与栀子蘗皮汤加茵陈之类清透苦泄。

栀子蘗皮汤加茵陈蒿：

栀子擘　甘草炙　黄蘗　茵陈蒿

舌燥咽干，心烦不得卧者，此少阴热邪内扰伤营，法宜育阴清热，黄连阿胶汤主之。

黄连阿胶汤：

黄连　黄芩　芍药　鸡子黄生用　阿胶

先煎三物，去滓，纳阿胶烊尽，小冷，纳鸡子黄，搅令相得，温服。

热利下重,便脓血,渴欲饮水,脉象细数者,此厥热陷入血分,宜白头翁汤以疏泄之。

白头翁汤:

白头翁　黄连　黄柏　秦皮

湿　　证

头重鼻塞,身体疼痛,病属风湿,宜神术散疏风除湿;若一身尽疼,小便不利,泄泻者,宜五苓散加羌活以两解之。二者均属表实,故宜祛邪为先。若兼表虚而脉浮身重,汗出恶风者,宜防己黄芪汤助正祛邪。

神术散:见伤风。

五苓散加羌活:

猪苓去皮　泽泻　茯苓　桂去皮　白术　羌活

防己黄芪汤:

防己　甘草炙　白术　黄芪

身疼无汗,关节不利,牵引作痛者,病属寒湿,羌活除湿汤主之;若胸腹满闷,大便溏者,胃苓汤主之。

羌活汤:

羌活　藁本　升麻　柴胡　防风　苍术

胃苓汤:

猪苓　茯苓　白术　泽泻　肉桂　苍术　厚朴　陈皮　甘草

烦热身疼,小便不利而渴者,病属湿热两盛,宜桂苓甘露饮清热化湿;若湿热下注,脚膝红肿,胫股之间觉热气上冲,或肢节牵掣作痛,日轻夜重,偏气分宜二妙散加牛膝防己之类流通经气,偏血分宜当归拈痛汤以活血脉。

桂苓甘露饮:

猪苓　茯苓　白术　泽泻　肉桂　石膏　滑石　寒水石

二妙散加牛膝防己:

苍术炒　黄柏酒炒　牛膝　防己

当归拈痛汤:

茵陈酒炒　羌活　防风　升麻　葛根　苍术　白术　甘草炙

黄芩　当归　猪苓　泽泻　苦参酒炒　知母酒炒

瘴雾之湿，首如裹，憎寒壮热，一身尽痛，吐泻腹胀，宜金不换正气散，芳香透络以化湿浊。

金不换正气散：

苍术米泔浸　厚朴姜炒　陈皮去白　甘草炙　半夏　藿香

～ 伤　燥 ～

燥伤皮肤，皱揭不荣，毛发枯落，宜扶桑丸以清润之；若筋液耗竭，爪甲干枯，数数转筋者，法宜增液柔筋，猪膏酒主之，当归润燥汤亦主之。

扶桑丸：

嫩桑叶去蒂，洗净，曝干。一斤为末。　　黑芝麻淘净，四两　白蜜一斤

将芝麻擂碎，熬浓汁，和蜜炼至滴水成珠，入桑叶末为丸。

猪膏酒：

猪脂　姜汁各二升　酒五合

先熬二味，后入酒。

当归润燥汤：

当归　大黄　熟地黄　甘草　桃仁　麻仁　升麻　红花生地黄

鼻燥咽干，咳嗽喉痛，此燥气伤肺，轻者萝卜橄榄之类，重则清燥救肺汤主之；若燥伤胃液，唇燥舌干，口渴引饮，与五汁饮，重者与甘露饮，兼便秘者，清燥润肠汤主之。

清燥救肺汤：

桑叶经霜者　石膏　阿胶　麦门冬　人参　甘草　杏仁去皮尖枇杷叶去毛,蜜炙　胡麻仁研

五汁饮：

梨汁　荸荠汁　鲜苇根汁　麦门冬汁　鲜藕汁或用蔗浆

甘露饮：

生地黄　熟地黄　枇杷叶　石斛　天冬　麦冬　茵陈　黄芩枳壳　甘草

清燥润肠汤：

生地　熟地　当归　瓜蒌仁　麻仁　石斛　郁李仁　枳壳蜜水炒
青皮蜜水炒　金橘饼

火　证

胸膈烦热，目赤涩痛，口舌生疮，多言狂笑，此心火内炎，法宜苦泄，加味泻心汤主之；若神昏吐衄，邪入血分，治以咸寒，犀角地黄汤主之；至于淋闭溺血，茎中作痛者，此火热之气下传小肠，宜导赤散凉血泄热。

加味泻心汤：

黄连　犀角　蒲黄　淡竹叶　天冬　丹参　玄参　连翘　茯苓生甘草　灯草

犀角地黄汤：

犀角　生地黄　芍药　牡丹皮

导赤散：

生地黄　木通　甘草梢　淡竹叶

目赤眵浓，阴肿且痛，甚则淋浊溺血，此肝火炽盛，龙胆泻肝汤主之；若胁痛耳聋，口苦目眩，乃胆火偏胜，宜黄芩汤苦寒清上。

龙胆泻肝汤：

龙胆草　黄芩　栀子　木通　生地　当归　泽泻　柴胡　车前仁甘草

黄芩汤：见热症。

先便后血，肌热易饥，或兼吐血，此脾经伏火，法宜黄土汤，温脾养血佐以苦坚；若牙龈出血，口疮口臭，烦渴唇肿者，乃胃火偏亢，清胃散主之，甘露饮亦主之。

黄土汤：

灶中黄土　甘草　白术　干地黄　阿胶　黄芩　干姜
先以水煎黄土，澄清去滓，再纳诸药。

清胃散：

生地　丹皮　黄连　当归　升麻　石膏

甘露饮：见伤燥。

皮肤灼热，咳嗽鼻干，甚则喘急，此肺被火烁，气分受伤，法宜清凉苦降,泻白散主之;若伤血分,则喉痛咳血,宜与养阴清肺汤加黄芩之类;火气下传,大便秘结,肛门肿痛,或下利赤水,肛门似烙者,槐子汤主之,三黄解毒汤亦主之。

泻白散:

桑白皮　地骨皮　甘草　粳米

养阴清肺汤加黄芩:

生地　麦冬　元参　丹皮　白芍　薄荷　川贝　甘草　黄芩

槐子汤:

槐米　瓜蒌仁　枳壳　天冬　麦冬　杏仁　玉竹　麻仁　苏子甘草

三黄解毒汤:

大黄　黄连　黄柏　黄芩　山栀仁

口燥咽干,耳流脓血,遗精,尺脉独旺者,此肾火妄动,法宜滋水,知柏八味丸主之;若热结膀胱,癃闭淋漓,甚则大便不通者,宜八正散淡渗苦泄。

知柏八味丸:

熟地黄八两,砂仁酒拌。　山萸肉四两,酒润。　山药四两　茯苓三两,乳拌。　丹皮三两　泽泻三两　知母二两　黄柏二两

共研细末,炼蜜为丸。

八正散:

瞿麦　扁蓄　车前仁　滑石　木通　山栀仁　大黄　灯草

胸膈烦热,大小便闭,甚则神昏谵语,此火邪弥漫三焦,或消灼津液,或扰乱神明,一以凉膈散釜底抽薪,一以紫雪丹清宫宁神。

凉膈散:

连翘　大黄酒浸　芒硝　甘草　栀子　黄芩酒炒　薄荷　淡竹叶

紫雪丹:

滑石一斤　寒水石一斤　生石膏一斤　磁石水煮二斤,捣煎,去渣,入后药羚羊角五两　犀角五两　沉香五两　木香五两　丁香一两　升麻一斤元参一斤　甘草半斤,炙　以上八味并捣,剉入前药汁中煎,去渣,入后药　朴硝　硝石各二斤,提净入前药汁中,微火煎,不住手将柳木搅候,汁欲凝再加入后二味　辰砂三两,研细　麝香一两二钱,研细入前药拌匀

合成退火气,冷水调服。

头　痛

头痛发热，有汗恶风，鼻流清涕，脉浮缓者，乃寒风为患，法宜辛温疏散，桂枝汤主之；若鼻流浊涕，脉数，或昏眩抽掣者，则属风热，法宜辛凉清散，菊花散主之，葛根葱白汤亦主之。

桂枝汤：见伤风。

菊花散：

菊花　石膏　防风　旋覆花　枳壳　蔓荆子　甘草　羌活生姜

葛根葱白汤：

葛根　白芍　川芎　知母　生姜　葱白

头紧而痛，得温稍缓，发热，恶寒，无汗，脉浮而紧者，此寒邪凝闭，宜辛温发散，麻黄汤主之。

麻黄汤：见伤寒。

头热胀痛，近烟火尤甚，发热而渴，脉浮大者，此热邪弥漫，法宜甘寒，佐以辛凉，石膏散主之；若里热偏实，不大便六七日，则宜治以咸寒，调胃承气汤主之。

石膏散：

石膏　川芎　甘草　葱白　茶叶

调胃承气汤：

大黄去皮,清酒浸　甘草炙　芒硝

头重而痛，微热倦怠，甚则一身尽痛者，此湿邪上蒙清窍，宜辛温升透，羌活除湿汤主之；若雾伤于上，仅现首如裹者，宜红豆散搐鼻，内服佩兰叶、黄豆卷、蚕砂、茶叶、丝瓜络之类以清透之。

羌活除湿汤：

羌活　藁本　防风　甘草　升麻　苍术　蔓荆子

红豆散：

羌活　连翘　红豆

等分为末，纳入鼻中。

头痛，动作则甚，烦渴苔黄，便秘，夜寐不安，此阳明胃实，燥气偏亢，法以酒蒸大黄、白芍、天花粉、黄芩、秦艽、麻仁之类，苦泄润导，以削其势。

　　头如锥刺作痛,甚则如劈,烦热脉数,于肝胆则兼眩晕口苦,龙胆泻肝汤主之;于心则神昏失眠,黄连上清丸主之;于胃则潮热谵妄,三一承气汤主之。三者皆火邪偏实,故均主攻。

　　龙胆泻肝汤:见火证。

　　黄连上清丸:

　　黄连　黄芩　黄柏　栀子各八两,炒黑　白菊花　当归尾各四两
桔梗　葛根　薄荷　玄参　天花粉　川芎各二两　姜黄　连翘各六两
大黄十二两

　　共研细末,炼蜜为丸,每服三钱。

　　三一承气汤:

　　大黄酒洗　芒硝　厚朴　枳实　甘草

　　头痛目眩,呕吐痰涎,咳嗽胸满,饮食不下,寸关脉滑者,此属痰厥头痛,以加味二陈汤辛开化痰;甚则风痰壅盛,目不欲开,兀兀欲吐者,与局方玉壶丸加雄黄、白术、姜汁之类以祛风痰。

　　加味二陈汤:

　　半夏　陈皮　茯苓　甘草　川芎　蔓荆子　细辛　姜汁

　　玉壶丸加雄黄、白术、姜汁:

　　生南星　生半夏各一两　天麻五钱　白面三两

　　上为细末,水打为丸,雄黄、白术煎水,加姜汁少许吞下。

　　头痛而起疙瘩,或脑鸣如雷,此风湿两盛,上冒清窍,名曰雷头风,风偏胜者,必兼眩晕,先以二仙散取吐,次用消风散热方;湿偏胜者,憎寒拘急,发热状如伤寒,宜升清化浊,主以清震汤。

　　二仙散:

　　瓜蒂　茶叶

　　各等分为末,荠汁调,空心服之,取吐。

　　消风散热方:

　　薄荷　连翘　黄芩　栀仁　荆芥　牛蒡子　犀角　桔梗　甘草

　　清震汤:

　　升麻　苍术　荷叶(若无荷叶,代以薄荷。)

　　头痛,或作或止,少气懒言,脉虚恶寒,不能食,乃脾肺气虚,清阳不升,法宜升阳补气,主以补中益气汤加细茶叶、蔓荆子之类。

补中益气汤加细茶蔓荆：

黄芪蜜炙　人参　甘草炙　白术土炒　陈皮留白　当归　升麻
柴胡　生姜　大枣　细茶叶　蔓荆子

头痛自鱼尾上攻，目眩，脉细或芤，此属营血不足，虚风作痛，产后亡血，多有此证，宜补血熄风，四物汤加菊花、蒺藜，或芎归汤。

四物汤加菊花、蒺藜：

当归酒洗　生地黄　芍药　川芎　菊花　蒺藜

芎归汤：

川芎　当归酒洗

头痛喜按，手足厥冷，口吐涎沫，脉沉细而缓者，此肝阳不足，虚风上犯，名曰厥阴头痛，法宜苦温，以化阴霾，吴茱萸汤主之；若眩晕抽掣，巅顶胀痛，手不能近，畏见阳光，脉弦大而芤，或弦细而数者，则属肝阴不足，风火上冲，名曰厥阳头痛，法宜育阴熄风，大定风珠主之。

吴茱萸汤：见伤寒。

大定风珠：

生白芍　干地黄　生牡蛎　鸡子黄生　阿胶　麻仁　麦冬连心
炙甘草　鳖甲生　生龟甲　五味子

水八杯，煮取三杯，去滓，再入鸡子，搅令相得，分三次服。

头痛耳鸣，或兼牙根酸软，甚则痛时如有火热上冲泥丸者，乃肾阴不足，龙火浮越，法宜壮水之主，以制阳光，主以知柏八味丸加玄武板、枸杞、桑头、蒺藜之类；若肾阳不足，阴气逆行而上，头痛不可忍，其脉举之则弦，按之则坚者，此上实下虚，法宜益火之原，以消阴翳，附桂八味丸主之，黑锡丹亦主之；更有精气两虚，头脑空痛，腰脚痿弱，脉微细者，宜填补精气，主以龟鹿二仙胶与鹿茸之类。

知柏八味丸加玄武板、枸杞、桑椹、蒺藜：原方见火症。

附桂八味丸：

地黄八两,砂仁酒拌,九蒸九晒　山萸肉酒润　山药各四两　茯苓乳拌
丹皮　泽泻各三两　附子　肉桂各一两

蜜丸，空心盐汤或酒下。

龟鹿二仙胶：

鹿角十斤　龟甲五斤　枸杞二斤　人参一斤

先将鹿角、龟甲锯截刮净，水浸，桑火熬炼成胶，再将人参、枸杞

熬胶和入，每服三钱。

黑锡丹：

黑锡　硫黄各三两。同炒结砂,研至无声为度。　葫芦巴　沉香　熟附子　肉桂各半两　茴香　补骨脂　肉豆蔻　金铃子去核　木香各一两

研末，酒煮，面糊为丸，梧子大，阴干，以布袋擦，令光莹，每服四十丸，姜汤下。

天门真痛，上引泥丸，脑尽痛，手足寒至节者，名曰真头痛，主不治。

头痛可因其部位不同，而求病之所属，如头痛连项者，病在太阳；连额者，病在阳明；少阳则痛在两侧；厥阴则痛在巅顶；太阴、少阴经脉均不上头，故痛无部位，而有重痛、脑痛之病象可凭，当随证治之。更有经气偏虚，邪气凑于一边，痛连额角，久而不已，而为偏头痛者，前贤多主偏左属血虚，兼夹风热，偏右属气虚，兼夹湿痰，特就多数而言，究亦未可尽拘。

眩　晕

发热，咳嗽，头目昏眩者，此风邪夹热，法宜辛凉散风，桑菊饮主之。

桑菊饮：

杏仁　连翘　薄荷　桑叶　菊花　苦桔梗　生甘草　芦根

眩晕，口苦，耳聋，喜呕，脉象弦数者，此肝胆风火，法宜清火熄风，黄芩汤加菊花、竹茹、蛇胆陈皮之类治之。

黄芩汤加菊花、竹茹、蛇胆陈皮：原方见热症。

头眩，张目不眠，舌燥唇红，大便燥结，解后眩晕稍止，此燥极生风，头目为之瞀乱，法宜釜底抽薪，治以调胃承气汤。

调胃承气汤：见头痛。

夏月，头脑昏闷，心烦，口渴，溲赤，脉虚者，此暑气上冒，清气不升，法宜清暑益气，与生脉散加鲜荷叶边、菊花、佩兰叶之类治之。

生脉散加鲜荷叶边、菊花、佩兰叶：

人参　麦冬　五味子　鲜荷叶边　菊花　佩兰叶

头眩，背恶寒，气自小腹上冲，状若奔豚者，乃肾阳不足，寒水上凌，法宜温化，与桂苓术甘汤；若头重且眩，口吐痰沫，脉象迟滑者，主

有痰饮,与半夏天麻白术汤醒脾健运,甚则脾气困倦,四肢乏力者,治以理脾涤饮。

桂苓术甘汤:

桂枝　茯苓　白术　甘草

半夏天麻白术汤:

法夏姜制　天麻　白术炒　麦芽　神曲　人参　陈皮　黄芪蜜炙
苍术泔浸　茯苓　泽泻　干姜　黄柏酒洗

理脾涤饮:

黄芪　白术　砂仁　白蔻　半夏　干姜

眩晕发厥,口吐涎沫状如痫证,但醒后仍眩,舌苔滑腻,此属风痰,宜白附子丸,以温开之;若大便秘者,法宜重镇苦降,礞石滚痰丸主之。

白附子丸:

全蝎炒　白附子泡　天麻　菊花　半夏　南星制　川芎　橘红
旋覆花　干姜　僵蚕炒

各等分,共为末,姜汁为丸,用荆芥汤送下。

礞石滚痰丸:

青礞石一两　沉香五钱　大黄酒蒸　黄芩各八两

将礞石打碎,用熘硝一两,同入瓦罐,盐泥封固,晒干,火煅石色如金为度,研末和诸药水丸。

头眩,嘈杂,欲吐不吐,眉棱骨痛,寸口脉沉者,此属肝胃气郁,清不升而浊不降,宜越鞠丸加蒺藜、茶叶、蚕砂之类,或用加味逍遥散以条达之。

越鞠丸加蒺藜、茶叶、蚕砂:

香附醋炒　苍术泔浸,炒　川芎　神曲　栀子炒黑　蒺藜　茶叶
蚕砂

加味逍遥散:

当归酒拌　白芍酒炒　柴胡　茯苓　白术土炒　甘草　薄荷　栀子
丹皮

头眩,动作则甚,身形解㑊,惊悸,脉缓者,此肝血不足,虚风涣散,法宜酸收重镇,都气丸加乌梅、石决明、蛇胆陈皮之类;若脑转,目系急,甚则昏仆,此风木掉眩,气血空虚,宜守中丸以两补之。

都气丸加乌梅、石决明、蛇胆陈皮:

熟地　山药　山萸肉　茯苓　丹皮　泽泻　五味子　乌梅
石决明　蛇胆陈皮

守中丸：

人参　白术　菊花　枸杞　山药　茯苓　生地　麦冬

失血后眩晕，怔忡，夜不成寐者，因亡血过多，肝脏失养，法宜育
阴熄风，补肝养营汤主之，黄连阿胶汤亦主之。

补肝养营汤：

当归　川芎　白芍　熟地　橘皮　菊花　甘草

黄连阿胶汤：见热症。

汗后头眩，心下悸，筋惕肉瞤，振振欲擗地者，此属汗多亡阳，宜
真武汤回阳固本；若头目眩晕，阴头寒，小腹弦急，尺脉独浮者，此下
元虚寒，阳气浮越，法宜潜阳温肾，桂枝加龙骨牡蛎汤主之，附桂八味
丸亦主之。

真武汤：

附子炮　白术炒　茯苓　白芍炒　生姜

桂枝加龙骨牡蛎汤：

桂枝　芍药　甘草　生姜　大枣　龙骨　牡蛎

附桂八味丸：见头痛。

眩晕，少气懒言，常欲近火，欲得暖手按之者，此属气虚，主以补
中益气汤加天麻、附子之类。

补中益气汤加天麻、附子：

黄芪蜜炙　人参　白术土炒　甘草　陈皮　当归　升麻　柴胡
生姜　大枣　天麻　附子

头眩耳鸣，迎风流泪，脉象细弦者，乃水不养木，宜杞菊地黄汤以
补其母。

杞菊地黄汤：

熟地　山萸肉　山药　茯苓　丹皮　泽泻　枸杞　菊花

眼生空华，如有物飞动，或视屋旋转，见物为二，两寸脉虚者，属
髓海空虚，宜龟鹿二仙胶合磁朱丸，填精补髓佐以镇摄；虚甚者则用
鹿茸研末，酒水各半煎服。

龟鹿二仙胶：见头痛。

磁朱丸：

磁石二两　　辰砂一两　　神曲一两

依法研末,炼蜜为丸,如桐子大。

凡头目眩晕,时时迷冒,及头脑卒然大痛,或泄泻,两眼发黑者,皆凶证也。

中　风

中风卒倒,口噤,两手握固,痰壅气塞,不省人事,先宜开闭,或以皂角末擂鼻取嚏以开肺窍,或以酸乌梅擦牙以开口噤,或以白矾散、稀涎散之类徐徐灌之,令其吐出痰涎,俟闭开风退,然后随证用药。若现眼合,遗溺,自汗诸脱候,无论有邪无邪,先当固脱,参附汤姜水煎服,有痰者加竹沥,所谓元气固而后可以除邪也。

白矾散:

白矾生　生姜

煎水,徐徐灌之。

稀涎散:

猪牙皂三钱,切片。　白矾煅,一两。

共研末,每服五分,温水调下。

参附汤:

人参　附子

口眼㖞斜,甚则手足麻痹,肌肤不仁,此乃风中经络。邪实偏寒者,洒洒恶风,脉浮而紧,与加味桂枝汤,化服活络丹;偏热者,烦热而渴,脉浮大,与独活、竹沥、生地黄汁。正虚者,自汗畏风,脉虚而弱,宜黄芪五物汤,外用蓖麻子去壳捣烂,左㖞涂右,右㖞涂左,或以鳝鱼血入麝香少许涂之,复故乃去。

加味桂枝汤:

桂枝　白芍　甘草　牛膝　当归　蚕砂　秦艽　防风　生姜大枣

活络丹:

川乌头炮,去皮脐　草乌头炮,去皮脐　天南星泡,各六两　地龙去土,泡乳香研　没药研,各三两三钱

研为末,酒煮,面糊为丸,如梧桐子大,干透蜡护。

黄芪五物汤：

黄芪　桂枝尖　白芍　生姜　大枣

手足无力，或半身不遂，此风中筋脉。表邪偏盛则头痛发热，历节疼痛，脉象浮大，法宜柔润，大秦艽汤主之；若营卫空虚，身体重着，步履艰难，外无表证，脉弦细者，宜养血祛风汤。

大秦艽汤：

当归　芍药　生地　熟地　川芎　白术　茯苓　甘草　防风白芷　独活　羌活　黄芩　秦艽　石膏

养血祛风汤：

生地　当归　白芍　桂枝　茯苓　白术　独活　续断　秦艽虎胫骨　牛膝　木香　桑枝　生姜　红枣

风中于腑，昏不知人，乃风痰上壅，阻塞包络。实者，脉必滑数，宜加味竹沥汤，熄风清热化痰；因气虚而生者，脉必浮滑而软，宜八味顺气散，先理其气；若兼二便不利，脉沉弦有力，宜三化汤先泻其实；脉细涩，便秘而无所苦，乃津阴不足，法宜滋润，还少丹主之。

加味竹沥汤：

麦冬　金石斛　羚羊角　橘红　胆星　僵蚕　天麻　鲜竹沥姜汁滴,冲服

八味顺气散：

人参　白术　茯苓　陈皮　青皮　乌药　白芷　甘草

三化汤：

厚朴　枳实　大黄　羌活

还少丹：

熟地　山药　牛膝　枸杞　山萸肉　茯苓　杜仲　远志　楮实五味子　小茴香　巴戟天　石菖蒲　肉苁蓉　生姜　红枣

神明散乱，舌不能言，失眠，自汗者，可与天王补心丹；甚则四肢懈散，口吐涎沫，昏不知人，遗溺鼾睡者，可与阴阳两救汤。二者均属风中于脏，颇为难治。若症之稍轻者，在肺则咳嗽微喘，悲忧不已，宜肺风人参汤；在心则言语謇涩，多笑不寐，面色油红，宜清心饮；在脾胃则腹满少食，吐涎呕恶，吞酸嗳气，宜六君子汤、匀气散之类；在肝则头眩、瘈疭，胸胁气逆，多惊多怒，宜肝风天麻散；在肾则二便不调，动气上冲，骨痿腰痛，呻吟语涩，宜肾风苁蓉丸。

天王补心丹：

生地　人参　元参　丹参　茯苓　桔梗　远志　天冬　麦冬
柏子仁　酸枣仁　当归　五味子

阴阳两救汤：

熟地　附子　人参　菟丝子盐水炒　枸杞　茯神　远志甘草水炒
紫河车　炮姜炭

肺风人参汤：

人参　麻黄　羚羊角　白鲜皮　防风　桔梗　杏仁　石膏
甘草

清心饮：

牛黄　琥珀　黄连　丹参　远志　菖蒲　橘红　胆星　麦冬

六君子汤：

人参　白术　茯苓　甘草　半夏　陈皮

匀气散：

人参　白术　乌药　天麻　沉香　青皮　白芷　木瓜　紫苏
甘草

肝风天麻散：

天麻　川芎　人参　羚羊角　犀角　乌蛇　钩藤　菊花　柏子仁
酸枣仁

肾风苁蓉丸：

肉苁蓉　熟地　防风　虎骨　山药　牛膝　黑豆　石斛　当归
独活

蜜丸，梧桐子大。空心，食前，酒下。

中风邪实者，由经脉闭及脏腑，其来也暴，故发多闭象，神识尚
清，其半身不遂多肌肤麻痹，或历节作痛，且兼表证；正虚者，由脏腑
犯及经脉，其来也渐，三年前即现中指或食指发麻之先兆，故发多脱
象，神识昏迷，其半身不遂多瘫痪无力。

中风，眼合为肝绝，口开为心绝，手撒为脾绝，喘鼾为肺绝，遗溺
为肾绝，均主不治。然卒中仅见一二症，亦间有得生者，以暴脱可复，
较之脏绝者，略胜一筹。

按：中风邪实，古方多用辛温，即统治中风之小续命汤，亦系寒温
互用，足征证多偏属寒风，窃尝自考所治风证，风热偏盛十常七八，中

于经络者,每以蚕砂、蒺藜、菊花、秦艽、清风藤、钩藤、全蝎之类,辛凉润燥取效;中于经脉,甚则入腑者,每以羚羊角、石决明、蕲蛇、乌梅、竹叶、胆草、黄芩、玄明粉之类,镇肝熄风,咸寒泄热取效,善后则多宜养血滋阴。若偏正虚,或宜填精固肾,如固脂、鹿胶、虎骨、菟丝之类,或宜滋补肝肾,如阿胶、鸡血藤胶、龟胶、苁蓉、枸杞、桑椹、鲍鱼、珍珠粉之类,亦与古方之用芪归等药以充气血,八味丸、六味丸等剂以补阴阳者,少有出入。昔贤尝主气候寒热,秉体虚实,古今略有变迁,以致病殊治异之说,于此可见一斑。

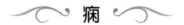

痫

　　暴仆昏迷,甚则瘛疭,口眼相引,目睛上视,有类卒中,但嚼舌吐沫,发声类畜,历时必醒,醒多复发,其名曰痫病。因风痰上壅,急救之法,宜用苏合香丸,或蛇胆陈皮、蛇胆南星,开水灌服,以开其闭,苏后必观其脉证,随所因之不同而分别调治。

　　苏合香丸:

　　苏合香油五钱,入安息香内　　安息香一两,另为末,用无灰酒半斤熬膏
丁香　青木香　白檀香　沉香　荜拨　香附子　诃子煨,去肉　乌犀角
朱砂水飞。各一两　熏陆香　片脑研。各五钱　麝香七钱半

　　为细末,入安息香膏,炼蜜和剂,丸如芡实大,每服四丸,空心用沸汤化下,温酒下亦得。

　　因于风痰偏盛者,头眩痰多,脉浮而滑,法宜熄风醒痰,五痫丸主之;肝经风火偏盛者,狂叫咬牙,脉弦数有力,宜镇肝泄热,龙胆泻肝汤加铁落、龙齿之类;痰火内蒙心窍者,神识昏迷,谵妄若癫,宜清心滚痰丸;亦有因大惊大恐,心神不宁,夜睡多啼者,此惊则气散,神舍空虚,法宜镇惊安神,人参琥珀散主之。以上乃痫之偏于阳者,其发多兼身热惊啼而脉浮。若身冷脉沉,无抽掣惊啼之象,乃《千金》所谓阴痫,主以温开,如五生丸。若年深日远,病已偏重,恐怯不能自持,偶有所触,即昏晕猝倒,良久方苏,乃痰因脾虚而生,风因血虚而动,心神失附,肾气空虚,发痫虽同症多不实,如心虚之怔忡,脾虚之困倦,肾虚之痿弱等象,皆非邪盛者所有,不此之察,而妄施攻逐风痰之剂,每致不救。治法:心虚宜归神丹,脾虚宜归脾汤,肾虚宜河车丸之类。

五痫丸：

制南星 乌蛇肉酒浸一宿,去皮骨,焙干 白矾各一两 辰砂二钱五分
全蝎二钱 半夏二两 雄黄一钱五分 蜈蚣半条,去头脚,炙 僵蚕一两五钱,炒
白附子五钱,炮 麝香三钱 皂角四两

先将皂角捣碎,水半升揉汁,以白矾同熬干为末,入各药末,姜汁
打面糊,丸如桐子大,每服三十丸,姜汤下。

龙胆泻肝汤加铁落、龙齿:原方见火证。

清心滚痰丸：

大黄酒炒 黄芩各四两 礞石煅 犀角 皂角 朱砂各五钱 沉
香二钱半 麝香五分

共研细末,水泛,丸如梧桐子大,朱砂为衣,每服六七十丸,熟汤
送下。

人参琥珀散：

琥珀 人参 茯神 远志去心 菖蒲 乳香制 朱砂飞 枣仁
研为细末,调熟汤下。

五生丸：

生南星 生半夏 生川乌 生白附 生黑豆各一两
生研为细末,滴水为丸。

归神丹：

颗块朱砂二两,入猪心内酒浸 金箔二十片 银箔二十片 白茯苓 枣仁
人参 当归各二两 琥珀 远志姜制 龙齿各一两

为末,酒糊,丸桐子大,每服三十丸,麦冬汤或枣仁汤下。

归脾汤：

人参 白术土炒 茯神 枣仁炒 龙眼肉 黄芪炙 当归酒洗
远志 木香 甘草炙 生姜 大枣

河车丸：

紫河车一具 茯苓 茯神 远志各一两 人参五钱 丹参七钱
炼蜜为丸,每早开水送下三钱。

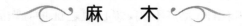

麻 木

肌肉中如小虫乱行,非痒非痛,按之不止,搔之愈甚者为麻;不痒

不痛,自己之肉如他人之肉,按之不知,搔之不觉者为木。或发于周身,或发于半身,或发于头、脚、口、舌、十指等局部,或但麻不木,或但木不麻,或麻木兼作而有偏重,或病不退麻木终不除,或终日之间有作有止。

麻木多因气血素虚,风与湿痰、死血诸邪得以乘虚为患,但有偏实偏虚之殊,其邪亦有偏胜。偏实者,病不退麻木终不除;偏虚者,则或作或止。虚风胜则麻多,湿痰、死血胜则木多。亦有血枯现木者,必现唇甲淡白,脉细而芤,与死血之目现紫点,脉涩者不同。风性上行,无处不达,故偏风者多发于头面周身;湿性下流,重着不移,故偏湿者多发于腰脚兼肿。左半麻木,多血虚夹风邪;右半麻木,多气虚兼夹湿痰。心脾肾三脏不足,风湿痰上壅经脉,以致麻木发于口舌;阳明不能充养四末,风湿得以相乘,以致麻木发于手指。若仅发于食指、中指者,则为中风之先兆,然皆各有虚实,故治各有不同。

治麻木,祛风多取蕲蛇、僵蚕、蒺藜、桑枝,或防风、秦艽、桂枝尖、紫荆皮之类;祛湿多取海桐皮、紫背浮萍、木防己、苍耳子、威灵仙、五加皮、苡仁、木通之类;祛痰多取川草乌、白附子、芥子、半夏、南星,或竹沥、牙皂之类;死血多取当归尾、大活血、苏木、红花、桃仁、血竭之类;补气虚如黄芪、人参;补血虚如当归、鸡血藤胶。

周身麻木,偏实者,宜五积散;偏虚者,宜黄芪五物汤加当归。半身麻木,血虚夹风者,宜四物汤加红花、桃仁、紫荆皮、蚕砂;气虚兼湿痰者,宜四君子加天麻、半夏、芥子。头面麻木,宜补中益气汤加蚕砂、蒺藜、天麻。腰脚麻木兼肿,宜二妙散加牛膝、五加皮。十指麻木,宜沈氏桑尖汤或健步虎潜丸之类。口舌麻木,偏实如止麻消痰饮,偏虚如地黄饮子。此皆成方可取,更参前条,分别选药以加减之。

五积散:

白芷　陈皮　厚朴　当归　川芎　芍药　茯苓　桔梗　苍术枳壳　半夏　麻黄　干姜　肉桂重表者用桂枝　甘草　生姜　葱白

黄芪五物汤加当归:原方见中风。

四物汤加红花、桃仁、紫荆皮、蚕砂:

当归酒洗　生地黄　芍药　川芎　红花　桃仁　紫荆皮　蚕砂

四君子加天麻、半夏、芥子:

人参　白术土炒　茯苓　甘草　天麻　半夏　白芥子

补中益气汤加蚕砂、蒺藜、天麻：

黄芪_{蜜炙} 人参 甘草_炙 白术_{土炒} 陈皮_{留白} 当归 升麻 柴胡 生姜 大枣 蚕砂 蒺藜 天麻

二妙散加牛膝、五加皮：

苍术 黄柏 牛膝 五加皮

沈氏桑尖汤：

嫩桑枝尖 汉防己 当归身_{酒洗} 黄芪 茯苓 威灵仙 秦艽 川芎 升麻

健步虎潜丸：

黄柏 知母 熟地_{各三两} 龟甲_{四两} 白芍 当归 牛膝_{各二两} 虎胫骨 锁阳 陈皮_{各一两五钱} 人参 黄芪 杜仲 菟丝子 茯苓 破故纸 山药 枸杞_{各一两}

以猪脊髓蒸熟，同炼蜜为丸，如桐子大，每服五六十丸，姜汤、盐汤或黄酒下。

止麻消痰饮：

黄连 黄芩 茯苓 半夏 桔梗 枳壳 陈皮 天麻 南星 细辛 甘草 瓜蒌仁

地黄饮子：

熟地黄 巴戟天_{去心} 山茱萸肉 肉苁蓉_{酒浸} 附子_泡 肉桂 石斛 茯苓 石菖蒲 远志 麦冬 五味子

等分为末，每服五钱，入薄荷、姜、枣煎服。

胸痹结胸

心肺之阳不足，阴寒水饮得以上干阳位，满布胸中，致成胸痹，若寒热痰水实邪结于胸膈则为结胸。

胸痹，喘息咳唾，胸背痛，短气，寸口脉沉而迟，此寒邪闭肺，阳气不宣，法宜辛开通利，主以栝蒌薤白白酒汤；夹水则冷涎上泛，频频欲吐，可与旋覆花汤，化寒水以利宣降；偏虚则少气不足以息，可与人参汤以助正去邪；若心中痞，不得卧，背恶寒者，乃心阳为阴寒凝闭，宜栝蒌薤白桂枝汤以温宣之；心下悸，胁下气逆抢心，脉阳微阴弦，为水饮上凌之象，心痛彻背，背痛彻心，痹有缓急，为阳气偏虚之征，治水宜栝蒌薤白半夏汤兼降其逆,治虚宜乌头赤石脂丸峻温回阳。

栝蒌薤白白酒汤:

栝蒌实　薤白　白酒

旋覆花汤:

旋覆花　橘红　半夏　茯苓　甘草　厚朴　细辛　生姜　杭芍

人参汤:

人参　干姜　白术　桂枝　甘草

栝蒌薤白桂枝汤:

枳实　薤白　桂枝　厚朴　栝蒌实捣

栝蒌薤白半夏汤:

栝蒌实　薤白　半夏　白酒

乌头赤石脂丸:

乌头一分,炮　蜀椒　干姜各一两　附子半两　赤石脂一两

上五味末之,蜜丸,如梧子大,先食服一丸,日三服,不知稍加服。

结胸热实,从心下至少腹硬满而痛不可近,或不大便,烦渴潮热者,名大结胸,大陷胸汤主之;或项强不能俯,如柔痉状,宜大陷胸丸;若硬满正在心下,未及胁腹,按之则痛,脉浮滑者,名小结胸,小陷胸汤主之;若但结胸,无热证,脉沉紧者,当属寒实,宜三物白散或枳实理中丸。

大陷胸汤:

大黄去皮　芒硝　甘遂

大陷胸丸:

大黄半斤,去皮　葶苈半升,熬　芒硝半升　杏仁半升,去皮尖,熬黑

上四味,捣筛二味,纳杏仁、芒硝,合研如脂,和散。取如弹丸一枚,别捣甘遂末一钱匕,白蜜二合,水二升,煮取一升,温顿服之。一宿乃下,如不下,更服,取下为效。禁如药法。

小陷胸汤:

黄连　半夏洗　栝蒌实

三物白散:

桔梗三分　巴豆一分,去皮心,熬黑研如脂　贝母三分

上三味为散,纳巴豆,更于臼中杵之,以白饮和服,强人半钱匕,羸者减之。病在膈上必吐,在膈下必利。不利,进热粥一杯;利过不

止,进冷粥一杯。

枳实理中丸:

白术二两,陈壁土炒　人参　干姜炮　甘草炙　枳实　茯苓各一两

上蜜丸。

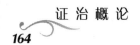

气　痛

心气痛,心中如唉蒜薤状,痛在歧骨陷处,或心痛彻背,或背痛彻心,兼现身冷自汗,手足厥冷,便利不渴,脉沉迟者为寒,主以术附汤,甚则与赤石脂、干姜、蜀椒、附子、乌头之类以温化之;兼现身热足冷,烦躁,脉洪大者为热,宜清热解郁汤,或金铃子散以通脉络。若胸中攻刺作痛,势不可忍,面色乍红乍白,脉沉而涩,乃瘀血上冲,名曰杀血心痛,治以失笑散;若胸中嘈杂作痛,脉细善惊,乃血虚而心失养,治以归脾汤加降香之类。此皆邪犯心脏,包络先受。若心自受邪,则手足青冷至节,脉微欲绝,病属心阳将败,名曰真心痛,主不治。

术附汤:

白术　附子　甘草

清热解郁汤:

栀仁　枳壳　川芎　香附　黄连　苍术　陈皮　姜炭

金铃子散:

金铃子　延胡索

研末酒调服。

失笑散:

五灵脂　蒲黄

研末,酒调服。

归脾汤加降香:原方见痫症。

肝气痛者,痛引少腹,上下无定,溲便难,宜逍遥散加降香、金铃子、橘核以疏肝调气,甚则色苍苍如死状,触事善怒,宜加味六郁汤。若胁痛不能转侧,善太息,为病兼少阳,主以柴胡疏肝散;偏左者多属血分,宜疏肝和血,如枳芎散加当归;偏右者则与肺气有关,宜辛温理气,如推气散。干呕吐涎沫,手足厥逆,脉弦而迟者,乃肝寒犯胃,吴茱萸汤主之,甚者加花椒。

逍遥散加降香、金铃子、橘核：

柴胡　　当归酒拌　　白芍酒炒　　白术土炒　　茯苓　　甘草炙　　生姜煨
薄荷　　降香　　金铃子　　橘核

加味六郁汤：

当归　　川芎　　白芍酒炒　　香附　　栀子炭　　半夏　　苍术炭　　云皮
五灵脂　　台乌药　　小茴香　　肉桂

柴胡疏肝散：

香附　　柴胡　　陈皮　　川芎　　白芍　　枳壳　　甘草

枳芎散加当归：

川芎　　炒枳实　　甘草　　当归

研末，姜枣汤下。

推气散：

片子姜黄　　炒枳壳　　桂心　　炙甘草

研末，酒调服。

吴茱萸汤加花椒：原方见伤寒。

肺气膹郁，肩背作痛，咳嗽喘逆，宜香苏饮加芥子、苏子之类；若胸中隐隐作痛，少气不足以息，脉迟者，此土冷金寒，大建中汤主之。

香苏饮加芥子、苏子：

香附炒　　紫苏　　陈皮去白　　甘草　　生姜　　葱白　　芥子　　苏子

大建中汤：

蜀椒炒去汗　　干姜　　人参　　饴糖

脾气不运，痛多在腹，肾阳偏虚，痛多在腰，各有专篇，今姑从略。

胃气不和，胸脘痞闷，不欲饮食，夹痰则心中澹澹欲吐而痛，宜二陈汤加炮姜；夹滞则吞酸嗳腐而痛，宜三消饮加枳壳、砂仁、橘皮。邪在上脘，胸闷较甚，藿郁可加；邪在中脘，痛在胃间，香砂平胃可取；邪在下脘，痛在软肋，大便不利，主以枳术丸。若邪因胃气虚寒，则宜小建中汤、丁蔻理中丸之类。

二陈汤加炮姜：

半夏姜制　　陈皮去白　　茯苓　　甘草　　炮姜

三消饮加枳壳、砂仁、橘皮：

山楂　　麦芽　　神曲　　枳壳　　砂仁　　橘皮

香砂平胃散：

苍术泔浸　厚朴姜炒　陈皮去白　甘草炙　生姜　大枣　木香

砂仁

枳术丸：

白术二两,土蒸　枳实一两,麸炒

为末,荷叶包陈米饭煨,干为丸。

小建中汤：

桂枝去皮　甘草炙　大枣擘　芍药　生姜切　胶饴

丁蔻理中丸：

白术二两,陈壁土炒　人参　干姜炮　甘草各一两,炙　丁香五钱

蔻仁五钱

上研细末,蜜丸。

腹　痛

大腹隐隐作痛,喜按,得温稍减,不食不饥,脉沉而迟,乃中土虚寒,法宜温化,《外台》附子汤主之；虚冷甚者,附桂理中汤主之。

《外台》附子汤：

附子　炙甘草　干姜　半夏　白术　陈仓米　大枣

附桂理中汤：

附子炮　肉桂　白术陈壁土炒　人参　干姜炮　甘草炙

小腹奔豚作痛,肠间沥沥有声,乃肾阳不能化水,水气相搏,宜温肾化气,苓桂术甘汤主之。

苓桂术甘汤：见眩晕。

胸胁痞满,少腹作痛,痛有定所,按之有块者,此属癥结,拈痛丸加乳没、橘皮；若或聚或散,痛无常处者,乃气郁成瘕,与新定吴茱萸汤。

拈痛丸加乳没、橘皮：

五灵脂　蓬莪术煨　木香　当归　乳香　没药　橘皮

新定吴茱萸汤：

吴茱萸　黄连　茯苓　半夏　人参　木瓜　生姜

腹中奔响作痛,痛即泄泻,色青,脉弦者,乃木土不舒,宜肝脾两治,痛泻要方主之；若泻痢病后,利止而痛绵绵不休者,此属营气不和,主以芍药甘草汤,温气分则加肉桂,和血分则加当归之类。

痛泻要方：

白术土炒　白芍炒　陈皮　防风

芍药甘草汤：

白芍药　炙甘草

腹中急痛，时作时止，热手按之不减，脉洪数者，此火热之气郁于小肠，法宜苦温宣泄，可与栀子、乌药、黄连、木香、香附之类治之。

腹中绞痛，欲吐不吐，欲泻不泻，此寒热骤闭，气机暴阻，夏月多有此证，名干霍乱，急用烧盐汤探吐，以开其闭，或用白芷、腹皮为散冲服，以利升降之机。

烧盐汤：

烧盐　热童便

三饮而三吐之。

腹满而痛，痛则欲便，便则痛减，不欲饮食，食则嗳腐吞酸者，此属寒滞，法宜醒脾消导，可与平胃散加山楂、神曲、麦芽、砂仁、草果，或香砂枳术丸；若寒积冷食，泄泻流连，或不大便，腹痛拒按，而为阴结，宜温脾汤、木香槟榔丸以分治之；若腹痛胀急，溺赤便秘，甚则潮热谵语者，此为热结，治以咸寒，调胃承气汤主之。

平胃散加山楂、神曲、麦芽、砂仁、草果：

苍术泔浸　厚朴姜炒　陈皮去白　甘草炙　生姜　大枣　山楂神曲　麦芽　砂仁　草果

温脾汤：

附子　干姜　甘草　桂心　厚朴　大黄

香砂枳术丸：

枳实一两,麸炒　白术二两,土炒　木香五钱　砂仁五钱

为末，荷叶包陈米饭煨，干为丸。

木香槟榔丸：

木香　白豆蔻仁去壳　丁香　檀香各二两　藿香叶　甘草炙,各八两缩砂仁四两,炒

研为细末，每服二钱，和盐少许，沸汤调如稠糊下，晨夕各一次。或滴水为丸，服二钱亦可。

调胃承气汤：见头痛。

腹痛头眩，甚且呕冷涎，下白积，此痰积内阻，清不升而浊不化，

与星半安中汤,或二陈汤加行气之药。

星半安中汤:

南星　半夏　香附　枳壳　青皮醋炒　木香　苍术　砂仁　炒栀仁　茯苓　滑石　橘红　炙甘草　甚则加螺蛳壳烧灰　生姜

二陈汤:

半夏姜制　陈皮去白　茯苓　甘草　生姜　大枣

小腹坠胀,或硬满作痛,按之有块,大便色黑,小便自利者,主有蓄血,轻则失笑散,重则桃仁承气汤。

失笑散:见气痛。

桃仁承气汤:

桃仁去皮尖　桂枝　大黄　芒硝　甘草炙

痛时耕起,往来上下,按之不见,口吐清涎,甚则腹现青筋,或唇生白点,乃虫积内扰,宜理中安蛔散或乌梅丸。

理中安蛔散:

白术　茯苓　干姜　川椒　乌梅　人参

乌梅丸:

乌梅三百个　细辛六两　干姜十两　黄连一斤　当归四两　附子六两,炮　蜀椒四两,炒去汗　桂枝六两　人参六两　黄柏六两

上十味,异捣筛,合治之,以苦酒渍乌梅一宿,去核,蒸之五升米下,饭熟捣成泥,和药令相得,内臼中,与蜜杵二千下,丸如梧桐子大。先食饮服十丸,日三服。稍加至二十丸,禁生冷、滑物、食臭等。

厥

厥乃阴阳之气不相顺接,或为手足厥逆,或更昏厥仆地,手足厥逆者,多属寒热蛔扰,经气骤闭;兼现昏厥仆地者,属精气内夺,脏气不支;然亦有邪气乘虚上逆使然者,故后世更分风、痰、气、尸数端。

手足厥逆,身寒蜷卧,或下利清谷,脉微而迟者,名曰寒厥,宜回阳通闭,四逆汤主之,或附子理中汤亦主之。若热深厥深,阳极似阴,身热面赤,便秘脉数者,宜转枢泄热,主以大柴胡汤,若泄利下重者,宜四逆散。若心腹痛不可忍,发有休止,得食而呕,或吐涎沫,或吐蛔虫者,名曰蛔厥,乌梅丸主之,有寒者,理中汤加花椒。

四逆汤：见伤寒。

附子理中汤：

附子_泡　白术_{陈壁土炒}　人参　干姜_炮　甘草_炙

大柴胡汤：

柴胡　黄芩　芍药　半夏_洗　生姜_切　枳实_炙　大枣_擘　大黄

四逆散：

甘草_炙　枳实_{麸水渍,炙}　柴胡　芍药

上四味，各十分，捣筛，白饮和服方寸匕，日三服。

乌梅丸：见腹痛。

理中汤加花椒：汤见伤寒。

卒然厥倒，昏不知人，手足厥冷，脉伏而虚，气虚者宜参芪益气汤，阳虚较甚者，加附子、童便。若手足厥热，脉伏而细者，乃血虚有热，宜芎归养荣汤。若阴阳两虚，则肉瞤汗多，或血脱垂危，与六味回阳饮加芪术，血脱者宜先益气，独参汤主之。

参芪益气汤：

人参　黄芪　白术　五味子　麦冬　陈皮　炙甘草　生姜　大枣

芎归养荣汤：

当归_{酒洗}　川芎　白芍_炒　熟地黄　黄柏_{酒炒}　知母　枸杞　麦冬　甘草　生姜　大枣

六味回阳饮：

附子　炮姜　甘草_{各一钱,炙}　当归　党参_{各三钱}　肉桂_{二钱}

加胡椒细末三分，用灶心土水澄清煎服。

独参汤：

人参

昏厥而兼眩晕，目闭不开，甚则手足抽搐，此虚风上冒，法宜养血熄风，可与白薇汤。若痰涎骤涌，声如曳锯，药石难于下咽者，为痰厥，必先探吐，与稀涎散灌服，俟痰开气顺，当视其痰之所因而治其本。若兼暴怒气逆，愤然默默，脉沉弦，此为气厥，治以八味顺气散，或以调气散芳香理气。其有头面青黑，语言错乱，肌肤粟起者，名曰尸厥，乃瘴疠卒中之恶候，丧登塚者多得之，先以苏合香丸，或还魂丹灌服，以开其闭，苏后再服调气平胃散。

白薇汤：

白薇　当归　人参　甘草

稀涎散：见中风。

八味顺气散：见中风。

调气散：

白蔻仁　丁香　檀香　木香　藿香叶　炙甘草　砂仁

研末，入盐少许，清水煎服。

苏合香丸：见痫症。

还魂丹：

辰砂一钱　雄黄三钱　玳瑁三钱　麝香五分　白芥子五钱　安息香二钱

溶化为丸，如粟米大，每服五分

调气平胃散：

木香　檀香　砂仁　蔻仁　厚朴　陈皮　苍术　藿香　甘草

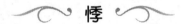

悸

悸有澹澹然动于心下者，为心下悸；有筑筑然动于脐下者，为脐下悸。或由气虚，或由停水而作。

心下悸，以饮水多而小便利者，为水停胸膈，宜助心阳以化寒水，茯苓甘草汤主之。

茯苓甘草汤：

茯苓　桂枝去皮　生姜切　甘草炙

心下逆满，气上撞胸，起则头眩，脉沉紧，甚则身为振振摇者，此土不制水，法当实脾，苓桂术甘汤主之。

苓桂术甘汤：见眩晕。

心下悸，小便不利，胸胁苦满，默默不欲饮食，心烦喜呕，身有微热者，为水气逆于心下膈膜之间，火气不宣，宜宣降以利气机，小柴胡汤去黄芩加茯苓主之。

小柴胡汤去黄芩加茯苓：原方见伤风。

心下悸，欲得按，其人叉手自冒心者，多以发汗太过，心气受伤，宜以桂枝甘草汤保其心气。

桂枝甘草汤：

桂枝去皮　甘草炙

心悸而烦，脉弱者，乃津气空虚，宜建其中气，佐以酸甘，小建中汤主之。

小建中汤：见气痛。

心下悸，头眩，身𥆧动，振振欲擗地者，此下焦阳虚，寒水得以上泛，法宜温固肾阳，真武汤主之。

真武汤：见眩晕。

头眩，气从小腹上冲，欲作奔豚，此水气动于脐下，宜苓桂枣甘汤，甘温化气，气化而后水平，若小便不利者，与五苓散。

苓桂枣甘汤：

茯苓　桂枝去皮　甘草炙　大枣擘

五苓散：

猪苓去皮　泽泻　茯苓　桂去皮　白术

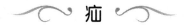

疝

疝有冲、狐、癫、㿉、㿗、㿗七者之分，或现于腹中而为攻冲作痛，或现于睾丸、肾囊而为肿胀坠痛，所谓有形如瓜，有声如蛙，或上于腹，或下于囊者是也。其病多因积寒与正气相搏，或寒湿郁热，犯于任脉、厥阴两经所致。偏寒则痛甚，偏热则胀甚，偏湿则肿甚。犯任脉者病多在腹，犯厥阴者病多现于睾丸、肾囊。因其情状不同，而有七疝之名称。

气从小腹上冲而痛，状若奔豚，名曰冲疝，乃下焦阴寒上逆，法宜温散，佐以苦降，与木香散。

木香散：

木香　陈皮　良姜炒　干姜炒,各等分　诃子　枳实各一钱五分　豆蔻一钱,炒　黑牵牛六分　川芎一钱

共研末，水煎服。

睾丸偏有大小，卧则收而囊缩，起则坠而囊大，时上时下，如狐狸之出入莫测，名曰狐疝，宜逐气散结，蜘蛛散主之。

蜘蛛散：

蜘蛛十四枚,去头足,微炒,研。屋西南,有纲身小尻,大腹内有苍黄脓者佳；五色,

或身有毛刺,或薄小者勿用。　　肉桂五分

为末,饮和服,每服一钱。蜜丸亦可。

积气自少腹上逆心痛,吐食,脉大而虚,此肝木上犯脾土,名曰厥疝,宜《宝鉴》当归四逆汤;若脉实便秘者,与苦楝散。

《宝鉴》当归四逆汤:

当归尾　附片　肉桂　小茴炒　柴胡　白芍　延胡索　川楝子　茯苓　泽泻

苦楝散:

木香　川楝子巴豆拌,去巴豆　茴香盐炒

等分为末,每服二钱,酒调下。

阴囊大如升斗,不痒不痛,甚则顽痹不仁,状如栲栳,名曰癫疝,乃脾经湿热下注,法宜苦泄,三层茴香饮主之,或与蠲痛丸。

三层茴香饮:

大茴香盐拌炒　川楝子去核,炒　沙参　木香各一两

为末,水煮,米糊丸,如桐子大,每服三钱,空心盐汤下,日三服。服完,接服第二层,加荜拨一两,槟榔五钱,丸法如前。不愈,接服第三层,再加茯苓四两,川乌一两,丸法如前,囊肿服此可以除根。

蠲痛丸:

延胡索一两　川楝肉　茴香各五钱　白丑碾取头末　当归　良姜　青皮　木香　乌药各二钱半　全蝎七个

姜汁糊丸,烧棉衣灰调酒,送下三五十丸。

疝有气聚则痛作有形,气散则痛止无形,名曰瘕疝,证兼满闷呕逆,为病属肝,多得于忿怒啼哭,与立效散;兼小腹冤热,发则白津出,为脾之湿热郁滞,与仓卒散;若寒凝小肠,痛多绕脐,寒凝膀胱,小腹胀满,有时作痛不得小便,均宜温化,以天台乌药散、加味五苓散分治之。

立效散:

楂肉一两　川楝子　茴香盐水炒　枳实　茅术　香附　栀子姜汁炒　青皮醋炒,各五钱　吴萸三钱

为末,每服五钱。

仓卒散:

栀仁五十个,炒　附子一枚

为末,每服二钱,酒水同煎,入盐一捻。

天台乌药散：

乌药　木香　茴香炒　青皮　良姜炒,各五钱　槟榔二枚　川楝子十个　巴豆十四枚

先以巴豆打碎,同楝实用面炒,候黑色,去巴豆、面均不用,研为细末,每服一钱,温酒送下。

加味五苓散：

猪苓　茯苓　白术各一两　泽泻八钱　茴香四钱　肉桂一钱五分

为末,每服四钱,加盐八分,水煎,日三服。

睾丸肿痛,小腹胀急,尺脉滑数,出脓血者,为㿗疝,主以桃仁当归汤,调气和血;若无脓血,而小便淋漓不利者,则为癃疝,宜苦寒泄热,佐以淡渗,加味通心散主之。

桃仁当归汤：

桃仁去皮尖　当归梢酒洗　延胡索　川芎　生地　赤芍　吴萸　青皮醋炒　丹皮　生姜

加味通心散：

瞿麦穗　木通　栀仁　黄芩　甘草　枳壳　川楝子去核

等分研末,加灯芯一小组,车前草五茎,水煎,空心温服。

疝病经久必多虚证,或元气本弱,虽偶患亦间有虚者,当察其阴阳,分别论治,阳虚寒凝者,《金匮》有大乌头煎之治腹中绞痛,手足厥冷;阴虚而血分有寒者,《金匮》有当归生姜羊肉汤之治腹中疼痛,及胁痛里急,此皆寓治病于补正之中。尤有纯当议补者,如肝肾阴虚,睾丸刺痛,遇劳则发,头眩自汗,脉弦细数,尝以滋肾养肝之龟胶、阿胶、鸡血藤胶、枸杞、海螵蛸、生牡蛎、石膨子、青木香、木蝴蝶诸药取效;肝肾阳虚,小腹痛不可忍,牵引腰脐,甚且呕吐,脉沉迟无力,尝以补肾暖肝之桂、附、葫芦巴、荜澄茄、固脂、小茴诸药取效;更有睾丸偏坠,早轻,午后渐重,神倦脉虚,少气懒言者,则为气虚不摄,宜补中益气汤加茴香、肉桂子之类以治之。

大乌头煎：

乌头

水煎去滓,纳蜜少许。

当归生姜羊肉汤：

当归　生姜　羊肉

补中益气汤加茴香、肉桂子:

黄芪_{蜜炙} 人参 甘草_炙 白术_{土炒} 陈皮_{留白} 当归 升麻
柴胡 生姜 大枣 小茴香 肉桂子

温 病

风温之为病,脉浮不静,头痛,身热自汗,不恶寒,微渴者,宜辛凉平剂银翘散主之;若头昏,咳嗽,辛凉轻剂桑菊饮主之;若夜寐不安,烦渴舌赤,时有谵语,为逆传心包,邪入营分,宜咸寒苦甘法,清营汤主之。

银翘散:

连翘 金银花 桔梗 薄荷 甘草 荆芥穗 竹叶 牛蒡子
淡豆豉 鲜苇根

桑菊饮:

桑叶 菊花 杏仁 连翘 薄荷 鲜苇根 桔梗 甘草

清营汤:

犀角 生地 元参 竹叶心 麦冬 丹参 黄连 金银花 连翘

温热之为病,壮热口渴,蒸蒸自汗,脉洪大,甚则气粗似喘,宜甘寒清热,白虎汤主之若入营分,谵语发斑者,与化斑汤;昏狂吐衄者,与清宫汤;若气血两燔,不可偏治,玉女煎主之。

白虎汤:见热证。

化斑汤:

石膏 知母 生甘草 犀角 元参 白粳米

清宫汤:

元参心 莲子心 连翘心 连心麦冬 竹叶卷心 犀角尖_{磨冲}

玉女煎:

生石膏 知母 熟地 麦冬 牛膝

暑温之为病,脉虚,身热,烦渴,但头微胀,目不了了,宜辛凉芳香,清络饮主之;若兼吐血,为暑气逼迫,血络受伤,宜清络饮加茅根、藕汁、栀子炭之类,甚则脉数,舌绛,吐衄,为深入血分,犀角地黄汤主之。

清络饮:

鲜荷叶边 西瓜翠衣 鲜扁豆花 鲜银花 鲜竹叶心 丝瓜皮

犀角地黄汤：见火症。

湿温之为病，头目昏闷，温温发热，午后较甚，汗出齐颈而还，面黄身重，便溏频而不爽，胸闷不饥，渴不欲饮，病最缠延，宜淡渗宣透，三仁汤主之；若邪入心包，神志昏迷，宜芳香开窍，紫雪丹主之；夹痰者，与安宫牛黄丸。

三仁汤：

杏仁　白蔻仁　生薏仁　飞滑石　白通草　竹叶　半夏　厚朴

甘澜水煎。

紫雪丹：见火症。

安宫牛黄丸：

牛黄一两　郁金一两　犀角一两　黄连一两　朱砂一两　梅片二钱五分

麝香二钱五分　珍珠五钱　山栀一两　雄黄一两　黄芩一两　金箔衣一两

上为极细末，炼老，蜜为丸，每丸一钱，金箔为衣，蜡护。

寒温之为病，头痛鼻塞，发热，亦恶风寒，但不如伤寒之甚，咳嗽，口不渴，舌苔淡黄或薄白而不厚腻，治以苦温，佐以甘辛，宜杏苏散；若燥甚于上，喉痛舌干者，去姜半加橄榄、萝卜汁主之。

杏苏散：见伤风。

瘟　疫

瘟疫为时行疠气，初起憎寒壮热与伤寒、温病相类，但目赤面垢，臭气熏蒸，互相传染为夹毒之特象，轻者因于时气不正，故病发仅及一隅，谓之常疫；重者多发于饥馑兵凶之后，每致沿门阖境，谓之大疫。总因温暑湿毒酝酿而成，可服甘草黑豆汤或辟瘟雄黄丸等剂以预防之。

甘草黑豆汤：

黑豆炒熟令香　甘草炙黄

水煎，时时呷之。

辟瘟雄黄丸：

明雄黄一两，研　赤小豆炒熟　丹参　鬼箭羽各二两

蜜丸，桐子大，每日空心温水下五丸。

憎寒壮热，胸腹胀闷，首如裹，乃湿浊阻滞，法宜芳香透络，与

大无神术散；若头痛目赤，一身疼重，难于转侧，此寒湿独盛于表，里无大热，宜《活人》败毒散以宣解之；若表热既实，里证复急，其人大热无汗，口渴心烦，甚则发狂，昏不识人，法宜三黄石膏汤以两解之；若其病不在表，又不在里，而独伏于募原之间者，初起凛凛恶寒，旋即自止而壮热，舌苔满布，白如积粉，胸膈满闷，饮食不思，神识昏迷，问其所苦不能清楚以告，乃秽浊之气弥漫遏郁，宜苦辛开泄，达原饮主之。

大无神术散：

漂苍术　厚朴姜汁炒　陈皮　甘草　藿香　石菖蒲

《活人》败毒散：

人参　羌活　独活　柴胡　前胡　川芎　枳壳　桔梗　茯苓
甘草　薄荷　生姜

三黄石膏汤：

石膏　黄芩　黄连　黄柏　麻黄　栀子　豆豉

达原饮：

槟榔　草果　厚朴　黄芩　知母　芍药　甘草

头面红肿，兼起黄泡，甚则肿大如斗，目不能开，咽喉不利，口渴舌燥者，名大头瘟；喉痹失音，项大，腹胀状如蝦蟆者，名蝦蟆瘟，均属风湿热毒上攻，一与普济消毒饮，一与荆防败毒散去人参主之。

普济消毒饮：

黄芩　黄连　牛蒡子　元参　甘草　桔梗　马勃　僵蚕　板蓝根
连翘　陈皮　升麻　柴胡　薄荷

荆防败毒散去人参：

荆芥　防风　柴胡　前胡　羌活　独活　桔梗　枳壳　茯苓
川芎　薄荷　甘草　生姜

胸高胁起，呕如血汁者，名瓜瓤瘟，此阳明热毒，酝酿蒸变，宜参犀饮以清解之。

参犀饮：

黄土　犀角　黄连　苍术　金汁　茶叶

遍身紫块瘢疮，乃热毒盛于血分，名杨梅瘟，与清热解毒汤；紫块盛者，宜刺块出血；大便秘者，宜人中黄丸。甚则发块如瘤，遍身流走，且发夕死，名疙瘩瘟，急用三棱针刺入委中三分出血，内服人中黄散,间有得生。

清热解毒汤：

人参　黄连　黄芩　白芍　生地　石膏　羌活　知母　生姜
甘草　升麻　葛根

人中黄丸：

大黄三两　人中黄二两　苍术二两,麻油炒　桔梗二两　人参五钱
黄连五钱　防风一两五钱　香附一两五钱

神曲糊丸。

人中黄散：

辰砂一钱五分　雄黄一钱五分　人中黄一两

研末,每服二钱,薄荷桔梗汤下。

肠鸣,腹中绞痛,欲呕不呕,欲泻不泻,似干霍乱,而传染颇速者,
此毒气壅闭,急宜探吐以通之,然后随证调治。

斑　疹

肌肤间色红成片,稠如锦纹,摸之而无碍手之质者,为斑;红点磊
磊,状如沙粟,以手摸之可得者,为疹。斑有伤寒化热、热为湿遏、温
热、温毒、阳虚之殊;疹有风湿、时疫或内夹胎毒之异。斑证多关乎
胃,色红者吉,紫赤为热重,紫黑为胃烂;疹则多关乎肺,点透热清者
顺,喘咳鼻焦者危。

发斑,头痛,憎寒壮热,胸膈不利者,此阳明之热发于肌肉,兼夹
表邪,法宜升麻葛根汤以升透之;若热为湿遏,邪留血分,斑出不透,
瘙痒难忍者,宜与托里举斑汤,乘势利导。

升麻葛根汤：

升麻　葛根　芍药　甘草

托里举斑汤：

当归　赤芍　升麻　白芷　柴胡　穿山甲炙黄

发斑,烦渴,不恶寒反恶热,脉洪数者,此温热扰及营血,宜咸寒
清透,主以化斑汤。

化斑汤：见温病。

发斑,谵妄,张目不眠,不大便,脉实者,乃燥火内炽,急当泻阳救

阴,与三一承气汤。

三一承气汤:见头痛。

发斑,咽痛,面赤,脉数,下利后重,甚则斑色紫赤,心烦不寐,此为温毒,治宜咸寒苦泄,犀角大青汤主之。

犀角大青汤:

犀角磨汁　大青　元参　甘草　升麻　黄连　黄芩　黄柏　栀子

斑纹现于胸背手足,惟点稀色淡,其脉沉细且迟,与上述阳斑迥异,或因误汗吐下,损伤胃阳,以致阳邪无所依附,散于肌表,或因肾阳大虚,阴盛于下,逼其无根之火,越于皮肤。中虚宜十四味建中汤以保元气,下虚宜附子理中汤以挽浮阳。

十四味建中汤:

黄芪蜜炙　人参　白术土炒　茯苓　甘草炙　半夏姜制　当归酒洗
白芍酒炒　熟地　川芎　麦冬　肉苁蓉　附子　肉桂

附子理中汤:见厥症。

风温发疹,初则眼泪汪汪,鼻流清涕,乍寒乍热,咳嗽喷嚏,继则红点渐现,宜银翘散去荆、豉加大青叶、赤芍之类以清透之;若与麻相杂而出者,则为内夹胎毒之征,治法当于麻症中求之。

银翘散去荆、豉加大青叶、赤芍:原方见温病。

湿温之邪,溢于气分,治失轻清宣泄,未转他经,但从卫分发出,小粒如水晶色者,名曰白㾦,仍前法佐以透湿,与连翘、黄豆卷、赤小豆、苍术皮、甘草之类。

时行疠气,从口鼻入,发热,目黄,胸满,呕逆,身现丹疹,互相传染,证象大同,舌色粉白,或舌尖干焦者,为疫邪尚在气分,主以甘露消毒饮;若壮热,旬日不解,神昏谵语,舌绛而干者,则为邪已入营,宜神犀丹,开窍清凉透解。

甘露消毒饮:

滑石　黄芩　茵陈　藿香　连翘　薄荷　木通　射干　贝母
白蔻仁　石菖蒲

神犀丹:

犀角尖六两　生地一斤,熬胶　豆豉八两,熬胶　连翘十两　黄芩六两
板蓝根九两　银花一斤　金汁十两　元参七两　石菖蒲九两　花粉四两
紫草四两

用生地、豆豉蒸汁打丸，每丸重三钱，开水化服。

～ 暑 证 ～

头痛胸闷，无衣则凛凛，着衣则烦，甚则恶寒，发热无汗，而小便不利者，此感寒受暑，宜香薷饮辛香发散；若更身疼腹胀，舌淡溶溶，与藿香正气散芳香解暑；寒暑犯中，则呕泻并作，治当温中和胃，六和汤主之。

香薷饮：

香薷　厚朴　扁豆

藿香正气散：

藿香　紫苏　白芷　大腹皮　茯苓　白术土炒　陈皮　半夏曲桔梗　甘草　厚朴姜制　生姜　大枣

六和汤：

藿香　砂仁　杏仁　厚朴　半夏　扁豆　木瓜　人参　白术赤茯苓　甘草　生姜　大枣

发热，恶寒，身重疼痛，小便已洒然毛耸，小有劳身即热，口开前板齿燥，乃暑湿遏郁，宜桂苓甘露饮以清利之；若热胜于湿，壮热，大渴，大汗，身重，足冷者，甘寒清热之中，仍兼除湿，白虎加苍术汤主之。

桂苓甘露饮：见湿症。

白虎加苍术汤：即白虎汤加苍术。原方见热症。

发热，恶风，溺赤，两手时或搐搦，此寒风闭暑，法宜疏解，羌秦香薷饮主之；若风热伤营，肝风内动，瘈疭不已，或兼口眼㖞斜，治以清营汤加羚角、丹、钩之类。

羌秦香薷饮：即香薷饮加羌活、秦艽。原方见本篇寒暑。

清营汤加羚角、丹、钩：原方见温病。

吐泻，腹痛，舌滑，冷汗，脉象沉迟者，名曰阴暑，主以理中汤；甚则通身厥冷，腹痛尤甚，脉微欲绝者，宜吴茱萸汤加干姜、肉桂之类回阳化阴。

理中汤：见伤寒。

吴茱萸汤加干姜、肉桂：原方见伤寒。

肌热多汗，渴与呕泻并起，脉象洪大而虚者，名曰阳暑，宜人参白虎汤清热生津;甚则舌燥唇红,烦渴脉数,乃热盛化火,治当苦降泄热,黄连解毒汤主之。

人参白虎汤:即白虎汤加人参。原方见热症。

黄连解毒汤:

黄连 黄芩 黄柏 栀子

夏月,日中劳役,卒倒昏迷,名曰暑厥。或口唇淡白,或唇红目赤,或喉间有声,无论其为气虚、为热壅、为痰闭,救急之法,均宜先移其人于阴处,掬热土置脐上,拨开作窍,令人溺其中,再以生姜或蒜捣汁,和温汤徐徐灌之,待苏然后随证调治。脉虚自汗,少气懒言者,属气虚,与清暑益气汤;心热烦渴,小便不利者,属热壅,宜益元散加西洋参,重则主以人参白虎汤;若神犹迟钝,语言謇涩,舌腻脉滑者,此属痰闭经络,治宜消暑丸加菖蒲、竹沥、蛇胆陈皮之类。

清暑益气汤:

黄芪 人参 白术炒 苍术 神曲炒 青皮 陈皮 甘草 麦冬当归 五味子 黄柏 泽泻 升麻 葛根 生姜 大枣

益元散加西洋参:

滑石六两 甘草六钱 辰砂三钱

研为极细末,用西洋参煎水,冲服三钱。

人参白虎汤:见本篇阳暑。

消暑丸加菖蒲、竹沥、蛇胆陈皮:

半夏醋制 茯苓 生甘草 石菖蒲 竹沥 蛇胆陈皮

霍　乱

腹痛,吐泻交作,手足逆冷,甚则转筋脉绝,名阴霍乱,急与三宝回阳药酒以救其阳,转筋者更以酒擦患处,俟其势稍缓,而后随证调治。其脉沉迟不渴者,乃寒湿犯中,脾胃气逆,主以理中汤;腹痛拒按,痛甚则泄,泄后痛减者,乃过食生冷,滞积于中,当以冷香汤温中醒脾;若肾阳不振,汗出脉微,四肢拘急,宜四逆汤;厥阳将绝,腹中急痛,烦躁欲死,宜吴茱萸汤;转筋不愈者,与木瓜汤。

三宝回阳药酒:

肉桂一两,切片 公丁香一两 樟脑一两 白干酒一斤上药用夏布袋盛之，浸入酒内，封固，勿泄气，用时每服一钱，和温开水冲服。

理中汤：见伤寒。

冷香汤：

附子　良姜　丁香　草果仁　炙甘草　檀香

四逆汤：见伤寒。

吴茱萸汤：见伤寒。

木瓜汤：

木瓜　茴香　吴萸　甘草　生姜

食入即吐，泻如注，腥臭逼人，兼且身热脉数，口渴心烦，唇红舌燥，甚则阳明津气受伤，筋脉失养，以致转筋，乃暑热内扰，名阳霍乱，法宜甘寒清暑，竹叶石膏汤主之；转筋者，更以蚕矢汤苦泄酸收为治。

竹叶石膏汤：

竹叶　石膏　人参　麦冬　甘草　半夏　粳米

蚕矢汤：

晚蚕砂　木瓜　生苡仁　黄连　大黄豆卷　半夏醋炒　黄芩酒炒　通草　栀子　吴茱萸

上以阴阳水煎，稍凉，徐徐服之。

腹中卒然绞痛，欲吐不吐，欲泻不泻，烦躁闷乱，危在顷刻，名干霍乱，乃寒湿暑热壅闭，隔绝清阳之气不通，以致挥霍撩乱，急以烧盐汤探吐，或针刺腿湾青筋，去其毒血，或以腹皮、白芷各等分为末，阴阳水冲服三钱，使其上者得吐，下者得泻，隔绝得通，而后可转危为安也。

烧盐汤：见腹痛。

霍乱病，大喘，大渴，大躁，大汗，遗尿者，死；舌卷，囊缩，转筋入腹者，死。干霍乱，久不得吐下者，亦死。

疟　疾

往来寒热，休作有时，名曰疟疾。或邪偏热，而热多寒少；或邪偏寒，而寒多热少；或阳邪重犯阳经，而但热不寒；或阴邪重犯阴经，而但寒不热。邪之浅者，先寒后热，一日一发，发多在昼；邪之深者，每多晚发,甚则间日乃发。发日迟者,为由阳转阴,病势渐进;发日早者,为由阴转阳,病势将退。

寒已而热,头项强痛,身疼无汗,或汗出不彻,脉弦紧者,病属太阳,法当汗解,桂枝羌活汤主之;若夹热邪,头眩口苦,小便不利,宜前法佐以苦泄,羌活黄芩汤主之。

桂枝羌活汤:

桂枝　羌活　防风　甘草

羌活黄芩汤:

羌活　黄芩　陈皮　甘草　前胡　猪苓　知母

热多寒少,口渴汗出,骨节烦疼,病属阳明,法宜甘寒,佐以辛温,白虎加桂枝汤主之;若但热不寒,乃热邪偏胜,纯以甘寒清热,白虎汤主之;若兼身重足冷,则为夹湿之征,当于前方更加苍术。

白虎加桂枝汤:即白虎汤加桂枝。

白虎汤:见热症。

白虎加苍术汤:见暑证。

寒热往来,口苦,胁痛,喜呕,甚则身体解㑊,此属少阳,宜小柴胡汤以和解之;兼太阳则寒多热少,脉象浮弦,宜兼温散,与柴胡桂姜汤;兼太阴则胸膈满闷,便溏脉迟,宜柴平汤以化湿浊。

小柴胡汤:见伤风。

柴胡桂姜汤:

柴胡　桂枝　干姜　栝蒌根　黄芩　甘草　牡蛎

柴平汤:

柴胡　半夏　黄芩　人参　甘草　苍术　厚朴　广皮　生姜
红枣

惨然太息,腹满恶食,病至善呕,呕已乃衰,病属太阴湿盛者,寒多热少,身重脉迟,法宜大建中汤加苍术、半夏、草果之类温脾燥湿;夹热者,热多寒少,口苦溺赤,宜清脾饮清热化浊。若久疟不已,脾胃受伤,运化失职,而停痰积饮者,宜四兽饮助正祛邪。

大建中汤加苍术、半夏、草果:原方见气痛。

清脾饮:

青皮　厚朴　草果　柴胡　黄芩　茯苓　半夏　甘草　生姜
红枣

四兽饮：

人参　白术　茯苓　甘草　半夏　陈皮　草果　乌梅

但热不寒，少气烦冤，手足热而欲吐，此热邪深入少阴，宜黄连阿胶汤加橘皮、竹茹、蛇胆半夏之类育阴清热，若无热恶寒，或虽热而引被自覆，口中和，小便自利者，乃阳气式微，阴寒内伏，宜四逆汤加当归、桂枝、生姜、红枣以温和之。

黄连阿胶汤加橘皮、竹茹、蛇胆半夏：原方见热症。

四逆汤加当归、桂枝、生姜、红枣：原方见伤寒。

面色苍苍，手足厥寒，脉象沉细，腰痛，少腹满，小便数而不利者，病属厥阴，法宜和血通阳，当归四逆汤主之。若呕吐涎沫，厥寒较甚，宜吴茱萸汤加花椒之类温化阴寒。若恐惧不安，腹中愵愵，热多厥少，脉象沉细而数者，乃肝阴受伤，法宜养阴清热，知母鳖甲汤主之，何人饮亦主之。至于阴阳夹杂，寒热互现，以致气上冲胸，胸中疼热，饥而不欲食，甚或消渴吐蛔者，法当调其虚实，适其寒温，乌梅丸主之。

当归四逆汤：见伤寒。

吴茱萸汤加花椒：原方见伤寒。

知母鳖甲汤：

知母　鳖甲　地骨皮　常山　竹叶　石膏

何人饮：

何首乌　人参　当归　陈皮　煨生姜

乌梅丸：见腹痛。

凡疟经年不瘥，休作无常，胁下结有痞块，或胀或痛，此食痰血积阻滞经络，名曰疟母，法宜软坚散痞，鳖甲煎丸主之。

鳖甲煎丸：

鳖甲十二分,炙　乌扇三分,烧。即射干　黄芩三分　柴胡六分　鼠妇三分,熬　干姜　大黄　桂枝　石韦去毛　厚朴　紫葳即凌霄　半夏　阿胶　芍药　牡丹　䗪虫各五分　葶苈　人参各一分　瞿麦二分　蜂窠四分,炙　赤硝十二分　蜣螂六分,熬　桃仁二分

上药共为末。取煅灶下灰一斗，清酒一斛五升，浸灰，俟酒尽一半，着鳖甲于中煮，令泛烂如胶漆，绞取汁，纳诸药，煎为丸，如桐子大，空心服七丸，日三服。

痢

下利后重，腹痛里急，名曰痢疾，乃湿热酝酿而成。热偏胜而伤血分者，所下多赤，日数十行，小便赤涩，法宜和血泄热，黄芩芍药汤主之；湿偏胜而伤气分者，腹痛较甚，甚则呕逆，脉迟，法宜苦温调气，加味除湿汤主之；若湿热两盛，则血气俱伤，赤白杂下，治以芍药汤，温化苦泄，兼理气血。更或身热，脉浮，头痛，病属夹表，风寒则无汗恶寒，风热则有汗口渴，均宜逆流挽舟，或与仓廪汤，或与薄荷、黄芩、槟榔、枳壳、山楂、神曲、木香之类。若下利纯赤，脉象弦数，后重而腹不痛者，乃肝风夹热下行，宜白头翁汤苦泄疏风；下利纯白，胸膈满闷，痛随便减，脉沉迟有力者，多因内伤生冷，宜厚朴、枳壳、槟榔、山楂、车前、莱菔子、炮姜炭之类以消导之。

黄芩芍药汤：

黄芩　芍药　甘草

加味除湿汤：

苍术　厚朴　半夏　藿香　陈皮　赤苓　木香　肉桂　甘草
姜枣煎。

芍药汤：

当归　芍药　黄芩　黄连　木香　槟榔　肉桂　甘草　大黄

仓廪汤：

人参　羌活　独活　柴胡　前胡　川芎　桔梗　枳壳　薄荷
茯苓　甘草　生姜　陈仓米

白头翁汤：见热症。

痢疾偏寒，多不欲食，然有饮食绝难入口者，则名噤口。若唇红气粗，脉数心烦，谷食入口，粗糙难咽，乃热盛津枯，胃不主纳，急予仓连人参汤，救胃焚以存津液；若脉象微弱，胸腹膨胀，手足厥冷，乃脾胃阳衰，消纳失职，以致恶闻食臭，急当温胃醒脾，香砂温胃饮主之。

仓连人参汤：

人参　黄连　陈仓米

香砂温胃饮：

人参　白术　炮干姜　扁豆　当归　陈皮　木香　砂仁　炙甘草

下痢,腹中绞痛,口臭气粗,鼻如烟煤,肛门似烙,此属时疫热毒,内攻肠间,且易传染,乃痢症中之最险恶者,轻则与汪氏黄金汤芳香败毒,重则与黄连解毒汤加银花、马齿苋、陈萝卜菜之类主之。

汪氏黄金汤:

黄土　扁豆　谷芽　金银花　茯苓　黑豆　甘草　芍药　五谷虫

黄连解毒汤加银花、马齿苋、陈萝卜菜:原方见暑证。

下痢,积年累月,时作时止,多因初起兜塞太早,积垢伏于曲肠之间,涩之不能止,攻之不能去,名休息痢。冷积较甚者,白多红少,兑服巴豆霜丸以温通之,或以《集成》至圣丹,直达巢穴;若热积血分,红多白少,饮食如常,法当调气导瘀,主以倪氏痢疾方加生熟大黄、紫曲之类。

巴豆霜丸:

巴豆去皮心

研捣为丸,热汤下四五粒。

《集成》至圣丹:

鸦胆子

用小铁锤轻敲其壳,壳破仁出,碎者勿用,取全仁九粒,桂圆肉包丸,空心开水吞下。

倪氏痢疾方加生熟大黄、紫曲:

当归身尾　赤白芍　红花　桃仁　青皮　槟榔　枳壳　生熟大黄　木香　厚朴　山楂　紫曲　黄连　黄芩　地榆　甘草

共研细末,水煎,每日早晚,空心服各三钱。

久痢不已,或伤阳气,或伤阴血,至圊不减,后反加甚,脉虚神倦者,此属气虚下陷,宜补中益气汤,或诃黎勒散,以升举固涩;若下如鱼脑,或白如冻胶,脉沉迟且弱,乃脾肾阳虚,致成冷痢,宜理中汤加草果、木香温中醒脾,或真人养脏汤加干姜、附子温固下元;若虚坐努责,下如鸡肝,心神烦热,脉象细数,乃阴虚有热,血络受伤,治宜养血泄热,佐以酸收,与地榆丸。

补中益气汤:

黄芪　白术　人参　当归　升麻　柴胡　陈皮　甘草　生姜　红枣

诃黎勒散：

诃黎勒十枚，煨

为散，粥饮和，顿服。

理中汤加草果、木香：原方见伤寒。

真人养脏汤加干姜、附子：

罂粟壳　诃子　肉豆蔻　木香　肉桂　人参　白术　当归
白芍　甘草　干姜　附子

地榆丸：

地榆炭　当归　阿胶　黄连　诃子　木香　乌梅肉

为末，蜜丸，食前陈米饮送下。

凡下痢纯血，如尘腐色，或如屋漏水，或大孔开而不收，状如竹
筒，或唇如涂朱，或发热不休者，均主死。

泄　泻

泄泻，身重脉迟，胸腹满闷，甚则肠间漉漉有声，小便不利者，此
湿淫于内，法宜香燥除湿，佐以渗利，胃苓汤主之。

胃苓汤：见湿症。

水粪杂下，腹中绵绵作痛，小便清白，脉迟不渴者，此寒淫于内，
法宜温化，附桂理中汤主之；若泄泻留连，经年累月，脐腹冷痛，休作
无时者，此肠间痼冷，宜温脾汤以温通之。

附桂理中汤：见腹痛。

温脾汤：见腹痛。

食已即泄，完谷不化，或便带清血，脉弦迟者，此风入肠间，名曰
飧泄，法宜实脾疏风，胃风汤主之；若兼身热自汗，脉象浮弦，乃里病
夹表，法宜防风芍药汤以两解之；更有风木克土，绕脐作痛，痛即飧
泄，宜调理肝脾，治以痛泻要方。

胃风汤：

人参　白术土炒　茯苓　当归酒洗　川芎　芍药酒炒　肉桂
加粟米煎。

防风芍药汤：

防风　芍药　黄芩　苍术

痛泻要方：见腹痛。

暴注下迫，其粪垢腻臭秽，脉象洪大或数者，乃阳明热邪偏胜，法与甘寒或苦泄，白虎汤主之，清凉汤亦主之；若发热恶风，脉促，喘而汗出者，多因表证未罢而误下之，致热邪内陷，名曰协热下利，法宜葛根黄芩黄连汤清解表里。

白虎汤：见热症。

清凉汤：

白芍　甘草　栀子　茯苓　泽泻　黄芩　枳壳　木通　黄连

温服。如大便带血，加熟大黄、当归。

葛根黄芩黄连汤：

葛根　黄芩　黄连　甘草炙

夏月受暑，烦渴溺赤，自汗面垢，暴泻如水，其色黄赤，甚则痛一阵泻一阵，粪出谷道，觉如汤热者，法宜甘寒渗利，桂苓甘露饮主之。

桂苓甘露饮：见湿症。

腹痛则泻，泻后痛减，嗳气如败卵臭，此乃滞气为患，宜治中汤加砂仁、楂炭、枳壳之类以助运化。

治中汤加砂仁、楂炭、枳壳：

人参　白术　甘草　生姜　青皮　陈皮　砂仁　楂炭　枳壳

病有大便常溏，或五更泄泻，久而不已者，一因脾土虚寒，运化不良，偏虚则以香砂六君子汤健脾和中，偏寒则以白术散温中补土；一因肾脏阳虚，不能健闭，法宜温固下元，四神丸主之。

香砂六君子汤：

人参　白术土炒　茯苓　甘草炙　陈皮去白　半夏姜制　香附

砂仁

白术散：

白术　芍药　炮姜　甘草

四神丸：

补骨脂四两,酒浸一宿,炒　五味子二两,炒　肉豆蔻二两,面裹煨　吴茱萸一两,盐汤泡

用大枣百枚，生姜八两切片，同煮。枣烂去姜，取枣肉捣丸，每服二钱，临卧盐汤下。

痰　饮

唾液稠粘者为痰，清稀澄澈者为饮。痰可以其所现之象而辨风、寒、湿、热、燥、火，饮可以其所流之地而分痰饮、悬饮、溢饮、支饮，二者各具虚实，当更察其兼证而治之。

痰多泡沫，咳嗽，头目昏痛，脉浮，此风邪犯肺，鼓涌津液，宜金沸草散以疏化之；若风湿相合，病涉于肝，口吐痰涎，甚则色青，头痛脉弦者，宜辛开苦降，防风丸加三蛇胆南星、三蛇胆陈皮之类治之。

金沸草散：

金沸草绢包　前胡　细辛　荆芥　茯苓　半夏　甘草　生姜大枣

防风丸加三蛇胆陈皮、三蛇胆南星：

防风洗　川芎　天麻去苗，酒浸一宿　甘草炙，各二两　三蛇胆陈皮一筒三蛇胆南星一筒

蜜丸，朱砂为衣，荆芥汤化下。

痰白较稀，咳嗽，恶寒，甚则胸膈引痛，舌苔白滑，脉浮者，此寒邪犯肺，津气凝滞，法宜温化，二陈汤加姜、桂主之；若阳虚中寒，胸脘怏悒不快，兀兀欲吐，舌白脉迟者，理中化痰丸主之。

二陈汤加姜、桂：原方见腹痛。

理中化痰丸：

人参　白术　炮干姜　炙甘草　半夏姜制　茯苓

痰随嗽出，胸膈满闷，其色灰滑，身重脉缓者，此痰因湿生，治宜二术二陈汤苦温兼燥；若脾气困倦，精神萎靡不振，饮食少思，则当助脾运输，六君子汤主之。

二术二陈汤：

苍术米泔浸　白术土炒　陈皮去白　半夏姜制　茯苓　甘草炙　生姜

六君子汤：见中风。

痰黄浓厚，咳嗽气粗，脉象滑大有力，此热邪熏灼，宜节斋化痰丸；若虚热上蒸，口燥咽干，渴不多饮，脉象虚软者，宜玉女煎加胆星、柿霜之类滋阴清化。

节斋化痰丸：

天冬　黄芩　橘红　海蛤粉　青黛　瓜蒌仁　芒硝　桔梗　连翘

玉女煎加胆星、柿霜：原方见温病。

咳多痰少，涩结难出，甚则上气喘促，乃燥火灼金，法宜甘润清肃，杏仁煎主之；若肺阴不足，燥气偏亢，喉痛咽干，心烦脉涩者，法宜清润，润肺饮主之。

杏仁煎：

杏仁　白蜜　饴糖　桑皮　川贝　木通　紫菀　五味子　萝卜汁

润肺饮：

贝母　天花粉　桔梗　甘草　麦冬　橘红　茯苓　生地　知母

痰中带血，或白如银丝，此火灼津阴，多成痨嗽，火偏亢者，唇红脉数，宜丹溪咳血方咸寒苦降；阴偏伤者，嘈杂易饥，宜生津润肺，养阴清肺汤主之，清燥救肺汤亦主之。

咳血方：

青黛　瓜蒌仁　浮海石　黑山栀　诃子肉

等分为末，蜜丸，噙化。嗽甚加杏仁、柿霜。

养阴清肺汤：

生地　麦冬　玄参　丹皮　白芍　薄荷　贝母　甘草

清燥救肺汤：见伤燥。

痰涎郁结，有夹火阻于颈项，而成瘰疬者，治宜玄参、川贝、夏枯草、海蜇头之类，清润咸寒，潜消其结；有夹湿流于经络，以致肩臂酸疼者，治宜指迷茯苓丸合芥子、通草、香附之类，辛温通降，佐以软坚，若顽痰洄薄于脂膜、肠胃曲折之处，变生百病，不可测识，则非重坠苦泄不能倾其巢穴，当与礞石滚痰丸。

指迷茯苓丸合芥子、通草、香附：

半夏曲二两　茯苓一两，乳拌　枳壳五钱，麸炒　风化硝二钱半　白芥子五钱　白通草四钱　香附八钱

姜汁糊丸，姜汤下。

礞石滚痰丸：见眩晕。

病痰饮者，胸胁支满，短气眩悸，甚则素盛今瘦，水走肠间，沥沥有声，当与温化利水，苓桂术甘汤主之；若兼呕吐不渴，或先呕后渴，心下痞者，此饮停肠间，小半夏加茯苓汤主之。

苓桂术甘汤：见眩晕。

小半夏加茯苓汤：

半夏　生姜　茯苓

胁下支满，咳唾引痛，脉沉弦者，此饮留胁间，谓之悬饮，法宜苦泄，十枣汤主之。

十枣汤：

芫花熬　甘遂　大戟各等分

上三味，捣筛为末，先以水煮大枣十枚，去滓，纳药末，强人服一钱匕，羸人服半钱匕。

咳逆喘满，身体疼重，四肢历节痛者，此水饮流行，归于四肢，当汗出而不汗出，名曰溢饮，宜小青龙汤，辛开玄府以泄其邪。

小青龙汤：

麻黄去节　芍药　干姜　甘草　细辛　桂枝去皮　五味子　半夏

咳逆倚息不得卧，其形如肿，心下痞，此水停膈间，名曰支饮，咳烦，胸中痛者，为肺气壅闭，葶苈大枣泻肺汤主之；若水气滔天，清阳不升，头苦眩冒者，宜泽泻汤，实中土兼利水道。

葶苈大枣泻肺汤：

葶苈熬黄　大枣

泽泻汤：

泽泻　白术

痰饮上泛，时唾清沫，饮食不思，声低息短，脉象沉迟无力者，此脾肺气虚，不能布摄，法宜温脾助气，治以理脾涤饮；若肾阳虚寒，水气自下而上，腹痛，小便不利，或咳，或呕，头目颠眩者，法宜温肾崇土，以制水气，真武汤主之。

理脾涤饮：见眩晕。

真武汤：见眩晕。

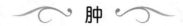

肿

肌肤浮满，其名曰肿。或充溢上下四旁，而肿遍周身，或上头面，达四肢，下腰脚，随其所聚而肿现各部。周身骤肿，或自上而下者，多属风湿热无形之气；肿有分界，或自下而上者，多属水湿有形之邪。

邪偏实者,邪不退肿终不除;正偏虚者,或肿或消,日中行坐则气坠而晚现脚肿,夜间睡卧则气升而早现面浮。病浅则肿多随按随起,病深则肿多按而不起。自腹而肿及四肢者,为从里达表,其病虽重,其势为顺;自四肢而肿及于腹者,为从表入里,其势为逆。

脉浮身重,汗出恶风而肿者,此风湿注于肌腠,宜防己黄芪汤疏风祛湿;若四肢聂聂而动,乃水湿偏胜,宜前法佐以渗利,防己茯苓汤主之。

防己黄芪汤:见湿症。

防己茯苓汤:

防己　黄芪　桂枝去皮　茯苓　甘草

病者一身尽痛,无汗,发热日晡较甚,此寒湿壅闭,宜辛散以开鬼门,可与麻黄杏仁薏苡甘草汤;若兼小便不利,与五苓散加姜皮、陈皮以疏利之。

麻黄杏仁薏苡甘草汤:

麻黄　杏仁去皮尖　薏苡　甘草炙

五苓散加姜皮、陈皮:原方见悸。

肿痛焮赤,小便不利,脉象沉实动数,此湿热两盛。热胜于湿者,其肿多现于上,法宜清解,如大头瘟之用普济消毒饮;湿胜于热者,其肿多现于下,法宜苦温,如脚气之用二妙散;若邪犯血分,肢节烦疼,肩背沉重,主以当归拈痛汤,清利宣散,兼和血络。

普济消毒饮:见瘟疫。

二妙散:

苍术　黄柏

当归拈痛汤:见湿症。

肢体肿满,皮色光薄,胸闷腹胀,不欲饮食,口不渴而二便通利,脉沉迟者,此属阴水为患,宜实脾饮,温中土以化水气;若气粗似喘,腹部胀急,口渴而二便不利,此为阳水,脉必沉而鼓指,宜疏凿饮子利水泄热。

实脾饮:

白术土炒　茯苓　甘草炙　厚朴姜炒　大腹子　草豆蔻　木香木瓜　附子　黑姜　生姜　大枣

疏凿饮子:

羌活　秦艽　槟榔　商陆　椒目　大腹皮　茯苓皮　木通　泽泻

赤小豆　生姜皮

遍身肿胀,其来也骤,饮食二便如常,此风水外袭皮肤,名曰肤胀,法宜苦辛淡渗,主以五皮饮;若兼喘急,乃肺气不利,宜前法加苏子、莱菔子、葶苈子之类以苦降之。

五皮饮:

五加皮　广陈皮　茯苓皮　大腹皮　生姜皮

两脚浮肿,皮肉间赤络满布如缕,病属瘀浊化水,妇女经水先闭者多患之,或与大调经丸通其经脉,或与香苏散加紫荆皮、赤小豆、丝瓜络、青木香、香附之类透络行气。

大调经丸:

黑豆四两　茯苓一两　琥珀三钱

研末,紫苏汤下。

香苏散加紫荆皮、赤小豆、丝瓜络、青木香、香附:

橘红　防己　木通　苏叶　生姜　紫荆皮　赤小豆　丝瓜络青木香　香附

病者早现面浮,晚现脚肿,或得于大病之后,营血未充而气先复者,可与白术、红枣、莲肉、料豆衣、桂圆壳之类以调治之,其肿自消;若腰脚无力,小便不利者,乃肾不化气,治以济生肾气丸;若精神困倦,少气懒言者,乃脾不健运,治以壮火温脾汤,或六君子加葫芦皮、丝瓜络之类。

济生肾气丸:

熟地四两　茯苓三两　山药　山茱萸　丹皮　泽泻　肉桂　车前子牛膝各一两　附子五钱

蜜丸,空心,米汤送下。

壮火温脾汤:

白术土炒　怀山　陈皮　芡实　附片制　茯苓　甘草炙

六君子汤加葫芦皮、丝瓜络:原方见中风。

黄　疸

一身面目悉黄,名曰黄疸,乃湿热熏蒸而成,以其邪有偏胜,故黄亦有明晦之殊。

黄如橘子色，小便不利而赤，大便秘，脉大者，此热邪偏胜，名曰阳黄，宜苦寒兼透，茵陈蒿汤主之；若里邪未实，身热心烦者，可与栀子柏皮汤；若寒湿遏郁，瘀热在里，身热无汗者，宜麻黄连翘赤小豆汤以宣透清利。

茵陈蒿汤：

蒿陈蒿　栀子　大黄去皮

栀子檗皮汤：

栀子擘　甘草炙　黄檗

麻黄连翘赤小豆汤：

麻黄去节　赤小豆　连翘　杏仁去皮尖　大枣擘　生梓白皮　生姜　甘草炙

色黄如晦，身重便溏，腹满，小便不利者，此湿邪偏胜，名曰阴黄，法宜化气除湿，茵陈五苓散主之；甚则小便自利，身寒，脉迟者，与茵陈附子汤以助其阳；或四肢逆冷而呕者，与茵陈吴茱萸汤以通其厥。

茵陈五苓散：

猪苓　茯苓　白术炒　泽泻　桂　茵陈蒿

茵陈附子汤：

茵陈蒿　附子　干姜

茵陈吴茱萸汤：

茵陈　吴茱萸　附子　干姜　木通　当归

发黄烦热，食已如饥，或食难用饱，饱则头眩，心胸不安，腹满不减，此食郁化热，名曰谷疸，茵陈蒿汤主之；若夹胆火而口苦者，宜龙胆苦参丸，先泄胆热。

茵陈蒿汤：见本篇阳黄。

龙胆苦参丸：

龙胆草一两　苦参三两

牛胆汁和丸，如梧桐子大，每服五丸，食前以生大麦苗汁或麦饮送下。

发黄，心中懊恼而热，甚则如啖蒜齑状，不能食，时欲吐，小便不利，名曰酒疸，乃湿热上干，宜藿枇饮清胃降逆，或葛花解醒汤以解酒毒；若湿热壅盛，犯上则心下痞满，传下则小便癃闭，宜茯苓茵陈栀子汤,苦泄而兼渗利。

霍枇饮:

霍香叶　枇杷叶　陈皮　干葛　茯苓　枳棋子　桑皮

葛花解酲汤:

葛花　豆蔻　砂仁　木香　青皮　陈皮　人参　白术炒　茯苓
神曲炒　干姜　猪苓　泽泻

茯苓茵陈栀子汤:

栀子　茵陈　黄连　枳实　黄芩　苍术　白术　青皮　汉防己
泽泻　茯苓　猪苓

长流水煎服。

发黄,额上黑,微汗出,手足中热,薄暮即发者,为女劳疸,瘀热偏
实,则小腹急满,宜硝石矾石散泄其淤浊;偏虚则小便自利,精神困
倦,举动无力,宜《宝鉴》小菟丝子丸以培补之。

硝石矾石散:

硝石熬黄　矾石烧

各等分为散,大麦粥汁和服方寸匕,日三服。病随大小便去,小
便正黄,大便正黑,是其候也。

《宝鉴》小菟丝子丸:

石莲肉二两　菟丝子五两,酒浸　白茯苓一两　怀山药二两,内七钱半作糊

为末,山药糊丸,温酒盐汤下;腰脚无力者,木瓜汤下。

因惊恐而身目骤黄,但神志昏沉,毫无湿热之象者,此惊则气散,
胆液外泄,俗名走胆黄,法宜安魂镇惊,琥珀定志丸主之。

琥珀定志丸:

琥珀一两　南星八两,制　人乳粉姜制　人参　茯苓　茯神各三两
块朱砂纳公猪心内,线扎悬砂罐中,入好酒二碗煮　菖蒲猪胆汁炒　远志肉猪胆汁
拌炒,再用姜汁制。各二两

共研细末,炼白蜜为丸,如梧桐子大,每服三钱,临卧时姜汤或桂
圆汤送下。

头面黄肿,但目不黄,洋洋少神,毛发皆直,且吐黄水,好食生米
土炭,此属虫与积热侵蚀消灼所致,病名黄胖,宜杀虫消积,四宝丹或
绿矾丸均主之。嗜生米者加麦芽,嗜茶叶者加细茶,嗜土者加白垩,
嗜炭者加黑炭。砂糖水吞服。

四宝丹：

使君子肉二两　槟榔　南星制,各一两

研为细末,炼蜜和丸。

绿矾丸：

绿矾姜汁炒白　针砂各四两,炒红,醋淬　五倍子炒黑　神曲炒黄,各八两

共研细末,姜汁煮枣肉为丸,如梧桐子大,每服六七十丸,温酒或米饮送下。

汗出沾衣如柏汁,但身目均不现黄,名曰黄汗,或因汗出入浴,水入毛孔,或因汗出当风,风湿相合,一宜黄芪汤助卫清透,一宜桂枝黄芪汤益气解肌。

黄芪汤：

黄芪　赤芍　茵陈　石膏　麦冬　豆豉　甘草　竹叶　生姜

桂枝黄芪汤：即桂枝汤加黄芪。

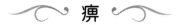

痹

痹似麻木,而较有知觉,乃风寒湿三气,乘虚杂至而成。风胜则走注历节,无有定所,谓之行痹,其脉必浮;寒胜则痹发之处疼痛难忍,谓之痛痹,其脉必涩;湿胜则身体沉重,留着不移,谓之着痹,其脉必缓。邪既各有偏胜,用药即以胜者为主,而兼者佐之,更必求其偏虚以治其本,而后邪可尽除。故治行痹者,必以疏风为主,兼治寒湿,参以养血,血行风自减也,如温经养营汤;治痛痹者,必以祛寒为主,兼治风湿,参以温中,得温寒自解也,如加减五积散;治着痹者,必以利湿为主,兼治风寒,参以健脾行气,土强湿自除也,如立极汤。三者乃痹证之大纲。其余如皮、肉、脉、筋、骨五痹,特以邪之所犯命名不同,而主治亦略异耳。

温经养营汤：

生地　熟地　枸杞　当归　酒芍　鹿筋　木瓜酒炒　续断独活酒炒　桂枝　秦艽　甜瓜子　木香　桑枝　生姜　红枣

加减五积散：

茯苓　半夏　陈皮　甘草　麻黄　白芷　川芎　当归　干姜桔梗　赤芍　苍术　厚朴

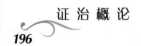

立极汤：

党参　附子　当归　茯苓　白术　苍术　固脂　杜仲　续断　独活　牛膝　苡仁　生姜　红枣

邪袭皮毛，搔如隔布，或瘾疹风疮，此属皮痹，桂枝五物汤加海桐皮、紫荆皮之类益气和营。

桂枝五物汤加海桐皮、紫荆皮：

黄芪　桂枝　芍药　生姜　红枣　海桐皮　紫荆皮

邪着肌肉，浑身麻木，身体沉重，此属肉痹，宜神效黄芪汤加蚕砂、蒺藜、木通之类疏风解肌。

神效黄芪汤加蚕砂、蒺藜、木通：

黄芪　人参　芍药　甘草　蔓荆子　陈皮　蚕砂　蒺藜　木通

邪入于脉，一身尽痛，不能自转侧，此属脉痹，宜秦艽四物汤，活血通脉。

秦艽四物汤：

当归酒洗　川芎　生地　白芍　秦艽　苡仁　蚕砂　甘草

邪客于筋，历节疼痛，走注无常，或四肢拘挛，不能屈伸，此属筋痹。一因风胜，主以羚羊角散加当归、大活血、清风藤；一因湿胜，主以薏苡仁汤加萆薢、木瓜、威灵仙。祛风即可以定痛，除湿即可以舒筋也。

羚羊角散加当归、大活血、清风藤：

羚羊角　薄荷　附片　独活　芍药　防风　川芎　生姜　当归　大活血　清风藤

薏苡仁汤加萆薢、木瓜、威灵仙：

薏苡仁　当归　芍药　苍术　桂心　麻黄　甘草　生姜　萆薢　木瓜　威灵仙

脚膝疼痛，遇阴寒益甚，甚则腰脊无力，行步艰难，此属骨痹，治宜益肾祛邪以强筋骨，虎骨散主之，安肾丸亦主之。

虎骨散：

虎骨二两,酥炙　甘草炙　全蝎各五钱,去毒　麝香一钱　天麻　防风　牛膝酒浸　僵蚕炒　当归酒浸　乳香　肉桂　白花蛇各一两

为末，每服三钱，酒水各半调服。

安肾丸：

肉桂　川乌各两半　白蒺藜　巴戟天　山药　茯苓　石斛

萆薢　肉苁蓉　补骨脂各四两八钱

　　研为细末，炼蜜和丸，如梧桐子大，空心盐汤，临卧温酒送下。

脚　气

　　脚气为病，初起甚微，饮食如故，令人不觉，惟脚卒弱无力为异；及其剧也，或髀腿顽痹，或挛急而痛，或缓纵不收。肿者为湿脚气，不肿者为干脚气，久而不治，则自下及上，每成上冲等危证。

　　脚肿麻痹，历节作痛，乃风湿流注经脉，偏气分者，肿胀较甚，宜鸡鸣散令其疏透；偏血分者，麻痹较甚，宜生虎骨丸助其流通；兼夹热邪，则肿痛焮赤，小便赤涩，脉沉而数，法宜调其气血，或与当归拈痛汤，或与加味二妙丸；若肿而溃烂，宜沈氏脚气汤以清解之。

　　鸡鸣散：

　　槟榔　陈皮去白　木瓜　吴茱萸　紫苏叶　桔梗　生姜

　　水煎，五更服。

　　生虎骨丸：

　　生虎骨四两　金毛狗脊八两　五加皮　威灵仙　牛膝　白茄根
油松节各二两　独活一两

　　共研细末，水泛为丸。

　　当归拈痛汤：见湿症。

　　加味二妙丸：

　　苍术四两，炙，泔水浸　黄柏二两，酒浸，晒干　牛膝　防己　归尾
川萆薢　龟甲各一两，酥炙

　　为细末，酒煮，面粉糊丸，如桐子大，每服百丸，空心，姜盐汤下。

　　沈氏脚气汤：

　　萆薢　茯苓　桑枝　苍术　苡仁　牛膝　秦艽　泽泻

　　脚气，拘挛不能屈伸，疼痛不可忍者，此寒湿凝闭，宜与乌头汤温经祛邪，或捉虎丹辛温开痹。

　　乌头汤：

　　麻黄　芍药　黄芪　甘草　乌头

　　捉虎丹：

　　五灵脂　白胶香　草乌黑豆同煮，去豆　木鳖子　地龙各一两半

乳香　没药　当归各七钱半　麝香　京墨各三钱五分,煅

糯米糊丸,如芡实大,空心,酒下一丸。

脚气,自下侵上,肝肾阳虚,不能抵御,以致渐入少腹,痹着不仁,法宜温化,金匮肾气丸主之,《三因》吴茱萸汤亦主之。

金匮肾气丸:即附桂八味。见头痛。

《三因》吴茱萸汤:

吴茱萸　木瓜

脚肿渐成水状,中焦胀满,饮食不思,此脾肾阳虚,水湿不能运化,泛滥于中,宜半夏汤,温脾肾以祛寒湿。

半夏汤:

半夏　人参　桂心　干姜　附片　炙甘草　细辛　蜀椒

脚气上冲,心肺受邪,于肺则上气喘满,不得仰卧,于心则心胸烦闷,冲悸不宁,甚则脉绝不出,最为危候,或与《活人》桑白皮散以泄水气,或与吴茱萸汤以化厥寒。

《活人》桑白皮散:

桑白皮　郁李仁各一两　赤茯苓二两　木香　防己各一两半　紫苏子木通　槟榔　青皮各七钱半

每服三钱,姜三片水煎。

吴茱萸汤:

吴茱萸　木瓜　槟榔鸡心者佳

烦甚者加竹叶,兼呕者加生姜。

三　消

口渴引饮,随饮随渴,或能食消谷,食已即饥,其名曰消,乃水火不交,燥淫于内,甚则谷气下泄,小便反甜,特以病分三焦,燥有阴阳,故现证亦有微甚浅深之不同耳。

口燥舌干,烦渴引饮,小便短少者,此肺阴受伤,燥现于上,名曰上消,宜二冬汤以清润之;若大便如常,小便清利,脉虚而弱,乃气虚不能输布津液,宜《宣明》黄芪六一散益气生津。

二冬汤:

天冬　麦冬　花粉　黄芩　知母　甘草　人参　荷叶

《宣明》黄芪六一散：

棉黄芪六两,去芦,蜜炙,一半生焙,一半淡盐水润,饭上蒸,三次焙干　甘草一两,半生半炙

研为细末,每服二、三钱,早晨、日午温酒调下。

烦渴善饥,饮食虽倍,不为肌肉,甚则小便频数如泔,此阳明燥火偏亢,消灼胃液,名曰中消,宜黄连消渴方苦降柔润;若兼大便不通,脉象沉而有力者,则宜泄热救阴,调胃承气汤主之。其有忧思过度,心脾郁结,气血暗伤,亦致饥渴消瘦,但不似阳消之能食善饮者,乃二阳之病发心脾,传为风消。风偏胜者,饥则头眩,饱则胀满,宜乌梅木瓜汤醒脾敛肝;正偏虚者,少气懒言,饥则怔忡,宜归脾汤养血扶脾。

黄连消渴方：

黄连一斤,为末　生地汁　白藕汁　牛乳各一升　花粉一斤,为末

上将乳汁熬成膏,和二药为丸,桐子大,白汤下。

调胃承气汤：见头痛。

乌梅木瓜汤：

乌梅　木瓜　草果　麦芽　甘草

归脾汤：见痫症。

饮一溲一,面黑体瘦,腰脚乏力者,此肾阳亏损,不能蒸化水气,故在上则津不升而消渴,在下则气不固而溺多,名曰下消,法宜金匮肾气丸温化固涩;若溺如膏脂,小腹冤热,两腿渐细,乃热逼精泄,真阴枯竭,宜大补阴丸封蛰下元;若肾阳衰败,精神萎靡,饮一溲二者,多主不治。

大补阴丸：

知母四两,盐水炒　黄柏四两,盐水炒　龟甲六两,酥炙　熟地六两

上为细末,生地黄捣膏,用猪脊髓同蒸熟,炼蜜为丸,盐汤送服,早晚各三钱。

金匮肾气丸：即附桂八味丸。见头痛。

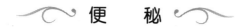

便　秘

便秘溺赤,腹胀心烦,时欲饮冷,此热淫于内,壅闭浊窍,治宜调胃承气汤咸寒苦泄;若腹满,谵语,潮热,手足濈濈汗出者,乃燥结已

实,必与苦降通利,轻则小承气汤,重则大承气汤主之。

调胃承气汤:见头痛。

小承气汤:

大黄　厚朴去皮,炙　枳实炙

大承气汤:

大黄酒洗　厚朴去皮,炙　枳实炙　芒硝

便秘,消渴善饥,小便频数,脉弦,乃风邪传于大肠,消耗津液,以致传导失职,较之燥结略殊,法当搜风润导,如麻仁丸或皂角丸。

麻仁丸:

芝麻四两,研取汁　杏仁四两,去皮尖,研如泥　大黄五两　山栀十两

共为末,炼蜜入芝麻汁和丸,食前白汤下。

皂角丸:

皂角炙,去子　枳壳去瓤,麸炒,各等分

上为末,炼蜜丸,梧子大,每服七十丸,空心米饮下。

便秘,时时欲解,肛门坠胀,必得解而后快者,乃阴虚血燥,糟粕难以通畅,当与益血润肠丸;若膈间梗塞,饮食不进,病在下脘,宜通幽汤以升降之;若高年便秘,腰脚乏力,则当以肾阴偏虚论,治宜苁蓉润肠丸。

益血润肠丸:

熟地六两　杏仁　麻仁各三两　枳壳　橘红各二两半　阿胶　肉苁蓉各一两半　苏子　荆芥各一两　当归三两

炼蜜为丸。

通幽汤:

当归　升麻　桃仁　红花　甘草炙　生地　熟地

苁蓉润肠丸:

肉苁蓉二两,酒浸,焙　沉香一钱,另研

共为末,用麻仁打糊为丸。

病有腹满痛,不能食,脉沉迟,大便反秘者,此阳虚不化,寒积于中,致成阴结,宜半硫丸以温通之。

半硫丸:

半夏三两,姜制　硫黄二两,明净者,研极细

研为极细末,生姜自然汁同熬,入干蒸饼末搅和匀,入臼内杵数百下,为丸如梧桐子大,每服十五丸至二三十丸,生姜汤送下。

大便难,胸腹痞满,胁肋膜胀,饮食不思,食则噫气,此气因邪阻,滞其通降之机,或与苏子降气汤加枳壳、杏仁理气降逆,或与六磨汤行气导滞;若老年气虚,便时自觉无力下达者,则非行气可愈,必与补中益气汤、黄芪建中汤之类补其脾肺,气充而后运输有权。

苏子降气汤加枳壳、杏仁:

紫苏子_炒　半夏_{汤泡}　前胡_{去芦}　厚朴_{去皮,姜制,炒}　陈皮_{去白}
甘草_炙　当归_{去芦}　沉香　枳壳　杏仁

六磨汤:

沉香　木香　槟榔　乌药　枳壳　人参
热汤浓汁服。

补中益气汤:见痢疾。

黄芪建中汤:

黄芪　桂枝_{去皮}　甘草_炙　大枣_擘　芍药　生姜_切　胶饴

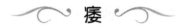

痿

皮肤急薄,色白毛落,其则喘促胸满,或少气不足以息,名曰皮痿,乃肺热叶焦,不能润其所主,或气不布津,亦致外失所荣,治宜清金益气,与玉华煎、补中益气汤之类主之。

玉华煎:

玉竹　五味子　麦冬　沙参　党参　茯苓　白术　山药　续断
补中益气汤:见痢疾。

关节之处,如枢纽之折,不能提挈,胫纵而不任地,此热伤心血,脉为之痿,治以调营通脉汤;若亡血之人,或新产之后,纯因营血不足,脉络空虚,以致手不能握,足不能步者,宜补血汤加鹿茸、鸡血藤胶、桑寄生以充养之。

调营通脉汤:

天冬　生地　丹参　柏子仁　党参　茯神　白术　黄连_炒　当归
续断　牛膝　红枣　桑枝

补血汤加鹿茸、鸡血藤胶、桑寄生:

黄芪_{蜜炙}　当归_{酒洗}　鹿茸　鸡血藤胶　桑寄生

肌瘦不仁,名曰肉痿,或热郁中宫,脾阴耗损,而消渴善饥,或湿淫于内,脾阳受伤,而肉眴色黄,四肢倦怠,偏热者宜生津清热,与坤顺汤,偏湿者宜健脾除湿,与二妙六君汤。

坤顺汤:

人参　茯苓　白术　甘草　山药　花粉　石斛　料豆　续断牛膝　红枣　莲子

二妙六君汤:

苍术　黄柏　人参　白术　茯苓　甘草　半夏　陈皮

头眩口苦,或筋急而挛,或宗筋弛缓,此名筋痿。一以风热伤营,肝血不足,治以水木华滋汤;一以思想无穷,入房太甚,治以紫葳汤。若湿热窜筋,筋为之弛,以致手足无力者,宜二妙四物汤,养血兼除湿热。

水木华滋汤:

生地　当归　白芍　丹皮　栀子　木瓜　羚羊角　党参　白术续断　牛膝　人奶　桑枝　茯苓

紫葳汤:

紫葳　天门冬　百合　杜仲　黄芩　黄连　草薢　牛膝　防风菟丝子　白蒺藜

二妙四物汤:

苍术　黄柏　当归酒洗　川芎　生地　白芍酒炒

脚膝无力,腰脊不举,名曰骨痿,脉数而渴者,乃虚热暗伤阴精,宜大造丸补精益肾,佐以苦坚;若两尺脉弱,神色㿠白,毫无热象者,此肝肾精血两亏,健步虎潜丸主之,加味四斛丸亦主之。

健步虎潜丸:见麻木。

加味四斛丸:

苁蓉酒浸　牛膝酒浸　天麻　木瓜各一斤　鹿茸酥　五味子　菟丝子各四两

蜜丸。

大造丸:

黄柏　龟甲　杜仲　牛膝　陈皮

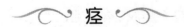

痉

身热足寒,颈项强急,恶寒,时头热面赤,独头动摇,卒口噤,背反张,脉按之紧如弦者,痉病也。乃风寒湿热杂痹筋脉,重因津虚血少而成,六经皆能为病,于法当随证治之。

太阳病,发汗太多,或误下之,项背强几几,发热恶寒,无汗,小便反少,气上冲胸,口噤不得语,名曰刚痉,葛根汤主之;若发热汗出,不恶寒,脉反沉迟者,名曰柔痉,栝蒌桂枝汤主之。以其病皆偏寒,故均主以辛温,佐以生津。

葛根汤:见伤寒。

栝蒌桂枝汤:

栝蒌根　桂枝　芍药　甘草　生姜　大枣

胸满,口噤,卧不着席,脚挛急,必龂齿,大便秘者,此阳明燥极生风,当与承气汤急下存阴;若仅气分热盛,壮热口渴,间现瘛疭,宜白虎汤加薄荷、蜈蚣、钩藤甘寒清热,佐以熄风;若兼入营分,身热舌绛,卒然痉厥瘛疭者,则宜主以咸寒,清营汤加羚角、丹、钩之类。

大承气汤:见便秘。

白虎加薄荷、蜈蚣、钩藤:原方见热症。

清营汤加羚角、丹、钩:原方见温病。

颈项强直,手足抽搐,目赤,时左右视,口苦,脉数,此少阳风火妄动,宜芩、芍、丹、钩、菊花、羚角、胆星、石决明之类以清肝胆。

病有发热腹痛,肌肉颤动,手足痹挛,此风湿热内合太阴,安土散主之;偏寒湿则四肢不收,厥冷汗出,脉沉迟者,宜术附汤以固阳气。

安土散:

白术　茯苓　苡仁　车前子　赤小豆　通草　柴胡　石斛

术附汤:见气痛。

身强不能俯仰,四肢微急,难以屈伸,此少阴受邪。实者与助肾辟邪丹;虚者脉微,目闭,厥冷,宜参附汤加甘草、生姜之类。

助肾辟邪丹:

茯苓　苡仁　防己　玄参　豨莶草

参附汤加甘草、生姜:原方见中风。

厥逆下利,舌卷囊缩,背曲肩随,项似拔,腰似折,此厥阳不充,风寒湿邪得以乘虚深入,治以回阳散痉汤;若厥阴不足,风热内扰,以致头痛心热,唇焦齿干,脊强瘛疭,甚则昏厥,急宜育阴熄风兼清包络,大定风珠合《局方》至宝丹主之；若产后亡血过多，忽现手足抽掣，口眼㖞斜，头摇项强，甚则角弓反张者，法当先养其血，佐以祛风，救产止痉汤主之。

回阳散痉汤：

巴豆　茯苓　山药　防风　白芍　栀子炒　当归　白术　甘草

大定风珠：见头痛。

《局方》至宝丹：

生乌犀角镑　朱砂研，水飞　雄黄研，水飞　生玳瑁镑　琥珀各一两，勿见火，研　麝香研　龙脑各一钱，研　金箔半入药，半为衣　银箔各五十片，研　西牛黄五钱，研　安息香一两五钱，为末，以无灰酒搅，澄，飞，过滤去砂土，约取净一两，微火熬成膏。如无，以苏合香油代之

将生犀、玳瑁研为细末，入余药，令匀，以安息香膏重汤煮，烊入诸药中，和匀成剂，盛于不津器中，并旋，丸如梧桐子大，分作百丸，如干，入熟蜜少许，用蜡护之，每服三丸至五丸，人参汤或温酒汤送下。

救产止痉汤：

人参　当归　川芎　荆芥炒黑

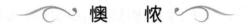

懊憹

懊憹乃心中郁郁然不舒，愦愦然无奈，较之烦闷为尤甚，病因寒热夹杂，郁于心胸，但其邪有偏胜，故证治亦略有不同。

胸中懊憹不得眠，甚则反覆颠倒，短气，此郁热偏胜，宜栀子豉汤宣涌苦泄；寒邪偏胜者，胃逆而呕，宜前法佐以辛温，栀子生姜豉汤主之；胃气偏虚者，虚烦少气，宜前法兼调中气，栀子甘草豉汤主之。

栀子豉汤：

栀子擘　香豉绵裹

栀子生姜豉汤：

栀子擘　生姜　香豉绵裹

栀子甘草豉汤：

栀子擘　甘草　香豉绵裹

懊憹，脉虚，无衣则凛凛，着衣则烦，渴不多饮，甚则呕逆者，此暑为湿遏，宜栀子豉汤加藿香露、荷花露、佩兰叶、半夏曲之类芳香清

透；若但头汗出，胸膈满闷，饥不欲食，卧起不安者，乃湿邪较甚，法宜苦降，主以栀子厚朴汤。

栀子豉汤加藿香露、荷花露、佩兰叶、半夏曲：原方见本篇。

栀子厚朴汤：

栀子擘　厚朴炙　枳实水浸，去瓤，炒

懊憹，闻油烟则干恶，乃胃中痰火互郁。火偏甚者，食入即吐，似饥非饥，宜栀子黄连合温胆汤苦寒降逆；痰偏甚者，兀兀欲吐，舌腻脉滑，宜栀子生姜合二陈汤。

温胆汤加栀子、黄连：

半夏汤洗　枳实麸炒　竹茹　橘皮去白　甘草炙　茯苓　栀子黄连

二陈汤加栀子、生姜：原方见腹痛。

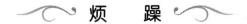

烦　躁

烦为心神不安，躁为手足躁扰；烦多属阳，躁多属阴，阴阳夹杂，则烦躁之象兼而有之。脉浮紧，发热恶寒，身疼痛，不汗出而烦躁者，此太阳受邪，热为寒闭，宜大青龙汤以两解之；若热邪客于膀胱，心烦口渴，小便不利，当与猪苓汤以清里热。

大青龙汤：

麻黄去节　桂枝去皮　甘草炙　杏仁去皮尖　生姜切　大枣擘
石膏碎

猪苓汤：见热症。

壮热汗出，烦渴引饮，脉大者，此阳明热盛，上扰心包，法宜甘寒生津，人参白虎汤主之；若大便不解，绕脐痛，烦躁发作有时，脉实者，乃大肠结有燥屎，下实而燥气上干，宜大承气汤以荡涤之。

人参白虎汤：见暑症。

大承气汤：见便秘。

烦躁口苦，头目昏眩，脉弦而数，此少阳火邪上行，法宜苦降，黄芩汤主之；若虚烦不寐，胸膈胀闷，或干呕，乃胆经虚火上逆，胃不主降，温胆汤主之。

黄芩汤：见热症。

温胆汤：

半夏汤洗　枳实麸炒　竹茹　橘皮去白　甘草炙　茯苓

心烦腹满，卧起不安，此太阴湿浊夹热，治以栀子厚朴汤泄热于化浊之中；若大便溏泻，心烦，欲呕不呕，乃寒湿夹热，法宜温中，反佐苦寒，连理汤主之；更有胃阴、脾阳均属不足，烦而兼悸者，宜小建中汤甘温滋补。

连理汤：

白术土炒　人参　干姜炮　甘草炙　黄连　茯苓

小建中汤：见气痛。

烦躁不得卧，脉沉细而数者，此少阴虚热内扰，主以黄连阿胶汤育阴泄热；若昼日烦躁，夜而安静，不呕不渴，脉沉微，此属少阴阳虚，阴气独留，宜干姜附子汤以温脾肾；甚则阴盛格阳，裸体不欲近衣，欲坐水中，但饮水不欲下咽者，急宜通阳，白通汤加猪胆汁、人尿主之。

黄连阿胶汤：见热症。

干姜附子汤：

干姜　附子生用，去皮

白通汤加猪胆汁、人尿：

葱白　干姜　附子生用，去皮　人尿　猪胆汁

厥冷呕逆，胸胁烦满，甚则便血，此厥阳偏胜，火热内扰，治以黄连解毒汤；若手足厥逆，吐利频作，烦躁欲死，乃厥阴偏胜，格阳于外，宜吴茱萸汤以温和之；若阴阳错杂，气上冲胸，胸中疼热，饥而不欲食，得食则呕，烦躁俱甚，脉微而厥者，宜乌梅丸辛酸苦温，阴阳两治。

黄连解毒汤：见暑症。

吴茱萸汤：见伤寒。

乌梅丸：见腹痛。

癃　闭

小便点滴淋漓，欲解不解，谓之癃；溺闭不通，小腹急胀，谓之闭。二者皆现病于膀胱，故合而言之，名曰癃闭。

腹胀，小便不利，解则色黄浑浊，此湿热下壅膀胱，法宜淡渗苦泄，七正散主之；若溺时淋漓，茎中作痛，心烦脉数者，此心火下传，水道为之不

利,宜加味导赤散;夏月受暑,邪传小肠,以致心烦口渴,小便赤涩者,法宜益元散、西瓜汁之类甘寒清解;更有小便频数不利,小腹胀满,不渴,腰脚痿弱者,乃阴虚夹热,膀胱气化不行,宜滋肾丸益阴清热,佐以化气。

七正散:

车前仁　赤茯苓　山栀仁　木通　龙胆草　扁蓄　甘草　加灯芯竹叶

加味导赤散:

木通　生地　甘草　条芩　栀仁　淡竹叶　柴胡　灯草

益元散:

辰砂一钱　滑石六两　甘草一两

为末,冷服,或灯芯汤调下。

滋肾丸:

黄柏二两,酒炒　知母一两　肉桂一钱

蜜丸。

小便卒闭,腹胀痛不可忍,甚则状如覆碗,乃重阴则寒,地道闭塞,宜白通汤温肾通阳;若苦渴腹冷,主有水气不化,轻则五苓散,重则栝蒌瞿麦丸温化通利。此皆阳虚有寒,仍偏邪实。若正气偏虚者,于肾则腰脚软弱,小便不利而清白,脉沉迟无力,宜金匮肾气丸,气化则水自行;于脾肺则四肢倦怠,少气懒言,宜补中益气汤,清升则水浊自降;更有病后津气未复,频频欲解,淋漓不尽,状似癃闭者,法宜益气生津,不可渗利,人参散主之。

白通汤:

葱白　干姜　附子生用,去皮

五苓散:

猪苓去皮　泽泻　茯苓　肉桂去皮　白术

栝蒌瞿麦丸:

栝蒌根三两　茯苓　山药各二两　瞿麦一两　附片一枚

蜜丸。

金匮肾气丸:即附桂八味丸。见头痛。

补中益气汤:见痢疾。

人参散:

人参　麦冬　黄柏　炙甘草　生姜

小便不通,茎中滞如砂涩,小腹坚痛,大便色黑,不渴者,此败精瘀血,阻塞窍道,或与海金沙散加石韦、琥珀、麦冬分清化浊,或与三味牛膝汤加生蒲黄、小蓟之类散血破结。

海金沙散加石韦、琥珀、麦冬:

海金沙　甘草　滑石　石韦　琥珀　麦冬

三味牛膝汤加生蒲黄、小蓟:

牛膝根叶,生用　当归身　黄芩　生蒲黄　小蓟

病有寒热,深入胞中,或强忍小便,水气迫于胞中,小腹急痛,不得小便者,名曰转胞,热气偏胜,与滑石散甘淡通利,寒水偏胜者,与畅达散宣疏开提。

滑石散:

寒水石　葵子　滑石　乱发灰　车前子　木通

畅达散:

紫苏　法半夏　白蔻仁　桔梗　茯苓　肉桂

淋　浊

小便淋漓不利,点涩作痛者,谓之淋;马口时有秽物,如疮脓目眵者,谓之浊。淋有热、血、石、膏、劳、冷之分,浊有白浊、赤浊、白淫、溺浊之别。淋多小便浑,浊多溺自清也。溺时赤涩作痛,甚则间有鲜血同下,小腹弦急,口渴脉数,此热邪下传,名曰热淋,法宜淡渗泄热,八正散主之。

八正散:

车前　木通　滑石　山栀　大黄　瞿麦　扁蓄　甘草　灯草

火伤血络,血液流溢,与溺俱下,痛不可忍,脉沉数有力,名曰血淋,法宜凉血泄热,鸡苏饮主之,甚者加黄连、黄柏之类。

鸡苏饮:

薄荷　竹叶　滑石　木通　小蓟根　生地黄

溺时茎中砂涩作痛,上引小腹,或溺后似有细砂沉于缸底,或与溺同出,痛不可忍,名曰石淋,此膀胱热结,津液为之煎熬,宜海金沙散、石燕丸之类散结通淋。

海金沙散:

海金沙　滑石　石膏　木通　井泉石碎　甘草

等分为末,灯芯汤下。

石燕丸:

石燕煅　石韦去毛　瞿麦穗　滑石各一两

为末,面糊丸,食前灯芯汤下。

小便油浊,色若脂膏,故名膏淋,此热邪深入肾经,精为热逼而泄,法宜咸寒滋肾,秋石丸主之,鹿角霜丸亦主之。

秋石丸:

白茯苓一两　桑螵蛸蜜炙　鹿角胶　秋石各五钱

研末,糕糊丸,人参汤下。

鹿角霜丸:

鹿角霜　白茯苓　秋石

等分为末,糊丸,米饮下

小便淋漓不绝,小腹痛,下引茎中,遇劳即发,名曰劳淋,此劳欲有伤脾肾,气化不及州都,宜菟丝子丸以调补之。

菟丝子丸:

菟丝子酒浸　人参　黄芪　芍药　滑石　木通　车前各一两
黄芩三钱　冬葵子一合,炒

为末,蜜丸,食前,温酒或盐汤下。

面白脉迟,先寒战而后溲便,小腹胀满,茎中涩痛,甚者亦有砂石,此下元虚冷,或病淋过服凉剂,损其肾阳,名曰冷淋。正虚夹邪者,生附散温而兼通;纯虚者,金匮肾气丸以助温化。

生附散:

附子生　滑石各五钱　瞿麦　木通　半夏各三钱

为末,每服二钱,加姜七片、灯芯二十寸、蜜半匙煎服。

金匮肾气丸:即附桂八味丸。见头痛。

白浊淋漓,少腹冤热,溺时虽如刀割火灼,但不与溺相混,此肾经湿热下注,法宜苦泄,治浊固本丸主之;若虚滑较甚者,宜前法佐以涩精,与珍珠粉丸。

治浊固本丸:

黄连二两,炒　黄柏一两　茯苓　猪苓　半夏　砂仁　益智仁各一两
甘草二两　莲须二两

共为末,滴水为丸。

珍珠粉丸：

珍珠三两　海蛤粉　黄柏各一斤

为末，水糊丸。

病有劳伤心脾，或少年天癸未足，强力入房，或壮年施泄无度，精不及化，以致精血杂下，名曰赤浊。心虚夹热者，则心烦不寐，治以莲子清心饮；肾虚夹热者，茎中滞涩，宜琥珀散；若遇劳则发，怔忡盗汗，乃心脾虚损，与归脾丸以补养之。

莲子清心饮：

人参　黄芪　甘草　地骨皮　柴胡　黄芩　麦冬　赤茯苓　车前仁　石莲肉

琥珀散：

琥珀　海金沙　没药　乳香　蒲黄炒

等分为末，通草汤调服。

归脾丸：即归脾汤方为丸。见痛症。

病者思想无穷，入房太甚，宗筋弛纵，发为白淫，此玉关不固，或脾不摄精，治脾宜小菟丝子丸，治肾宜济生固精丸。

小菟丝子丸：

石莲肉二两　白茯苓一两　菟丝子五钱,酒浸　怀山药二两

为末，用山药糊丸。空心，盐汤下。

济生固精丸：

牡蛎　菟丝子酒浸　韭子炒　龙骨煅　五味子炒　茯苓　桑螵蛸酒炙　白石脂煅

各等分，酒糊丸。空心，盐汤下。

溺色浑浊如泔，小腹胀满，此肾虚不能分泌，湿浊得以留连，萆薢分清饮主之。

萆薢分清饮：

川萆薢　益智仁盐水拌炒　石菖蒲盐水炒　乌药　甘草梢

失　血

失血为血失常道，溢泄妄行，或出于耳、目、鼻、舌、齿而为衄，或出于口而为吐、呕、唾、咳、咯，或出于前阴而为溺血、血淋，或出于后

阴而为远血、近血。要皆火邪妄动，血络受伤，所谓火伤阳络，致人吐衄；火伤阴络，致人便血是也。然亦有自外、自内、偏热、偏寒之不同，外感失血，暴而且暂，病愈即止；内伤失血，久而缠绵，愈多复发；偏阳热者，血来势速，色鲜质浓；偏阴寒者，血来势缓，色暗质淡。识此数端，可得失血辨证之大概。

血从鼻孔中出，名曰鼻衄。头痛，脉浮，发热，恶寒，无汗者，此太阳受邪，当汗不汗，热为寒郁，逼而上行，宜麻黄升麻汤以宣发之；若潮热便秘，心烦而渴者，此阳明燥火，逼血上行，宜大黄黄连泻心汤加黄芩、生地、花粉、茅根之类苦泄凉血；若肺火壅盛，鼻燥喉干，气粗似喘者，则宜清燥救肺汤加茅根、柿饼主之。

麻黄升麻汤：

麻黄　升麻　黄芩　白芍　石膏　茯苓　甘草

大黄黄连泻心汤加黄芩、生地、花粉、茅根：

大黄　黄连　黄芩　生地　花粉　茅根

清燥救肺汤加茅根、柿饼：原方见伤燥。

齿缝出血，名曰齿衄。口渴，龈肿，口臭，便秘者，此胃火上行，宜调胃承气汤加元参、丹皮之类上下分解；若口燥龈糜，其脉细数者，乃胃阴不足，虚火上炎，宜甘露饮滋阴清胃；至于肾虚火动，牙根酸软，血出点滴，或睡则流血，醒则血止者，宜六味地黄汤加牛膝、二冬、骨碎补、蒲黄之类滋阴凉血。

调胃承气汤加元参、丹皮：原方见头痛。

甘露饮：见伤燥。

六味地黄汤加牛膝、二冬、骨碎补、蒲黄：

熟地黄　山茱萸　怀山药　丹皮　茯苓　泽泻　牛膝　天冬　麦冬　骨碎补　蒲黄

血从舌出，名曰舌衄。舌尖赤色作痛，如有针孔，出血如线者，属心火上炎，宜生脉散加生地、蒲黄之类；舌体肿胀者，属胃热，宜竹叶石膏汤加蒲黄、藕节之类。二者属火热偏亢，故重清凉苦降。若舌下殷殷渗血，舌质色淡，面黄脉弱者，乃脾虚不能摄血，法宜培养心脾，归脾汤主之，阿胶散亦主之。

生脉散加生地、蒲黄：

人参　麦冬　五味子　生地　蒲黄

竹叶石膏汤加蒲黄、藕节：原方见霍乱。

归脾汤：见痫症。

阿胶散：

阿胶　黄芪　蒲黄　生地汁

血自目眦而出，名曰目衄。病属燥火夹风，上犯肝窍，燥火偏胜者，干涩畏光，眼角赤肉如珠，宜玉女煎加黄芩、龙胆草之类；风偏胜者，目眩，常流血泪，宜生地黄饮子加蚕砂、蒺藜、蛇胆陈皮之类清火熄风。

玉女煎加黄芩、龙胆草：原方见温病。

生地黄饮子加蚕砂、蒺藜、蛇胆陈皮：

生地黄　熟地黄　枸杞　阿胶　白芍　天冬　黄芩　侧柏叶地骨皮　蚕砂　蒺藜　蛇胆陈皮

血从耳孔中出，名曰耳衄。或抽掣作痛，或头昏耳聋，脉弦数者，乃少阳风火伤络，治以龙胆泻肝汤；若尺脉沉数，耳若蝉鸣，此肾经虚火上炎，宜知柏八味丸加元参、五味之类补水济火。

龙胆泻肝汤：见火症。

知柏八味丸加元参、五味：原方见火症。

血液冲口而出，重则辟辟弹指，其出无声，病关于胃，名曰吐血。胃热偏胜，血溢于上者，胸膈烦满，大便秘，不得卧，脉实大有力，宜犀角地黄汤加大黄、黄连之类咸寒苦泄；若脉大而虚，烦渴自汗，气粗似喘者，多因暑热内扰，耗胃津而伤血络，或与枇杷叶散清暑降逆，或与清络饮凉血和络；若血出时喉间漉漉有声，惟血稀色淡，或暗紫成块，脉象洪大芤迟者，此肾脏亏损，龙火沸腾，宜肉桂七味丸加童便导火归窟，慎不可以实火例之。

犀角地黄汤加大黄、黄连：原方见火症。

枇杷叶散：

香薷　厚朴　甘草　麦冬　木瓜　枇杷叶　白茅根　陈皮丁香

清络饮：见温病。

肉桂七味丸加童便：

熟地黄　山萸肉　山药　丹皮　茯苓　泽泻　肉桂　童便

血来势涌，其出有声如蛙，名曰呕血。或因暴怒血随气逆，证兼胸胁作痛,宜旋覆赭石汤加香附、青黛、栀子、沉香之类平其肝气,其血自宁;若头眩口苦,躁扰不安,脉象弦数者,此肝胆风火内炽,血液随之上行,法宜苦降,当归芦荟丸主之。

旋覆赭石汤加香附、青黛、栀子、沉香:

旋覆花布包　人参　生姜　代赭石　大枣　甘草　半夏洗　香附　青黛　栀子　沉香

当归芦荟丸:

当归酒洗　龙胆草酒洗　栀子炒　黄连炒　黄柏炒　黄芩炒,各一两　大黄酒浸　青黛　芦荟各五钱　木香二钱　麝香五分

蜜丸。

唾血频频,其出无声,或与痰杂出,但不似吐血之冲口势急,病关于脾。证兼唇口干燥,大便秘结者,乃心脾火郁,阴分受伤,宜四生丸加茜草、藕汁之类滋阴摄血;若睡卧不宁,饮食少思,怔忡倦怠,脉象沉细而弱者,多因思虑伤脾,统摄失职,宜归脾汤以补养之;更有胸胁胀痛,嘈杂似饥,唾血有块,触事易怒者,乃肝郁生热,木土不舒,宜加味逍遥散加花蕊石、紫降香、合欢花、绿萼梅之类以条达之。

四生丸加茜草、藕汁:

生地　生侧柏叶　生艾叶　生荷叶　茜草　藕汁

归脾汤:见痫症。

加味逍遥散加花蕊石、紫降香、合欢花、绿萼梅:原方见眩晕。

血因咳出,名曰咳血,病关乎肺。证兼头痛,发热,脉浮,咳血鲜红者,此火为寒郁,宜紫苏饮以宣发之;若淅淅恶风,唇红有汗,脉微数者,此属风邪夹热,宜前法佐以辛凉,鸡苏散主之;若痰血夹杂,其咳辟辟连声,咽干喉痛,此燥火伤络,清燥救肺汤主之,养阴清肺汤亦主之;甚或咳痰粘着难出,其色粉红,或带血丝,脉象虚数者,此阴虚火动,肺金被刑,稍有失治,转瞬即成痨瘵,急与保金丸,或丹溪咳血方之类救其消灼。

紫苏饮:

紫苏　大腹皮　人参　川芎　陈皮　白芍　当归　甘草

鸡苏散:

苏薄荷　生地　阿胶　麦冬　甘草　蒲黄炒　黄芪　白茅根　桔梗　贝母

清燥救肺汤:见伤燥。

养阴清肺汤:见痰饮。

保金丸:

阿胶　生地　麦冬　甘草　川贝母　白及　青黛　百合

等分蜜丸。

咳血方:见痰饮。

咯血乃咳多血少,痰带血丝,或夹血点,心烦脉数,甚则怔忡自汗,多因劳欲过度,病关心肾,治心则与天王补心丹加柿霜、人乳之类,治肾则宜玉女煎加童便、秋石、海参之类,尤当清心寡欲以治其源,药石始能有济。

天王补心丹加柿霜、人乳:原方见中风。

玉女煎加童便、秋石、海参:原方见温病。

血随小便而出,痛者为血淋,不痛者为溺血。病有虚实之分,实者,或心移热于膀胱,必兼舌干咽痛,虚烦不眠,溺赤脉数,宜如神散;肝热下传,其证少腹胀满,胁肋刺痛,或寒热往来,宜龙胆泻肝汤加郁金、青黛之类;若夏月暑热入心,心不受邪,下传小肠,亦致心烦口渴,小便赤涩不利,脉象虚数,治以生脉散加黄连、滑石、竹叶、生地汁之类。以上皆苦泄淡渗,乘势利导之法。若溺出鲜血如注,绝无滞碍者,乃属虚象,治当补正为主。如心经营气空虚,唇色淡白,寸脉独芤之用《心悟》阿胶散滋阴清热;脾气虚寒不能摄血,面色黯淡,四肢清冷,脉微之用鱼鳔、黄芪、人参、艾叶、姜炭、甘草诸药温脾摄血;房劳伤肾,腰脚痿弱,头昏少神之用六味地黄汤加鹿胶,烧裈散填补精血之类均属之。

如神散:

阿胶　栀仁　车前　黄芩　甘草

龙胆泻肝汤加郁金、青黛:原方见火症。

生脉散加黄连、滑石、竹叶、生地汁:

人参　麦冬　五味子　黄连　滑石　竹叶　生地汁

《心悟》阿胶散:

阿胶　丹参　生地　黑山栀　丹皮　血余　麦冬　当归

六味地黄汤加鹿胶:

熟地黄　山萸肉　山药　丹皮　茯苓　泽泻　鹿胶

烧裈散：

取妇人中裈近隐处剪烧灰，以水和服方寸匕，日三服，小便即利，阴头微肿则愈。妇人病，取男子裈裆烧灰。

血从大便出者，当分远近，先便后血，名曰远血，其证多虚，先血后便，名曰近血，其证多实。实者，如湿热下注，下血如苏木汁，大便溏，宜平胃散加地榆、黄柏、槐米之类以苦坚之；火邪逼迫，血色深红，肛门肿痛，宜芍药黄连汤以苦泄之；虚者，如胃风下传，飧泄便血，其血清稀，宜胃风汤主之；脾虚寒湿下传，溏泻便血，稀如豆汁，或色带暗紫，宜黄土汤、理物汤温脾摄血；若久病不已，面色萎黄，精神疲惫，下元虚弱已甚，急当补养，断红丸主之。

平胃散加地榆、黄柏、槐米：

苍术　厚朴　陈皮　甘草　地榆　黄柏　槐米

芍药黄连汤：

黄连　当归　芍药　大黄　肉桂　甘草

胃风汤：见泄泻。

黄土汤：见火症。

理物汤：

人参　白术　炮姜　生地　川芎　当归　芍药　甘草

断红丸：

侧柏叶炒黄　续断酒浸　鹿茸醋煮　当归　附子炮　黄芪酒炒　阿胶各一两　白矾五分，枯

醋煮，米糊为丸，米饮下。

咳　嗽

有声无痰曰咳，有痰无声曰嗽，声痰俱有，名曰咳嗽。然咳非尽无痰，声多痰少，痰不易出也；嗽非尽无声，因痰而嗽，声不甚响也。二者病常互见，论难强分，但当察其现证，求其为六气偏胜，抑正气偏虚而为治不同耳。

感寒咳嗽，痰白而稀，鼻流清涕，恶寒，发热，无汗，法宜辛温宣散，三拗汤主之；若夹水气，或噎或呕，短气而喘者，宜前法佐以温化，小青龙汤主之；若不思饮食，少气，脉沉迟，此乃上中二焦阳气不足，

寒动于中,法当温养脾肺,治以加味理中汤。

三拗汤:

麻黄不去节　杏仁不去皮尖　生甘草

小青龙汤:见痰饮。

加味理中汤:

人参　白术土炒　干姜　甘草炙　橘红　茯苓　半夏　细辛
五味子

咳嗽,痰多浮泡,鼻塞声重,头痛,脉浮者,此风邪犯肺,宜杏苏散
以疏解之;若鼻流浊涕,头目昏痛,乃风邪夹热,当与桑菊饮辛凉清
热;若口干咽痛,或声音不出,小便短赤,脉浮而数者,此风火闭肺,治
宜疏风散火,《本事》利膈汤主之。

杏苏散:见伤风。

桑菊饮:见眩晕。

《本事》利膈汤:

薄荷　荆芥　桔梗　牛蒡子　甘草　僵蚕　玄参

咳嗽,痰黄而浓,口渴气促,胸膈不利,脉洪数者,此属热邪逼迫,
肺不主降,竹叶石膏汤主之,兼表者宜越婢汤;若胸高气粗,目如脱
状,不得卧,此属热气上壅,名曰肺胀,轻则泻白散,重则葶苈泻白散
主之。

竹叶石膏汤:见霍乱。

越婢汤:

麻黄　石膏　生姜切　甘草　大枣擘

泻白散:见火症。

葶苈泻白散:即泻白散加葶苈。

咳嗽,痰多声少,滑而易出,面黄身重,胸闷,脉缓者,此属湿痰,
治以加味二陈汤理气化浊。

加味二陈汤:

陈皮　半夏　茯苓　甘草炙　苏梗　杏仁　桔梗

咳嗽,声多痰少,艰涩难出,咽干而渴者,此燥气偏亢,宜清燥救
肺汤,助其清肃;若心烦面赤,辟辟连声不得卧,乃势欲化火,法宜清
润苦降,黄芩知母汤主之。

清燥救肺汤:见伤燥。

黄芩知母汤：

黄芩　知母　杏仁　桑白皮　山栀仁　天花粉　贝母　桔梗
甘草

咳嗽，痰稠，甚则带血，脉数，此火刑肺金，兼伤血络，宜咳血方；
若喉痛便秘，小便短赤，乃肺火劫阴，治以养阴清肺汤加清宁丸之类。

咳血方：见痰饮。

养阴清肺汤加清宁丸：原方见痰饮。

咳嗽声低，痰多泡沫，少气懒言，或四肢倦怠，痰如鸡子清，一属
肺气不布，津聚为痰，宜补中益气汤加半夏、橘饼助其敷布；一属脾气
不运，津停成饮，宜归芪异功散助其温化。若久咳不已，不但中气受
伤，营血亦随之不足，气偏伤者，见风则咳甚，得温则咳减，乍寒乍热，
脉象虚弱，法当调其中气，和其营卫，治以归芪建中汤；血偏伤者，干
咳无痰，咳则嘈杂似饥，法当养血益肺，四物汤加阿胶、枇杷叶、紫苑
之类主之。

补中益气汤加半夏、橘饼：原方见痢疾。

归芪异功散：

黄芪　当归　人参　白术土炒　茯苓　甘草炙　陈皮

归芪建中汤：

黄芪　当归　桂枝去皮　芍药　生姜切　甘草炙　大枣擘　饴糖

四物汤加阿胶、枇杷叶、紫苑：

当归酒洗　地黄　川芎　白芍　阿胶　枇杷叶　紫苑

咳嗽，背恶寒，四肢不温，甚则咳时伛偻，腰痛不可俛仰者，此皆
肾阳不足，寒饮内凝，轻则与橘附汤，重则宜真武汤加干姜、细辛、五
味之类壮其元阳；若动即气浮，自汗而喘，小腹烦冤者，乃肾阴受伤，
不能主纳，都气丸主之。

橘附汤：

金橘饼　制附片

真武汤加干姜、细辛、五味子：原方见眩晕。

都气丸：

地黄八两,砂仁酒拌,九蒸九晒　山茱萸酒润　山药各四两　茯苓乳拌
丹皮　泽泻　五味子各三两

上蜜丸，空心，盐汤下。

哮 喘

张口抬肩,气促而连续不能以息者,谓之喘;喉中如有水鸡声者,谓之哮。二者均属呼吸不利,故合论之。

喘息,咳嗽,鼻流清涕,恶寒发热,无汗,脉浮者,此寒邪外束,肺气不宣,宜华盖散以宣降之;若喘满有汗,恶风脉缓,乃表虚气逆,宜桂枝加厚朴杏仁汤疏风利气;若咳逆倚息不得卧,胸膈胀满,或噎或呕,乃寒水射肺,宜小青龙汤辛温宣化。

华盖散:

麻黄 苏子 杏仁 橘红 炒桑皮 赤茯苓 甘草 生姜 大枣

桂枝加厚朴杏仁汤:

桂枝去皮 芍药 生姜切 甘草炙 大枣擘 厚朴 杏仁

小青龙汤:见痰饮。

喘息气粗,胸膈胀满,澎澎若不能容,发热无汗者,此热为寒郁,壅阻气机,宜麻杏石甘汤加桑皮、苏子之类宣降清热;若声高息涌,烦渴自汗,坐卧不安,乃热邪犯肺,清肃无权,与加味白虎汤,热除则气自平。

麻杏石甘汤:

麻黄去节 杏仁去皮尖 石膏碎,绵裹 甘草

加味白虎汤:

石膏碎,绵裹 知母 甘草 粳米 瓜蒌仁 枳壳 黄芩

喘促,脉数,咳嗽,心烦,得食则减,食已仍作者,此燥火灼金,肺不主降,法宜苦降清润,泻火清肺汤主之。

泻火清肺汤:

黄芩 栀子 枳实 桑白皮 陈皮 杏仁 苏子 麦冬 川贝母 赤茯苓 沉香 朱砂

喘咳,胸闷,不烦不渴,无表证者,此湿浊之气上干清道,治宜苏子降气汤;若舌苔白腻,饮食不思,胸胁满痛,甚则胸痛彻背,乃气郁生痰,阻其呼吸,或与三子养亲汤利气透络,或与《济生》瓜蒌实丸宣痹化痰。

苏子降气汤：

苏子　半夏　前胡　厚朴姜炒　橘红　当归　甘草炙　肉桂　生姜

三子养亲汤：

苏子炒　莱菔子炒　白芥子炒

《济生》瓜蒌实丸：

瓜蒌实研　枳实炒　桔梗　半夏

等分为末，姜汁打丸，淡姜汤下。

喘息少气，提之若不能升，吞之若不相及，惶惶然若气欲断，此属虚气上逆。肺气虚者，喘则汗出，寸口独弱，宜人参清肺汤；脾气虚者，倦怠少食，频吐痰饮，关脉无力，宜理脾涤饮。若气自小腹上冲，劳动则喘甚，静坐则喘息，乃肾虚不纳，治以都气丸加核桃肉、沉香之类；阳虚甚者，尺脉微细，小便清白，宜前法加附桂以温丹田；阴虚甚者，嗌干脉数，心烦盗汗，宜前法加蛤蚧、磁石纳气镇逆。

人参清肺汤：

人参　杏仁　阿胶　罂粟壳蜜炙　甘草炙　桑白皮　知母
地骨皮　乌梅肉　红枣

理脾涤饮：见眩晕。

都气丸加核桃肉、沉香：原方见咳嗽。

胸满气逆，喉间呀呷有声，多发于初冬之际，连年不已，此膈间积痰，外为寒邪所束，阳气并于膈中，膈热气逆，搏痰作声。表偏实者，恶寒无汗，痰不易出，宜三拗汤先解其表；热偏急者，呼吸急促，咽干口苦，治以白果定喘汤；若遇厚味即发，痰声特甚，乃痰涎上壅，法宜辛开，清金丹主之，千缗汤亦主之。

三拗汤：见咳嗽。

白果定喘汤：

白果炒黄　麻黄　半夏姜制　款冬花　苏子　桑白皮蜜炙　杏仁
去皮尖　黄芩　甘草　生姜

清金丹：

莱菔子一两　猪牙皂三钱，焙存性

为末，姜汁糊丸，姜汤送下。

千缗汤：

半夏　牙皂炙　甘草炙　制南星　生姜

瘖

瘖有喉瘖、舌瘖两端，喉瘖病在会厌，舌能转掉，而喉间声音不出；舌瘖病在舌本，声音未失，而舌机动转不灵，口不能言。两症各具虚实二因，喉瘖实者，如风寒闭肺，痰涎壅阻；虚者，如燥火劫阴，久咳伤肺。舌瘖实者，如火热偏亢，因惊夹痰；虚者，如中风不语。当察其兼证分别治之。

声音骤闭，头痛鼻塞，无汗恶寒者，此风寒袭表，肺气不宣，法宜疏散，其音自出，荆苏汤主之；若痰凝气阻，脉浮滑而紧者，宜加味枳桔二陈汤以宣化之。

荆苏汤：

荆芥穗　苏叶　木通　橘红　当归　桂枝　石菖蒲

加味枳桔二陈汤：

陈皮　法夏　茯苓　麻黄　桂枝　细辛　杏仁　甘草　桔梗枳壳　生姜　葱白

声音不扬，咳嗽，胸膈满闷，舌滑者，乃痰涎壅闭，金塞不鸣。风痰则喉间瘙痒，宜发声散以清宣之；寒痰则咽喉不利，法宜辛开，玉粉丸主之。

发声散：

瓜蒌皮　白僵蚕去头　甘草

为细末，姜汤调下。

玉粉丸：

半夏五钱,洗　草乌一字,炒　肉桂一字

研末，生姜汁浸，蒸饼为丸，芡实大，每用一丸，夜含化。

声哑难出，干咳，咽燥喉痛，脉数者，此燥火刑金，轻则宜甘桔汤加洋果、萝卜汁、柿霜清金润肺，重则清燥救肺汤。

甘桔汤加洋果、萝卜汁、柿霜：

甘草　桔梗　洋果　萝卜汁　柿霜

清燥救肺汤：见伤燥。

久咳声嘶，心烦舌燥，此津液受伤，肺失清润，法宜润肺启音，竹衣麦门冬汤主之；若肺将焦瘁，痰中带血，金碎不鸣，乃喉瘖之最可虑者,亟宜琼玉膏加人乳、梨汁、阿胶、柿霜、鹅管石之类以救垂绝之阴,免成痨瘵。

竹衣麦门冬汤:

鲜竹衣取金竹内衣膜,鲜者　竹茹　麦冬　甘草　橘红　茯苓　桔梗杏仁去皮尖　竹叶　竹沥

琼玉膏加人乳、梨汁、阿胶、柿霜、鹅管石:

生地一斤,取汁　白蜜一斤　人参八两　云苓十两　人乳八两　梨汁八两阿胶四两　柿霜二两　鹅管石一两,煅,另煎出汁,滤去渣,待用

生地汁合白蜜、人乳、梨汁入瓷瓶,内云苓、人参为末和匀,放水中煮三昼夜,悬井中一昼夜,取起,加鹅管石水,仍煮半日,用阿胶、柿霜收膏,白汤化服。

舌红胀大,不能转掉,以致语言不利,烦躁口渴,大便秘者,主阳明燥火夹风,宜竹叶石膏汤加玄明粉、清宁丸之类以分消之。

竹叶石膏汤加玄明粉、清宁丸:原方见霍乱。

舌本强硬,语不成句,痰涎徐徐流出,脉滑大者,乃风痰壅闭,经隧不通,宜二沥汤加蛇胆南星、蛇胆陈皮、石菖蒲、姜汁之类化痰通络;若大惊之后,卒不能言,似呆似痴,此惊则气散,顽痰败血乘隙深入,填塞包络,宜化痰开窍,密陀僧散主之,远志丸亦主之。

二沥汤加蛇胆南星、蛇胆陈皮、石菖蒲、姜汁:

竹沥　荆沥　梨汁　蛇胆南星　蛇胆陈皮　石菖蒲　生姜汁

密陀僧散:

密陀僧

研极细末,每服一钱,茶汤调下。

远志丸:

远志姜制　胆星　人参　白附子　白茯神　酸枣仁各五钱　朱砂三钱,水飞　麝香一钱　金箔五片

研末,蜜丸,用朱砂为衣,薄荷汤下。

语言謇涩,腰脚痿弱,大便难,此肝肾阴亏,风从内动,舌本经脉为之不舒,宜地黄饮子以滋养之。

地黄饮子:见麻木。

肺痈肺痿

肺叶内溃为痈,肺叶焦缩为痿。痈因火毒郁结,胸高气粗,其脉数实;痿因津气受伤,胸陷息短,其脉数虚。二者虽虚实各殊,均属危候,痈则脓成即死,痿则虚损难复,不可不及早图治也。

肺痈初起,毛耸恶风,喘咳胸满,状与伤风相类,但脉数咽干,胸中隐隐作痛,多唾浊沫为异,乃胃之蓄热,为风邪所束,上干肺脏使然,法宜疏风泄热,越婢汤主之,十味丸亦主之。

越婢汤:见咳嗽。

十味丸:

麻黄去节　白前各二两　桑白皮六两　地骨皮五两　白薇三两　百部五两　地黄六两　橘皮三两　射干四两

蜜丸,桐子大,桑皮汤下十丸,稍加至十五丸。

肺痈,痰浓腥臭,喘痛俱甚,此火热灼痰化浊,溃势瞬成。火盛则烦热而渴,脉象洪数,与如金解毒汤以平其势;痰盛则咳逆上气,但坐不得眠,脉象滑实,宜皂荚丸以攻其坚。

如金解毒汤:

桔梗　甘草　黄连　黄柏　黄芩　栀仁

皂荚丸:

皂荚八两,刮去皮,酥炙

研为末,炼蜜和丸,如梧桐子大,每服三丸,枣膏和汤送下。

咳唾脓血,腥秽稠浊,状如米粥,试与生黄豆,啖之会不觉腥,斯时肺痈已溃,病入险途,惟体元未至大亏,尚可与苇茎汤行血化浊,肺痈神方助气排脓,或用肺痈验方亦多奇效。

苇茎汤:

苇茎　薏苡仁　桃仁　瓜瓣

肺痈神方:

桔梗　金银花　薏苡仁　甘草节　黄芪炙　川贝母　陈皮　白及　甜葶苈　生姜

肺痈验方(一):

用芥菜卤煎一洮入坛中,封口,藏于地内,隔三年取起,待用,患者日饮二次,每服一杯,颇著神效。

肺痈验方(二):

凡肺痈初起,用茅栗柴根煎汤,服六七次即愈,每服三两。次用好白猪肺一个,用糖炒,柴根二两,桔梗、黄连、枳壳、甘草各三钱,同猪肺炆,去药,专食汤肺,如此数次,痰不臭方愈。又次用豆粉、桑皮、苦参各五钱,黄连、花粉各一钱,每服三四茶匙,白汤下即愈。不愈又用后方,地骨皮、天冬、麦冬、知母、玄参、地茄根、瓜蒌仁、百部、百合,水煎服。不愈再用丸药,百部、百合、地骨皮、天冬、麦冬各一钱,苡仁、花蕊石各一两,寒水石、胡黄连各二钱,熊胆三钱,共为末,绿豆粉糊丸,服此无不愈。

肺痿,咳逆上气,口唾浊沫,咽干口燥,甚或痰中带血,寸口脉数虚而涩者,此金被火刑,肺津受伤,病属阳燥,宜麦门冬汤以清润之;若不咳不渴,甚则头眩遗溺者,此土不生金,肺气不充,以致上虚不能制下,病属阴燥,法宜温脾土以生肺金,甘草干姜汤主之。

麦门冬汤:

麦门冬　半夏　人参　甘草　粳米　大枣

甘草干姜汤:

甘草炙　干姜炮

肺痿,声低息短,涎沫不止,咽燥而渴,更兼盗汗发热,热已即冷,食减体瘦者,乃气阴、气阳两均不足,法宜滋补兼温,炙甘草汤主之,劫痨汤亦主之。若气虚,燥痰尚盛者,则与人参甘草汤加柿霜、枇杷叶之类助气清肃。

炙甘草汤:

甘草炙　生姜切　桂枝去皮　人参　生地黄　阿胶　麦门冬　麻子仁　大枣

劫痨汤:

人参　黄芪炙　当归　熟地　茯苓　五味子炙　阿胶炒珠　半夏　甘草炙　生白芍　生姜　红枣

人参甘草汤加柿霜、枇杷叶:

人参　生姜　大枣　柿霜　枇杷叶　甘草

痨　损

　　痨为五脏积劳,损为五脏损伤,二者同源于虚,但痨必兼损,损则未必转痨,病势至此,均属极深且危,防微杜渐,必当慎之于虚也。

　　病者忽忽不乐,洒淅寒热,少气不足以息,多因悲忧伤肺,气分偏虚,治以补中益气汤;喘咳咽干,脉象虚数,乃肺阴不足,燥气上干,治以清燥救肺汤;若虚久不复,以致津气大伤,皮聚毛落者,势已成损,亟当补土生金,益气补肺汤主之;若更咳血气促,脉芤而数,或咳嗽痰多,面白脉迟,二者又皆虚极转痨,但一属阴虚生热,宜炙甘草汤益其化源,一属阳虚气馁,宜保元汤以助其敷布。

　　补中益气汤:见痢疾。

　　清燥救肺汤:见伤燥。

　　益气补肺汤:

　　阿胶蛤粉炒　五味子　天冬　麦冬　人参　百合　地骨皮川贝母　茯苓　苡仁

　　糯米一撮,煎汤代水。

　　炙甘草汤:见肺痈。

　　保元汤:

　　人参　黄芪　黑枣　炙甘草　煨姜

　　病者悒悒少神,自汗惊悸,叉手自冒心,多因曲运神机,心气耗散,治以归脾汤;怔忡失眠,盗汗,脉细,乃心血空虚,神浮不藏,治以人参养荣丸。若虚久不复,百脉失荣,色枯脉痿,身形日见憔悴者,势已成损,亟当调补营卫,黄芪建中汤主之。若更五心烦热,咯血面赤,寸口脉数,或自汗淋漓,面色㿠白,脉象芤迟,二者又皆虚极转痨,但一属心火炎灼,宜天王补心丹凉血清心;一属阳虚不藏,宜远志引子以安心气。

　　归脾汤:见痫症。

　　人参养荣丸:

　　人参　白术　黄芪蜜炙　甘草炙　陈皮　桂心　当归酒拌　熟地黄白芍　茯苓　远志　五味子

　　加姜枣,共研为末,炼蜜为丸。

黄芪建中汤：见便秘。

天王补心丹：见中风。

远志引子：

远志 茯神 肉桂 人参 黄芪 枣仁 当归 甘草

病者终日戚戚，倦怠少食，面色萎黄，多因忧思过度，脾气受伤，宜舒气醒脾，予一志汤；口燥咽干，消谷善饥，大便难，右关细弱，乃脾阴不足，中土枯燥，法当培养，予归芍六君子汤加麻仁、饴糖之类。若虚久不复，饮食不为肌肤，肢体渐见羸瘦者，势已成损，宜调其饮食，适其寒温，行健汤主之。若更嗽痰唾血，肌热便秘，脉虚濡而数，或口吐白沫，痞满泄泻，脉象沉迟，二者又皆虚极转痨，但一属伏火劫阴，宜参乳丸培补精血；一属阳虚不化，宜理脾涤饮加干姜、益智仁以助输运。

一志汤：

人参 茯神 白术 甘草 黄芪 益智仁 远志 柏子仁 广皮 木香 大枣 生姜

归芍六君子汤加麻仁、饴糖：

人参 白术 茯苓 甘草 当归 白芍 麻仁 饴糖

行健汤：

黄芪 人参 茯苓 白术 甘草 当归 白芍 青蒿梗 陈皮 砂仁 料豆 木香 大枣 生姜

参乳丸：

人参末 人乳粉

等分，蜜丸

理脾涤饮加干姜、益智仁：原方见眩晕。

病者面色苍苍，胁满善噫，腹中痛，多因情志不遂，肝气抑郁，宜条达温肝，与逍遥散加葫芦巴、荜澄茄之类；头目昏眩，触事善怒，夜寐不安，脉象弦细，乃肝失血养，空穴来风，宜大定风珠。若虚久不复，精血日枯，筋脉不能自收持，势已成损，法宜养血敛肝，加味扶桑饮主之。若更颧赤骨蒸，胁痛呕血，脉弦细而数，或面青目眩，自汗惊悸，魂梦迷离，小腹弦急，脉象弦而犯迟，二者又皆虚极转痨，但一属相火炎蒸，宜秦艽鳖甲散加生地、丹皮、竹茹之类滋阴清热；一属阳浮不敛，宜桂枝龙骨牡蛎汤以温固之。

逍遥散加葫芦巴、荜澄茄：

当归　白芍　白术　茯苓　甘草　柴胡　薄荷　葫芦巴　荜澄茄

大定风珠：见头痛。

加味扶桑饮：

熟地　当归　白芍　川芎　木瓜酒炒　枣仁炒　煅牡蛎　茯苓　广皮　甘草　金毛狗脊去毛　续断

桑枝煎汤代水。

秦艽鳖甲散加生地、丹皮、竹茹：

秦艽　地骨皮　鳖甲　柴胡　青蒿　当归　知母　乌梅　生地　丹皮　竹茹

桂枝龙骨牡蛎汤：见眩晕。

病者面色㿠白，语言轻微，腰痛足冷，其脉右尺独弱，多因房劳过度，肾元虚寒，宜温固丹田，与巴戟丸；面色微赤，耳若蝉鸣，盗汗遗精，其脉左尺沉细而弱，乃肾阴不足，虚火浮游，宜滋水固涩，与知柏八味丸加龙骨、牡蛎之类。若虚久不复，精髓益空，骨痿不能起于床，势已成损，法当填补，茸珠丸主之。若更咯血骨蒸，足心如烙，夜不成寐，骨瘦如柴，尺脉独虚而数，或精神恍惚，五更泄泻，小腹拘急，戴阳足冷，冷咳，痰带灰黑，脉微细且迟，二者又皆虚极转痨，但一属坎阳无蔽，水火不交，宜加味补阴丸壮水之主以制阳光；一属阴盛格阳，宜增益归茸丸潜藏浮越。

巴戟丸：

巴戟　五味子　苁蓉　菟丝　牡蛎　覆盆子　益智仁　龙骨　人参　白术　熟地　骨碎补　茴香

等分为末，蜜丸。

知柏八味丸加龙骨、牡蛎：原方见火症。

茸珠丸：

鹿茸　鹿角胶　鹿角霜　熟地黄　当归各一两五钱　苁蓉　柏子仁　酸枣仁　黄芪各七钱　附片　阳起石各二钱

酒糊丸。

加味补阴丸：

黄柏　知母各四两　牛膝　杜仲　巴戟　熟地　山萸肉各三两　苁蓉　茯苓　枸杞　远志　山药　鹿茸　龟甲各二两

为末,蜜丸

增益归茸丸:

熟地黄　鹿茸　五味子　当归各四两　怀山药　山萸肉　制附片　牛膝酒浸　官桂各二两　茯苓　丹皮　泽泻各一两

共为末,用鹿角胶半斤剉入石器中,入酒少许溶化为丸,空心,盐汤下。

干血痨者,颧赤心忪,日晡潮热,或子午尤甚,盗汗,胸胁不利,咳唾稠粘,痰中带血,久则肌肤甲错,两目黯黑,脉细涩者,多因血虚肝旺,风火劫阴,妇人多得于经闭,法宜通其血脉,导其瘀浊,以期死血得去,新血得生,大黄䗪虫丸主之,百劳丸亦主之。

大黄䗪虫丸:

大黄二两五钱　黄芩二两　甘草三两　桃仁一升　杏仁一升　虻虫半升　䗪虫半升　蛴螬百枚　芍药四两　干地黄十两　干漆一两　水蛭百枚

为末,蜜丸,酒水各半送下。

百劳丸:

大黄四钱　乳香　没药　当归各一钱　人参二钱　桃仁去皮尖,另研如泥　虻虫　水蛭各十四枚,炒

为极细末,蜜丸。都作一剂可百丸,五更用百劳水下,取下恶物为度,服白粥十日。

传尸痨者,感尸疰或邪精鬼气而成,其证蒸热,呛咳,或面色㿠白,两颊时红,唇若涂朱,沉沉默默,不知所苦,积月经时,羸顿至死,同气连枝,多遭传染,此痨证中之最险恶可畏者,法宜化浊杀虫,百一选方主之,獭肝散亦主之。

百一选方:

天灵盖三钱,酥炙黄,为末,秤　鳖甲(极大者,醋炙黄,为末,称一两,九肋者更妙)　桃仁二钱五,去皮尖,研　青蛇脑小豆许,酥炙,色转为度,无蛇脑亦得　虎粪中骨　安息香各半两,以上为末,绢筛筛过　槟榔二钱半,为细末,另研　麝香一钱,另研　豉三百粒　青蒿取近梢三四寸,细剉,六两　枫叶二十一片　葱根二十一个,拍破　童便半升　桃、柳、李、桑东引枝各七茎,长七寸,如筋头大,细剉

先将青蒿、桃、李、柳、桑枝、枫叶、葱、豉以官升量水三升,煎至半升,去滓,入安息香、天灵盖、虎粪内骨、鳖甲、桃仁、童便同煎取汁,去滓,将槟榔、麝香同研匀,调作一服,早晨温服,以被覆出汗,恐汗内有

细虫,以帛拭之,即焚此帛,少顷即泻,泻必有虫,下如未死,以大火焚
之,并弃长流水内,所用药切不可令病人知之,日后亦然,俟后气体复
原,再进一服。

獭肝散:

獭肝一具,阴干

杵末,饮服方寸匕,日三服,未愈再服。

损有自上及下,过胃则消纳失职,而不能食,或自下及上,过脾则
运化无权,而泄泻不止。痨有脉微细数,或兼五脏败象,于肺则失音,
于心则汗出如油,于脾则泄泻,大肉尽脱,于肝则撮空理线,于肾则大
骨陷下,均主不治。

怔 忡

心常跳动不安,遇劳则甚,寸口脉细或芤者,多因用心太过,耗伤
营血,与天王补心丹补血清心;若怔忡自汗,得按稍安,脉虚少神者,
则属心气不足,神无所依,法宜益气安神,以人参养荣汤主之。

天王补心丹:见中风。

人参养荣汤:

人参 陈皮 黄芪蜜炙 桂心 当归酒拌 白术 甘草炙 白芍酒洗
熟地黄酒拌 五味子炒,杵 茯苓 远志去心,炒 生姜 大枣

怔忡健忘,嗜卧少食,大便不调,甚则神志恍惚,此忧思过度,致
伤心脾,气分偏伤者,脉虚盗汗,四肢无力,法宜归脾汤以培养之;血
分偏伤者,脉象细弱,心烦不寐,法宜炙甘草汤以滋补之。

归脾汤:见痫症。

炙甘草汤:见肺痈肺痿。

触境即心惊动跳,坐卧不安,若有所失,此惊则气散,名为惊悸,
法当益血镇惊,琥珀养心丹主之;更有肾虚善恐,心亦跳动,面白脱
色,脉行如循丝累累,此恐则气却,心神失护,法当心肾两补,治以心
肾丸。

琥珀养心丹:

琥珀二钱,另研 龙齿一两,煅,另研 远志黑豆、甘草同煮,去骨 石菖蒲
茯神 人参 酸枣仁各五钱,炒 当归 生地黄各七钱 柏子仁五钱

黄连　朱砂另研,各三钱　牛黄一钱,另研

研为细末,将牛黄、朱砂、琥珀、龙齿研极细以猪心血和丸,如黍米大,金箔为衣,每服五十丸,灯芯汤下。

心肾丸:

怀牛膝酒蒸　肉苁蓉酒洗　熟地各二两　菟丝子三两,酒蒸　人参黄芪蜜炙　当归酒蒸　山药炒　鹿茸酥炙　附子制　茯神　五味子龙骨煅　远志各一两,去心,姜汁炒

先将牛膝、苁蓉、熟地、当归捣成膏后,入各药合研细末,加酒煮,面糊为丸,枣汤下。

心乱烦热,兀兀欲吐,卧则惊魇,醒则怔忡,此痰火上扰心包,主以温胆汤送下远志丸;若卧则魂梦飞扬,或通夕不寐,头眩心跳者,此肝虚而魂不藏,风气上冲心胸,法当育阴镇肝,珍珠母丸主之。

温胆汤:见烦躁。

远志丸:见痞。

珍珠母丸:

珍珠母七钱五分,煅赤,醋淬,另研细　当归身　熟地黄各一两五钱人参　酸枣仁炒　柏子仁各一两　犀角屑　茯神　沉香另研,勿见火龙齿各五钱,煅赤,醋淬,水飞,另研

研为细末,炼蜜和丸,如梧桐子大,辰砂五钱,另研,水飞为衣,每服四十丸至五七十丸,熟汤或金银花薄荷汤送下。

自汗盗汗

汗有不因发散而自出者,名曰自汗;睡则汗出,醒则止者,名曰盗汗。二者皆有内外两因,外因如风暑湿热诸邪为患,证治各详本篇;内因则同关五脏阴阳偏虚,而以汗出身常清或常温为阳虚阴虚之辨。古称自汗属阳虚,盗汗属阴虚,特就多数而言,其实二证原因兼象大同,治法亦可互用,故仅就五脏阴阳分条并论,而不复揭其名也。

汗出,怔忡失眠,劳心则甚,其脉左寸独弱者,此心血不足,阳气浮越,宜归脾汤以补养之;若汗出淋漓,唇舌淡白,精神萎靡不振,乃阳虚不能摄液,宜保元汤加浮小麦、牡蛎、棉子温固敛涩。

归脾汤:见痛症。

保元汤加浮小麦、牡蛎、棉子：原方见痨损。

汗漏不止，手足厥逆，腰痛，背恶寒，面色惨白，乃肾阳不固，宜参附汤以温补之；若腰脚痿弱，蒸蒸内热，头昏耳鸣，尺脉细数滋阴清火，当归六黄汤主之，六味地黄汤加麦冬、五味、地骨皮、生白芍之类亦主之。

参附汤：见中风。

当归六黄汤：

当归　生地黄炒　熟地黄　黄柏炒黑　黄芩炒黑　黄连炒黑　黄芪炒

六味地黄汤加麦冬、五味子、地骨皮、生白芍：

熟地黄　山茱萸　干山药　牡丹皮　白茯苓　泽泻　麦冬五味子　地骨皮　生白芍

汗出洒淅恶寒，声低息短，少气懒言，寸口脉微而迟，此肺气空虚，不能卫外，法宜益气固表，芪附汤主之，补中益气汤亦主之；若咳嗽咽干，呼吸不利，脉虚而数者，此因金阴虚损，阳气凑之，宜牡蛎散合生脉散助其清肃。

芪附汤：

黄芪去芦,蜜炙　附子泡　生姜　大枣

补中益气汤：见痢疾。

牡蛎散：

牡蛎煅,研　黄芪　麻黄根

各等分，剉散，每服三五钱，清水一盏半，加小麦一百粒，煎八分，不拘时服。

生脉散：

人参　麦冬　五味子

汗出，四肢倦怠，默默少神，大便溏，乃脾阳不充，肌腠无以固密，宜术附汤温脾益卫；若肌热善饥，饮食不为肌肉，大便难，遇劳则汗愈多者，乃阴虚夹热，阳明失阖，宜益阴汤滋养脾阴。

术附汤：见气痛。

益阴汤：

山茱萸　生地黄　丹皮　白芍　麦冬　五味子　怀山药　泽泻灯草　地骨皮　莲子

虚加人参。

汗出，厥冷，面色青白，脉弦细而迟者，乃肝阳不足，宜黄芪建中汤先实脾土；若头目昏眩，畏见阳光，梦遗汗出，脉弦细而数者，乃血虚生风，夹火为患，宜五味子汤敛肝熄风。

黄芪建中汤：见便秘。

五味子汤：

五味子　山茱萸　龙骨　牡蛎　何首乌　远志　五倍子　地骨皮

汗出，发润如油之粘，如珠之缀，及淋漓如雨，揩拭不逮者，均属绝汗，主不治。

癫　狂

癫者，颠倒之谓；狂者，狂暴之谓。皆因情志不遂，神乱而言动失常。癫多积忧积郁，痰阻神迷，病偏于阴，其发昏倦；狂多恚怒不伸，痰火内扰，病偏于阳，其发善怒。然暴病常实，久病常虚，癫病初起，状亦如狂；狂病经久，状亦类癫。故治癫者，先宜逐痰以去其闭，而后宁神养阴；治狂者，先宜夺食以衰其邪，而后下痰降火。更当察其情志所因，仍以情志制之，标本同治，庶几效可兼收。亦有邪扰心神，状若癫狂，而非情志使然者，兼证治法，自各不同，以其总属神迷，故附论以明之。

病者精神恍惚，或笑或泣，如醉如痴，语失伦次，秽洁不知，其名曰癫。喜怒不常，脉沉而滑者，此痰火互郁，神明为之不清，宜琥珀抱龙丸，泻痰火而宁心神；默默少神，脉沉而结者，乃忧思过度，心脾气郁，法宜舒心脾，兼开窍道，孔圣枕中丹主之，归脾丸亦主之。若因大惊之后，神舍空虚，痰涎乘隙而入，以致恐怯异常，语言謇涩，轻则治以指迷茯苓丸加菖蒲、远志之类，重则与安神滚痰丸主之。

琥珀抱龙丸：

琥珀　天竺黄　檀香　人参　茯苓各一两五钱　生甘草三两
枳壳炒　枳实各一两，炒　朱砂五两，细研　山药一斤，炒　陈胆星一两
金箔一百片，研极细

除朱砂、金箔不入碾内，檀香不过火外，余九味或晒或焙，同研为末，和匀，朱砂、金箔每一两，取新汲水一两，入乳钵内杵匀，随手为丸，如芡实大，阴干，每服一二丸，不拘时，葱汤或薄荷汤化下。

孔圣枕中丹：

败龟甲酥炙　龙骨研末　远志　九节菖蒲

各等分，为末

归脾丸：见痫症。

指迷茯苓丸加菖蒲、远志：

半夏曲一两　茯苓一两乳拌　枳壳五钱，炒　风化硝二钱五分　菖蒲二钱五分　远志五钱

姜汁糊为丸，姜汤下。

安神滚痰丸：

礞石煅　风化硝　朱砂各一两　沉香　珍珠各五钱

共研细末，用天麻煎成膏糊丸，生姜汁、竹沥和开水送下。

病者狂叫暴怒，骂詈不避亲疏，扬手掷足，无有休息，甚则登高而歌，弃衣而走，逾垣上屋，皆非其所素能，其名曰狂。口唾痰涎，脉滑实而数者，此痰蒙心窍，欲火内炽，治以牛黄泻心汤；张目不眠，披头裸体，大便秘结者，此阳明胃实，宜大承气汤，泻坚结以救上焚。若肝火偏实，以致狂暴难制，打人毁物，水火不避，法宜重镇祛邪，生铁落饮主之。

牛黄泻心汤：

脑片　牛黄　朱砂　生大黄

大承气汤：见便秘。

生铁落饮：

生铁落先煎水熬药　石膏　龙齿研　茯苓　防风　元参　秦艽　竹沥

妇人行经产后，妄言妄见，说神说鬼，入暮尤甚，状如癫狂。或以热入血室，潮热颊赤；或以瘀浊上干，便黑健忘。清血热宜加味逍遥散，行瘀浊宜桃仁承气汤。

加味逍遥散：见眩晕。

桃仁承气汤：见腹痛。

热邪传里，烦躁失眠，潮热谵妄，证似狂而略轻，燥热盛者，大渴饮水，宜竹叶石膏汤以折其势；燥结实者，便秘腹满，宜大承气汤泻阳救阴。

竹叶石膏汤：见霍乱。

大承气汤：见便秘。

伤　食

伤食乃食滞不化，或因寒凝，或因热结，或胃强脾弱，纳而不消，或脾胃偏虚，失其健运，轻者兼有表象，甚者且致食厥，脉证虽各不同，而以不欲食，或恶闻食臭，为其特征。胸脘胀满，嗳腐吞酸，关脉滑实者，此滞阻气机，或与保和丸助其消化，或与香砂平胃散和中利膈。若头痛，发热，恶寒，脘闷，欲吐不吐，乃兼夹表邪，法宜消导，佐以香散，藿香正气散主之，金不换正气散亦主之。

保和丸：

山楂三两　神曲　茯苓　半夏各一两　陈皮　莱菔子炒　连翘各五钱

曲糊丸，麦芽汤送下。

香砂平胃散：见气痛。

藿香正气散：见暑症。

金不换正气散：见湿症。

腹中胀满，甚则急痛拒按，大便秘，舌苔黄厚，嗳气如败卵臭，脉滑而数者，此食因热结，壅积下焦，法当下之，宜大承气汤。

大承气汤：见便秘。

腹痛下利，利后痛减，脉沉迟有力者，乃食因寒凝，宿积肠间，宜香砂枳术丸加炮姜炭温化消导。

香砂枳术丸加炮姜炭：

白术二两,土炒　枳实一两,炒　广木香三钱　砂仁　炮姜炭各五钱

共为末，荷叶包陈米饭煨，干为丸。

善食肌瘦，腹满胀实，按之则痛，大便不调，脉象沉弦有力，此胃强脾弱，能纳而不能消，宜芍药枳实丸加鸡内金、五谷虫、红枣、陈仓米之类助消化兼养胃阴。

芍药枳实丸加鸡内金、五谷虫、红枣、陈仓米：

芍药酒炒　枳实炒　白术炒　陈皮　鸡内金煅　五谷虫炒　红枣　陈仓米

为末，荷叶汤煮米为丸。

倦怠少神，胸膈痞闷，大便或秘或溏，其脉沉迟而涩，此脾胃虚

寒,运输失职。胃偏虚者,恶闻谷气,不食不饥,温胃饮主之,异功散亦主之;脾偏虚者,饱则噫气,腹胀便溏,治宜丁蔻理中丸,或香砂六君子汤。

温胃饮:

人参　白蔻　泽泻　益智　砂仁　厚朴　干姜　黄芪　姜黄　陈皮　甘草

异功散:

人参　白术　茯苓　甘草　陈皮

丁蔻理中丸:见气痛。

香砂六君子汤:见泄泻。

腹痛上连胸膈,胀闷难忍,手足厥冷,脉伏者,此暴伤饮食,填塞中宫,名曰食厥,急宜通闭去邪,与瓜蒂散以探吐之。

瓜蒂散:

瓜蒂一分,熬黄　赤小豆三分,煮

杵为散,以香豉七合煮取汁,和散一钱匕,温服之,不吐者,少加之,以吐为度。

痞　满

心下痞塞,满闷不舒,谓之痞满,乃水火之气,互结膈间,亦有水饮独盛,火热偏亢,以及痰滞气血,脾胃虚寒而致者,其现证要皆但满不痛,故与结胸有别。

心下痞硬而满,或兼干噫食臭,胁下有水气,腹中雷鸣下利,宜生姜泻心汤;或兼干呕,心烦不得安,雷鸣下利,日数十行,宜甘草泻心汤;呕而发热者,半夏泻心汤主之;恶寒汗出者,附子泻心汤主之。此皆水火交痞,故方亦寒热并施。

生姜泻心汤:

生姜切　甘草炙　人参　干姜　黄芩　半夏　黄连　大枣擘

甘草泻心汤:

甘草　黄芩　干姜　半夏　大枣擘　黄连

半夏泻心汤:

半夏　黄芩　干姜　甘草　人参　黄连　大枣擘

附子泻心汤：

大黄　黄连　黄芩　附子

心下痞硬而满，引胁下痛，干呕短气，发作有时者，此水积膜原，阻其升降之气，宜十枣汤辛开苦泄，直决其水；轻者小便不利，口渴恶寒，于法但当渗利，五苓散主之。

十枣汤：见痰饮。

五苓散：见癃闭。

心下痞，按之濡，面赤心烦，其脉关上浮者，此少阴热结，法宜苦泄，泻心汤主之；若溺赤便秘，下焦亦实，宜前法佐以通利，治以大黄黄连泻心汤。

泻心汤：

黄连

大黄黄连泻心汤：

大黄　黄连

痞满胁胀，喘急烦闷，乃痰火互结，法宜苦降兼开，瓜蒌实丸加黄连主之。

瓜蒌实丸加黄连：

瓜蒌实捣烂　枳实炒　半夏　桔梗　黄连

各等分，姜汁糊丸。

痞满胀闷，嗳腐吞酸者，乃食停中脘，气机被阻，宜失笑丸以助运输。

失笑丸：

枳实　黄连姜汁炒，各五钱　麦芽炒，二钱　干姜　白术　茯苓人参　甘草　半夏曲各三钱　厚朴四钱

蒸饼为丸

心下痞硬，短气善噫者，乃清阳不宣，浊阴阻于胸廓，法宜升清降浊，旋覆代赭石汤主之。

旋覆代赭石汤：

旋覆花　人参　生姜　大枣　代赭石　甘草　半夏

大怒之后，胸膈胀满，按之有块，或痰中见血，或口中作血腥气，脉弦细而涩者，此气郁血滞，阻塞经络，或与木香消痞丸行气活血，或与越鞠丸加桃仁、红花、穿山甲、降香、韭汁之类解郁化瘀。

木香消痞丸：

木香 红花 干姜各三钱 柴胡四钱 橘红三钱 当归尾二钱 半夏 甘草炙,各一两

为末,蒸饼糊丸。

越鞠丸加桃仁、红花、穿山甲、降香、韭汁：

川芎 苍术 香附 栀子 建神曲 桃仁 红花 穿山甲 降香 韭汁

各等分,为丸

痞满不思饮食,食后则胀满益甚,默默少神,乃忧思劳倦,脾胃受伤,以致转运不调,虚实夹杂,法宜消补并用,香砂枳术丸主之;脾偏虚而兼夹滞气,腹作胀痛,便溏脉迟者,治以八味理中丸助其温化;胃偏虚而兼夹饮邪,澹澹欲吐者,治以异功散和中涤饮。

香砂枳术丸：

白术二两,土炒 枳实一两,炒 广木香三钱 砂仁五钱

共为末,荷叶包陈米饭煨,干为丸。

八味理中丸：

人参一两 白术二两,陈壁土炒 干姜炮 甘草炙,各一两 茯苓八钱 麦芽五钱,炒 神曲五钱 砂仁五钱

为末,神曲糊丸。

异功散：见伤食。

呕 吐

有声有物曰呕,有物无声曰吐,若仅有声则名干呕,均属胃不主降,邪气上逆使然。邪偏阳者,如风热、火气扰于上脘,食入即出,出多有声;邪偏阴者,如寒滞、痰饮阻于下脘,食久乃出,出多无声。故同一气逆而为病,则有呕、吐、干呕三者之分。

呕逆,饮食格格不纳,胸膈痞满,善噫,乃邪循冲脉上逆,法宜理气降浊,旋覆代赭石汤主之。

旋覆代赭石汤：见痞满。

呕逆吞酸,胸胁胀满,善太息,甚则食入即呕,脉弦者,此木郁夹热,横中扰胃,宜左金丸佐金伐木,或越鞠丸解郁和中。

左金丸：

川黄连六两　吴茱萸一两,盐水泡

共为末,水泛为丸,每服三钱,热汤送下。

越鞠丸：

香附醋炒　苍术米泔浸一宿,去粗皮,麻油炒　川芎童便浸,各二两　山栀子生姜汁炒黑　神曲各一两五钱,炒香

研为细末,滴水和丸,如绿豆大,每服百丸,熟汤送下。

呕冷涎,头痛,手足厥逆,脉沉弦且迟者,乃肝寒犯胃,宜吴茱萸汤以温和之。若胆热偏胜,夹胃之水饮上逆,头眩心烦,呕苦水,甚或失眠者,宜温胆汤涤饮清热。

吴茱萸汤：见伤寒。

温胆汤：见烦躁。

吐逆,不思饮食,腹中隐隐作痛,喜按,得温稍缓,脉沉迟者,此寒淫于内,宜半夏干姜汤以温和之；夹表则头痛发热,舌白脉浮,宜兼解表,藿香正气散主之。

半夏干姜汤：

半夏　干姜

藿香正气散：见暑症。

嗳腐吞酸,中焦痞闷,兀兀欲得吐而后快,食久吐出,臭如败卵者,此宿滞不化,随气上逆,宜香砂平胃散以消导之。

香砂平胃散：见气痛。

食后胀满益甚,久则吐出,四肢倦怠,大便不解,解则便溏者,乃中气虚馁,运化无力,法宜健脾温胃,香砂六君子汤主之。

香砂六君子汤：见泄泻。

胸中泛泛不宁,时时欲吐,吐则痰水杂出,舌滑脉弦,乃痰水上泛,土不能制,法宜理脾健胃,二术二陈汤主之。

二术二陈汤：见痰饮。

干呕,头眩口苦,水谷不纳,脉弦而数,此胆火犯胃,法宜苦降,黄芩加半夏生姜汤主之。若心烦不得眠,唇红舌燥,饥则干呕益甚者,主胃液亦伤,宜栀子竹茹汤加蔗汁、梨汁、橘汁之类生津泄热。

黄芩加半夏生姜汤：

黄芩　甘草炙　芍药　大枣擘　半夏　生姜切

栀子竹茹汤加蔗汁、梨汁、橘汁：

栀子　竹茹　蔗汁　梨汁　橘汁

清水煎，加姜汁冲服

干呕，唇红，面带青色，嘈杂似饥而不能食，食即呕出，其物酸涩异常，甚则吐蚘，此肝风内扰，升而不降，宜羚羊角、蛇胆陈皮、紫苏、川黄连、乌梅之类酸收熄风。

触受腐臭疬疫之气，时作呕恶，别无他病者，乃秽浊撩乱胃脘，法宜芳香化浊，藿香、佩兰叶、厚朴花、佛手花、橘皮、沉香曲之类主之。

呃　逆

喉间呃呃连声，谓之呃逆。《内经》则谓之哕，治有以草刺鼻取嚏，及无息而疾迎引之诸法，以其病由气逆，清浊相干，或宣窍道以利气机，或升清阳而浊自降。病之轻浅者即可以此取效，其较深者则必更求其三焦所属，与夫寒热虚实而治之。例如冲脉不降，火热上扰者，均属上焦；水饮痰滞，脾胃阳虚者，属中焦；阳明燥结，肾之阴阳偏虚，甚则虚脱者，属下焦。大抵声愈促，则病愈在上；声愈迟，则病愈在下。偏热者，声多洪亮；偏寒者，声多重浊。虚则其声轻怯，虚脱则若断若续。闻以察之，即可辨其大概。

呃逆，胸膈满闷，噫气不舒者，此冲脉不降，清浊相干，宜旋覆代赭石汤，或丁香柿蒂散之类以宣降之。

旋覆代赭石汤：见痞满。

丁香柿蒂散：

丁香　柿蒂　良姜　人参　半夏　陈皮　茯苓　甘草

呃逆，发声轧轧而速，干呕，心烦失眠，乃膈热上逆，治以橘皮竹茹汤加麦冬、枇杷叶、柿蒂之类清热降逆。若呃声大响，乍发乍止，舌燥而渴，脉数者，此燥火偏亢，升多降少，法宜苦降，治以加减安胃饮加黄连、沉香之类。

橘皮竹茹汤加麦冬、枇杷叶、柿蒂：

橘皮　竹茹　大枣　生姜　甘草　人参　麦冬　枇杷叶　柿蒂

加减安胃饮加黄连、沉香：

黄芩　鲜石斛　泽泻　木通　石膏　生地黄　麦冬　黄连　沉香

　　呃逆，喘咳短气，脉弦紧者，此寒水上泛，气被水覆，宜小青龙汤加蔻仁以宣化之。若舌滑痰多，胸膈引痛，乃痰阻气道，宜丁香二陈汤顺气化痰。

　　小青龙汤加蔻仁：原方见痰饮。

　　丁香二陈汤：

　　丁香　半夏　陈皮　茯苓　甘草　生姜

　　呃逆，嗳腐吞酸，胸脘胀痛，拒按者，乃滞停中焦，阻胃之降，治以大和中饮。

　　大和中饮：

　　山楂　厚朴　枳实　法夏　陈皮　干姜　泽泻　木香　麦芽　砂仁

　　呃逆，腹中绵绵作痛，大便溏，或发于吐利之后，脉象沉迟，此脾胃阳虚，浊阴不化，宜丁蔻理中丸温中降浊。

　　丁蔻理中丸：见气痛。

　　呃逆，腹满，大便秘，张目不眠，脉象沉而有力，此地道不通，邪从上逆，法宜通利，治以三一承气汤。

　　三一承气汤：见头痛。

　　气从小腹上冲而呃，发声迟缓，病关于肾。头眩耳鸣，骨蒸盗汗，小便短，脉细数者，此肾阴亏损，虚阳上浮，宜大补阴丸或都气丸加磁石、刀豆子之类以助收纳；若自汗恶寒，手足厥冷，大便自利，甚则脐腹疼痛，尺脉独迟，此肾阳偏虚，阴寒循冲脉上逆，宜参附汤加肉桂、小茴之类温肾阳以化阴寒。

　　大补阴丸：见三消。

　　都气丸加磁石、刀豆子：原方见咳嗽。

　　参附汤加肉桂、小茴：原方见中风。

　　久病呃逆，若断若续，尺脉微细，此元阳虚脱之象，急与黑锡丹以镇摄之。迟则元气耗散，喘汗不休，神色骤变，主不治。

　　黑锡丹：见头痛。

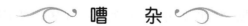

嘈　杂

　　胸中似饥似辣，扰扰不宁，莫可名状，谓之嘈杂。病属脾胃不和，或脾阴虚而燥火现，或胃阳虚而水饮停，法宜标本兼治，调其阴阳，不可徒用寒凉，重伤中气。

胸中嘈杂，似痛非痛，食已即饥，虽食不饱，大便难，此脾阴不足，胃土偏燥，宜黄精、石斛、陈仓米、麦冬、怀山、栀子之类滋阴清胃。

嘈杂，凄凄戚戚，食少无味，舌滑，关脉独弦，此痰饮内聚，胃阳为之遏抑，治以导引丸加半夏和中涤饮。

导引丸加半夏：

吴茱萸三钱　茯苓一两　黄连五钱　苍术一两　独活七钱　半夏一两,姜制

为末，神曲糊丸。

嘈杂，痞满，大便稀则胸稍快，大便坚则胸中难安，不思饮食，此脾胃失调，燥湿互胜，治以交泰丸。

交泰丸：

黄连二两,姜汁浸,黄土炒　枳实一两,麸炒　白术二两,土炒　吴萸二两,泡,微炒　归尾一两三钱,酒洗　大黄四两,用当归、红花、吴萸、干漆各一两煎水,浸大黄一昼夜,切碎,晒干,仍以酒九蒸九晒用。

姜汁、神曲糊丸，白汤下。

病后腹中空空，若无一物，嘈杂似饥，得食暂止，别无所苦者，此津气不充，法宜甘润滋养，如天冬、麦冬、玉竹、柏子仁、石斛、莲肉、红枣、饴糖之类。

五更嘈杂，夜寐不甘，发时如饥，甚难忍者，多因思虑伤血，或与归脾汤调补心脾，或与归芍六君子加竹茹、黄连养阴清火。

归脾汤：见痫症。

归芍六君子加竹茹、黄连：

全当归　白芍药炒　人参　白术　茯苓　半夏制　甘草炙　陈皮竹茹　黄连

噎 膈 反 胃

噎者，咽下梗塞，水饮可下，食物难入，病在吸门；膈者，胃脘窄隘，食下拒格作痛，复出乃舒，病在贲门。若食久不化，完谷吐出，名曰反胃，病在幽门。三者均属胃病，但噎膈同因痰血阻隔，或因气逆阴枯；反胃则因阳虚而脾胃不能运化，故现证各殊，治法亦异。

喉间如有物阻,吐之不出,咽之不下,食物自噎即转,此吸门气逆,宜枇杷叶煎利其通降。若胸膈痞闷,食后膈间梗痛,须臾吐出者,乃贲门气阻,法宜顺气利膈,治以秘传噎膈仙方。

枇杷叶煎:

枇杷叶拭去毛,炙　橘红　生姜

秘传噎膈仙方:

白硼砂一钱五分　青黛一钱　沉香二钱

共为细末听用,再用白马尿一斤(如反胃者用黑驴尿)、萝卜一斤取汁、生姜半斤取汁,共于铜锅内熬成膏,每服用膏三茶匙,加前末药七厘,以好白酒调送下,一日服三次,当日可以通关能食,诚神验仙方也。忌煎炒、大荤、滞气生痰之物,并戒恼怒。

喉间痰涎稠粘,状如破絮,或结如梅核,吸门为之不利,食不得入,此痰壅气阻,宜《和剂》四七汤顺气化痰。若胸中嘈杂,时吐痰饮,或胸膈引痛,口吐白沫,大便难,饮食才下,兀兀欲吐,少时即与痰涎杂出者,乃郁痰滞膈,宜启膈汤清化郁痰。

《和剂》四七汤:

制半夏　茯苓　紫苏叶　厚朴姜制　生姜　红枣

启膈汤:

沙参　丹参　茯苓　川贝母　郁金　砂仁壳　荷叶蒂　杵头糠

咽喉干燥,甚则痛,食物滞涩难下,此阳结于上,燥伤津液,法宜生津润燥,五汁饮主之。若食虽下咽,膈间梗痛,大便秘,脉涩者,乃津枯失润,贲门难纳,宜噎膈膏滋阴润导。

五汁饮:见伤燥。

噎膈膏:

人参　牛奶　蔗汁　梨汁　芦根汁　龙眼肉汁　姜汁　人乳

熬膏,蜜收。

胸中刺痛,饮食不下,大便燥结,心烦,脉细涩者,此瘀血阻膈,窒碍化机,阳明为之血少,法宜生新化瘀,滋血润肠汤主之,韭汁牛奶饮亦主之。

滋血润肠汤:

当归酒洗　芍药　生地黄　红花酒浸　桃仁去皮尖,炒　大黄酒煨枳壳炒入韭菜汁半酒杯冲服。

韭汁牛奶饮：

韭菜汁　牛奶

时时呷之。

病有朝食暮吐，暮食朝吐，完谷不化，脉迟弱而涩者，名曰反胃，乃火衰不能温土，运化无权，轻则中焦受病，腹胀便溏，宜太仓丸助脾消化；兼少食者，更加葫芦巴、荜澄茄、炒神曲之类助胃纳谷。若水谷杂出，或夹痰涎，脉沉弦，乃阳虚停饮，宜大半夏汤以温化之；重则吐出原物，全不秽臭，大便濡泄，乃下焦火衰已极，法当峻补元阳，附桂散主之；久而失治，精微无所自生，肾液亦伤，下焦失其润泽，以致大便艰涩，小便时白时黄，或利或不利，当与金匮肾气丸，滋肾于温化之中。

太仓丸：

白豆蔻　砂仁各二两　陈仓米一升，以黄土炒焦，筛去土　丁香一两

共研细末，姜汁和丸，梧子大，每服百丸，姜汤下。

大半夏汤：

半夏洗　人参　白蜜

附桂散：

上肉桂三钱，去粗皮　制附子　干姜一钱，炒黄　白蔻肉一钱，炒

共研极细末，时常挑于口中，以米酒运下。

金匮肾气丸：即附桂八味丸。见头痛。

关　格

关为闭塞其内出者不得泄，二便不通；格为峻拒其外入者不得纳，水浆吐逆。二者兼现则合关格而并称之。其病当分真类两端，类关格乃暴病邪实，证虽相似，治宜辛香通窍，荡涤下行，《经》所谓"三焦约病"是也；真关格乃久病正虚，精气内伤，运输乏力，阴阳升降之机倒逆错乱，病主险恶，难治，《经》所谓"关格者，不得尽期而死"是也。必欲死里求生，则当视其由格而关，由关而格，遵景岳之滋补脾肾，喻氏之进退阴阳诸法，先后分治，或可挽救于万一耳。

类关格者，二便卒闭，饮食拒格不纳，舌上苔白，乃热在下焦，壅

塞窍道,寒在胸中,横阻胃脘,上下俱病,未可因循,法宜先投辛香通窍,佐以降浊,如沉香、藿香、苏叶、蔻仁、苏子、生姜、陈皮之类以治其上;次用苦泄利气,如大黄、黄柏、知母、牛膝、木通、滑石、车前之类以通其下。若上下两急,法难偏施者,则以喻氏进退黄连汤,调和阴阳,求之于中,所谓暴而邪实,治之以至和,导之以大顺,使在上者能顺流而下,则在下者亦迎刃而解矣。

进退黄连汤:

黄连姜汁炒　炮姜　人参人乳拌蒸　桂枝　半夏姜制　大枣

进法:本方诸药俱不制,水三盅,煎至一半,温服。退法:不用桂枝,黄连减半,或加肉桂五分,如上逐味制熟,煎服法同,每早加服附桂八味丸三钱。

真关格者,病非骤起,其来也渐。或因忧愁怒郁,脾气为之不舒,始则气机不利,喉下作梗,继则胃气反逆,食入即吐,终致食少吐多,痰涎上涌,津液无以下注,下焦渐渐枯槁,便溺日见艰涩,此自上及下,由格而关,治法先宜条达,主以归桂化逆汤,而后与人参半夏汤和其中,资液救焚汤滋其下。或因色欲过度,肾之精气亏损,始则关门不开,二便闭塞,继则阴虚火旺,气反上冲,阻胃之降,水浆难入,甚且水涸精枯,骨瘦如柴,嗌塞不利,此自下及上,由关而格,治法先宜滋肾,主以金匮肾气丸,而后与和中大顺汤调其胃土,三才汤加饴糖、人乳、沉香之类益其上源。

归桂化逆汤:

当归　白芍酒炒　肉桂　青皮　茯苓　蒺藜　郁金　合欢花　木香　牛膝　玫瑰花　红枣　降香

人参半夏汤:

人参　半夏　广皮　茯苓　当归　沉香　郁金　砂仁　佩兰　苡仁　牛膝　佛手　白檀香

资液救焚汤:

生地取汁　麦冬取汁　人参人乳拌蒸　甘草炙　阿胶　胡麻仁炒,研　柏子仁　五味子　紫石英　寒水石　生犀汁磨　滑石敲碎　生姜汁

除四汁及阿胶共八味用名山泉四盅,缓火煎至一杯半,去渣,入四汁及阿胶,再缓火略煎至胶烊化,斟出,调牛黄末五厘,日中分二三次热服,空朝先服附桂八味丸三钱。

金匮肾气丸：即附桂八味丸。见头痛。

和中大顺汤：

人参　麦冬　丹参　柏子仁　丹皮　生地　赤芍　白芍　潼蒺藜　白蒺藜　赭石煅,研　合欢花　竹沥　姜汁

三才汤加饴糖、人乳、沉香：

天冬　人参　熟地　饴糖　人乳　沉香

腹　胀

腹部澎澎然而胀者,谓之腹胀。邪实、正虚与夫虚实夹杂,皆能为病。偏实则按之多硬,偏虚则按之多濡。证之轻者,如气与寒、热、水、谷诸胀,重者如鼓胀、单腹胀、蛊胀之类均属之。

满腹作胀,气喘善噫,关脉弦,此气郁中宫,名曰气胀,法宜顺气醒脾,沉香饮主之,缩砂饮亦主之。

沉香饮：

沉香　木香　枳壳　萝卜子炒　生姜

缩砂饮：

萝卜子炒　砂仁不拘多少,以萝卜子汁浸透,炒干,又浸,又炒,不厌次多

腹满而胀,遇寒则甚,食入反出,四肢厥逆,脉沉紧,此阴寒凝聚,久而不散,名曰寒胀,宜温胃汤以化阴霾。

温胃汤：

附子　厚朴　白芍　当归　人参　炙草　橘皮　干姜　川椒去闭口,炒

满腹胀急,大便秘,小便赤,饮食如故,口干身热,脉大者,此热气壅满,名曰热胀,或与中满分消丸中下分消,或与推气丸行气泄热。

中满分消丸：

人参　白术炒　姜黄　黄连炒　黄芩炒　半夏泡　枳实各五钱,炒甘草炙　猪苓各一钱　茯苓　砂仁　干姜各二钱　厚朴姜制,一两　知母四钱,炒　泽泻　陈皮各三钱

研末,蒸饼,为丸。

推气丸：

陈皮　槟榔　枳实　黄芩　大黄　黑丑生

等分为末,蜜丸,临睡白汤下。

腹胀,心下悸,肠间漉漉有声,喘息不得卧者,此水渍肠胃,溢于肌肤,名曰水胀,法宜逐水,防己椒苈丸主之,导水丸亦主之。

防己椒苈丸:

防己　椒目　苈子炒　大黄各一两

为末,蜜丸

导水丸:

大黄　黄芩各二两　滑石　黑牵牛各四两,取头末

为末,滴水为丸,温汤下。

腹胀有因失饥伤饱,痞满嗳酸,朝能食,暮不能食,得食则胀满益甚者,此饮食不节,太阴受之而为谷胀,偏实与枳实导滞丸泻之于内,偏虚则与参术健脾汤以助运化。

枳实导滞丸:

大黄一两　枳实麸炒　黄芩　黄连炒　焦神曲各五钱　白术土炒茯苓各三钱　泽泻二钱

为末,蒸饼,为丸。

参术健脾汤:

人参　茯苓　陈皮　半夏　甘草　砂仁　白术　厚朴

加姜煎服。

腹皮绷急作胀,中空无物,弹之有声如鼓,名曰鼓胀,病属脾肾亏损,真气所主之地尽为邪气所着。若脉弦劲,皮色苍黄,腹现青筋者,主脾气偏虚,木来克土,法当扶脾疏肝,兼化阴气,治以扶抑归化汤;若尺脉微弱,动则气喘,主肾元偏虚,真气耗散,复元丹主之,金匮肾气丸亦主之。

扶抑归化汤:

党参　白术　茯苓　当归　附子　木瓜　青皮　蒺藜　广皮厚朴　木香　砂仁　牛膝　车前　生姜

复元丹:

泽泻二两五钱　附子二两,炮　木香　茴香　花椒炒　独活　厚朴白术炒　橘皮　吴茱萸　桂心各一两　槟榔　肉豆蔻各五钱

研末,糊丸。

金匮肾气丸:即附桂八味丸。见头痛。

四肢消瘦,单腹胀大,脐突,青筋满布,喘急食阻者,乃脾肾亏损已极,气血化生无源,而邪气单攻肚腹,名曰单腹胀,多主不治。

腹胀,筋色青紫,少腹硬,小便自利,迷妄惊狂,入暮尤甚,脉芤而涩者,此宿血为患,妇人多得于经水不行,名曰血胀,又名血蛊,或与经验桃奴丸行其瘀浊,或与琥珀人参丸助其温通。

经验桃奴丸:

桃奴　延胡索　䶅鼠粪　香附　官桂　砂仁　五灵脂　桃仁去皮尖

各等分为末,温酒调下

琥珀人参丸:

人参　五灵脂各一两　琥珀　肉桂　附子生,各五钱　赤茯苓　川芎　沉香　穿山甲煅,各三钱

为末,浓煎,苏木汁为丸,早暮温酒下。

腹胀大而痛,痛时如有物耕起,肢瘦唇红,酷嗜香燥肥甘,发热不退者,此湿热积久,蕴化生虫,名曰虫胀,又名虫蛊,法宜解湿毒,兼下虫积,紫金丹主之,八毒赤丸亦主之。

紫金丹:

大黄　槟榔各三两半　苍术　贯众　牙皂　香附各三两　三棱　雷丸　黑丑各二两　使君子一两五钱　芜荑　苦楝各二两半

为末,五更时,砂糖汤调服。

八毒赤丸:

雄黄另研　矾石　朱砂另研　牡丹皮　附子炮　藜芦　巴豆各一两　蜈蚣一条

为末,蜜丸,如小豆大,冷水送下。

积　聚

积为有形之邪,积累成块,坚硬不移,病属五脏;聚为无形之邪,或聚或散,痛无定所,病属六腑。五积证治,《内经》言之颇详,六聚则明文未及,以二者均由气郁,同源异流,积可固定,聚不可固定也。今特首列经旨以明五脏所属,次以病邪分论,以求积聚之原。积分食、痰、水、血、虫诸邪,聚分寒、热、郁、滞诸气,气虽无形,未尝不因有形

之邪所阻，邪虽有形，亦未尝不因无形之气不调，特以浅深不同，故现证论治亦各有别耳。

肝积曰肥气，在左胁下，有头足如龟鳖状，治以肥气丸；肺积曰息贲，在右胁下，大如覆杯，治以息贲汤；心积曰伏梁，起于脐上，上至心，大如臂，治以伏梁丸；脾积曰痞气，在胃脘，腹大如盘，治以痞气丸；肾积曰奔豚，发于小腹，上至心如豚奔走状，上下无时，治以奔豚汤。

肥气丸：

青皮二两,炒　当归尾　苍术各一两半　蛇含石三分,醋煅,研　蓬术切　三棱切　铁孕粉各一两三钱,与蓬术、三棱同入醋煮一伏时

共为末，米醋煮，米和丸，当归浸酒下。

息贲汤：

制半夏　吴茱萸　炙甘草　桂心　人参　桑白皮炙　葶苈

伏梁丸：

茯苓　厚朴姜汁,炒　人参　枳壳炒　白术　半夏　三棱

上等分为末，煮，糊丸，酒调下

痞气丸：

大乌头一分,泡,去皮尖　附子炒　桂心各半两　赤石脂煅,醋淬　川椒炒　干姜各一两,炮

为末，蜜丸，米汤下。

奔豚汤：

甘李根皮焙干　干葛　当归　川芎　白芍　炙甘草　黄芩　制半夏

胸脘痞硬不移，饱胀恶食，饮食不为肌肤，脉象沉实，此食积中宫，宜三棱丸加五谷虫、鸡内金之类以消化之。

三棱丸加五谷虫、鸡内金：

陈仓米一两。巴豆五枚,去壳,同炒焦色,去巴豆不用　陈皮　三棱各一两　砂仁二钱　麦芽炒　木香各一钱　五谷虫炒　鸡内金各五钱,煅

为末，醋糊丸，绿豆大，姜汤下。

头眩，澹澹欲吐，膈间痞塞不开，或胁下结块，或半身麻木，脉沉滑者，此痰积经隧，宜导痰汤加浮海石、白芥子之类。

导痰汤加浮海石、白芥子：

半夏　陈皮　茯苓　甘草　枳实　胆星　浮海石　白芥子

脚肿，腹胀，肠间漉漉有声，心下悸，小便不利，脉沉弦且迟者，此水积泛溢，法宜温肾实脾，复元丹主之。

复元丹：见腹胀。

少腹有块，锥痛难忍，日轻夜甚，面色不泽，其脉沉涩，此属血积，妇人产后不月多有是证，或以鳖甲桃仁煎丸，或与和血通经汤。

鳖甲桃仁煎丸：

桃仁泡，去皮尖，五两研水，滤汁三两　三棱煨　木香　槟榔　青皮各一两
鳖甲三两，炙黄

为末，将桃仁汁慢火熬二升，再加醋一升再熬如糊，和药丸桐子大，空心食前服，淡醋汤下。

和血通经汤：

当归　熟地黄　苏木　三棱　莪术炮　木香　贯众　肉桂　红花
血竭

食前，酒煎服，忌酸醋、生冷之物。

病有口吐清涎，面生白斑，唇红能食，腹痛休作不定，痛时耕起，脉来乍大乍小者，此虫积为患，化虫丸主之，乌梅丸亦主之。

化虫丸：

鹤虱去土　槟榔　苦楝根　胡粉各一两　枯矾二钱五分

为末，米糊丸。

乌梅丸：见腹痛。

腹中急痛，心烦溺赤，脉沉数者，此小肠寒火互郁，宜栀子、乌药、黄连、木香、香附之类苦温宣泄。若邪传膀胱，热盛则壅闭水道，小腹胀满，癃闭而渴，法宜调气泄热，八正散加沉香主之。寒盛则气化不行，小腹攻冲作痛，小便不利，宜天台乌药散以温化之。

八正散加沉香：原方见火症。

天台乌药散：见疝。

病有胁下胀满，难于转侧，甚则痛无定所，脉沉弦者，此三焦气郁，宜加味柴平汤助其转输；若胸中懊憹，呕逆，善太息者，乃胆气不舒，法宜条达，越鞠丸主之。

加味柴平汤：

柴胡　黄芩　半夏　苍术　厚朴　陈皮　山楂肉　青皮　枳壳

神曲　三棱　莪术　甘草　生姜　大枣

越鞠丸：见呕吐。

胃脘胀闷，嗳腐吞酸，恶闻食气者，此滞气阻膈，治以越鞠保和丸；若腹作胀痛，泄泻臭秽，泻后胀痛稍减者，乃滞气盘踞大肠，治以木香槟榔丸乘势利导，或以温脾汤温下兼施。

越鞠保和丸：

白术三两　山楂肉二两　苍术　川芎　香附　神曲炒　陈皮　半夏　茯苓　枳实　黄连酒炒　当归各一两，酒洗　栀子炒　连翘　莱菔子炒　木香各五钱

为末，姜汁泡，蒸饼为丸，姜汤下。

木香槟榔丸：见腹痛。

温脾汤：见腹痛。

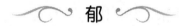

郁

郁者，滞而不通，气结而不得宣发也。或由情志不遂，忧思怒郁，肝、心、脾、肺之气为之不舒；或由湿热遏郁，经隧之气为之不利；或由食、痰、水、血诸邪停留为患。有形之邪多起于无形之气不调，无形之气亦能被有形之邪所阻，总属气失运行，故治郁必以通畅气机为主。

忿怒不泄，胸胁胀满，嗳气吞酸，脉象沉涩者，此肝气抑郁不舒，法宜条达，越鞠丸主之，逍遥散亦主之。

越鞠丸：见呕吐。

逍遥散：

柴胡　当归酒拌　白芍酒炒　白术土炒　茯苓　甘草炙　生姜煨　薄荷

忧思过度，心脾为之郁结，终日戚戚，四肢倦怠，胸腹胀满，善太息，关脉独沉，宜六一汤加远志、合欢花之类以宣舒之；若心脾较虚，怔忡失眠者，宜前法兼调气血，治以归脾汤。

六一汤加远志、合欢花：

香附　苍术　川芎　陈皮　半夏　赤苓　山栀　砂仁　甘草　生姜　远志　合欢花

归脾汤：见痫症。

悲伤欲哭,皮肤燥而不润,咳而无痰,胸满仰息者,此肺气膹郁,不能敷布,法宜宣泄,泄郁汤主之,甘麦大枣汤亦主之。

泄郁汤:

紫苑　贝母　桔梗　沙参　香附　砂仁　白蒺藜

甘麦大枣汤:

甘草　小麦　大枣

胸膈痞闷,饮食不思,关节重痛,首如裹,遇阴则甚,脉沉细且濡,此湿浊遏郁,清阳困惫,或与夺郁汤芳香化浊,或与平胃散宽中利膈。

夺郁汤:

藿香　苍术　香附　陈皮　砂仁　草果　苏梗　省头草　生姜

平胃散:

苍术泔浸　厚朴姜制　陈皮去白　甘草炙　生姜　红枣

头目瞀闷,胸中懊忱,遇暖则甚,小便赤,此热邪怫郁,宜栀子豉汤;甚则心烦口干,脉沉数者,宜火郁汤以宣发之。

栀子豉汤:见懊忱。

火郁汤:

连翘　薄荷　黄芩　桃仁　麦冬　甘草　郁金　栝蒌　竹叶

嗳腐吞酸,恶闻食臭,不食不饥,胸腹胀满拒按,右脉沉紧,此食郁不化,中宫气阻,法宜醒脾消导,治以越鞠保和丸。

越鞠保和丸:见积聚。

胸满喘咳,动则益甚,痰灰白凝结,寸口脉沉滑者,此痰郁气阻,法宜舒化,治以痰郁汤。

痰郁汤:

杏仁　蒌仁　枳壳　陈皮　茯苓　甘草　香附　浮海石　苏子

腰间冷痛,小腹胀满,脚肿,小便不利,脉沉迟有力者,此膀胱气化不行,水郁为患,法宜温化以利水道,治以折郁汤。

折郁汤:

焦白术　茯苓　猪苓　泽泻　肉桂　丁香　木通　白蔻仁

身有痛处如锥刺,五心烦热,入暮尤甚,嘈杂似饥,四肢无力,健忘,大便黑,脉沉涩者,此血郁阻络,或与血郁汤行气活血,或与四物化郁汤生新化浊。

血郁汤：

丹皮　红曲　红花　降香　苏木　山楂　桃仁　韭汁　穿山甲

四物化郁汤：

当归　白芍　地黄　川芎　桃仁　红花　香附　青黛

吞 酸 吐 酸

喉间噫气，即有酸水，咯之不出，咽之不下，胸中泛泛不宁，是为吞酸；时时呕恶，所吐皆酸，甚则令上下牙酸涩不能相对，是为吐酸。二者均属肝郁不达，胃气上逆，有以致之，特吞酸则肝郁较甚，吐酸则气逆较甚。

吞酸，时吐涎沫，胸胁痞闷，脉沉弦者，此木气郁逆，法宜条达，治以越鞠丸；若胸中嘈杂似饥，心烦干呕，嗳气作酸者，乃木郁化火，宜左金丸和肝泄热。

越鞠丸：见呕吐。

左金丸：见呕吐。

吞酸，甚则吐水如苏木汁，胸胁刺痛，懊侬难忍，脉沉弦而涩者，此痰火夹瘀浊为患，宜四味茱连丸，化痰浊以和肝胃。

四味茱连丸：

半夏一两,姜制　陈皮五钱　吴茱萸五钱　桃仁三钱　黄连五钱

为末，神曲糊丸。

吞酸，胸中兀兀欲吐而不得吐，恶闻油烟，脉弦滑者，此热为痰郁，法宜清化，温胆汤主之。

温胆汤：见烦躁。

吞酸嗳腐，中脘满闷，不思饮食，乃宿滞化热，宜保和丸以消化之。

保和丸：见伤食。

食后胃脘胀痛，久则吐出，其味酸涩，此中寒停滞，胃气上逆，法宜温化，香蔻和中丸主之。

香蔻和中丸：

白术炒　山楂　连翘各四两　白茯苓　半夏姜制　枳壳麸炒　陈皮去白　神曲炒,各二两　生姜一两　莱菔子炒　白豆蔻各五钱　木香二钱五分

为细末，神曲糊丸。

胸中泛泛，时吐酸水，唇舌淡白，脉沉弦而迟者，乃中寒积饮，随气上逆，宜和胃饮或丁香茯苓汤以温涤之。

和胃饮：

干姜　川朴　陈皮　甘草

丁香茯苓汤：

半夏　陈皮　茯苓　丁香　附子　肉桂　砂仁　炮姜　木香

食后胸膈饱闷，不待腐熟，吐出作酸，便溏脉迟者，此脾虚不能化谷，法宜温中理脾，丁蔻理中丸主之，香砂六君子汤亦主之。

丁蔻理中丸：见气痛。

香砂六君子汤：见泄泻。

癥瘕痃癖

癥者，痞块结于少腹，坚定不移，有形可征，或痛或不痛，多得于妇人行经产后，瘀浊未尽，调摄失宜，以致血结成形，法宜破血消散，沈氏血癥丸主之。若大便不坚，遇寒则痛者，此血因寒凝，当与血竭散温宫化浊；若经闭不行，怒则小腹胀甚者，此恚怒伤肝，气逆血留，当与四物汤加香附、苏木、夏枯草、益母膏之类舒肝行血。

沈氏血癥丸：

五灵脂　大黄　甘草梢　桃仁泥各五钱　生地七钱　牛膝四钱官桂二钱　延胡索　当归各六钱　三棱　蓬术　赤芍　川芎各三钱　琥珀乳香　没药各一钱

酒糊丸，每服一钱。

血竭散：

当归八钱　芍药炒　桂心　血竭　蒲黄各六钱，炒　延胡索四钱，炒

为末，每用二钱，空心服。

四物汤加香附、苏木、夏枯草、益母膏：

当归　地黄　川芎　芍药　香附　苏木　夏枯草　益母膏

瘕者，小腹冷痛，有形如卵，形虽若癥，而实无根窠，故或聚或散，或大或小，上下左右，移走无定，此胞宫积寒不散，气聚则假物成形，气行则散而无迹，宜与茴香丸以温化之。若腹渐胀大，腹内间有动时，如怀孕状，面黄脚肿，脉沉实而涩者，此气郁经闭，血化为水，法当

温通,晞露丸主之,青木香丸亦主之。

茴香丸:

葫芦巴八钱　茴香六钱　巴戟　川乌各二钱　吴萸五钱　川楝肉四钱

酒糊丸,温汤下。

晞露丸:

莪术酒浸　三棱各一两,酒浸。二味同用巴豆三十粒同炒,去巴豆　干漆炒,尽烟　川乌各五钱　硇砂四钱　青皮　雄黄另研　茴香盐炒　穿山甲各三钱轻粉一钱,另研　麝香五分

研细末,姜汁糊丸,每服二十丸。

青木香丸:

青木香一两　黑丑头末三两　破固脂　槟榔　荜澄茄各二两

水打为丸,每服二钱,陈皮汤下。

疝者,脐之两旁筋胀弦急,大者如臂,小者如指,或内因忿怒,或外感寒邪即发,发则腹痛拒按,不发则痛止而较软,脉沉弦而紧者,此血为冷气抟结,冲脉不能流通,法宜温经散结,穿山甲散主之。

穿山甲散:

穿山甲　鳖甲　赤芍　大黄　干漆　桂心各一两　川芎　芫花当归尾各五钱　麝香一钱

为末,温酒冲服一钱。

癖者,胁肋之间结有痞块,状如覆杯,痛则现,不痛则隐,口吐痰涎,脉弦而滑者,乃痰滞凝结,经隧为之痞塞不通,法宜辛开温化,与连萝丸。

连萝丸:

黄连一两五钱。半与吴萸五钱同炒,去吴萸;半与益智仁五钱同炒,去益智仁。莱菔子炒　白芥子各一两五钱,炒　山栀仁　川芎　三棱　蓬术　桃仁香附　楂肉　神曲各一两　青皮五钱

蒸饼和丸,白汤下。

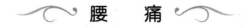

腰　痛

腰痛沉重,甚则如带五千钱,溶溶如坐水中,遇阴雨则加甚,乃寒

湿着于腰际,或与肾着汤温脾制水,或与《济生》术附汤加肉桂温肾化气。

肾着汤:

白术　茯苓　干姜　甘草

《济生》术附汤加肉桂:

白术　附子　杜仲　肉桂

腰间坠胀作痛,小便不利而赤,脉沉数者,此湿邪夹热,宜清湿汤,或二妙散加牛膝、金毛狗脊之类以利腰脊。

清湿汤:

黄柏　泽泻　苍术　白芍　杜仲　威灵仙　木瓜　陈皮　甘草生姜

二妙散加牛膝、金毛狗脊:原方见肿。

腰痛难以屈伸,痛无定处,甚且牵引两足,乃风湿流注,当与独活寄生汤,和营卫以祛风湿。

独活寄生汤:

独活　桑寄生　细辛　牛膝　茯苓　白芍　桂心　防风　人参熟地　当归　杜仲　甘草　秦艽

腰痛上引肩背,历节红肿疼痛者,此风湿热犯于血分,宜当归拈痛汤,祛邪之中兼活血脉。

当归拈痛汤:见湿症。

腰脊强痛,发热,恶寒,无汗,脉浮紧者,此寒犯太阳,与麻黄汤辛温散寒。若背恶寒,脉沉紧,反发热者,乃寒邪深入少阴,法宜温经散寒,麻黄附子细辛汤主之。

麻黄汤:见伤寒。

麻黄附子细辛汤:

麻黄去节　附子泡　细辛

腰间痛如锥刺,难于转侧,日轻夜重,甚或大便色黑,小便自利,脉涩者,乃瘀血阻塞经脉,法宜行瘀通经,与调营活络饮,或如神汤加乳没、鹿角霜之类。

调营活络饮:

大黄　归尾　牛膝　桃仁　赤芍　红花　羌活　生地酒洗　川芎桂枝

水煎,食前服

如神汤加乳没、鹿角霜:

川芎　肉桂　延胡索　丹皮　桃仁　乳香　没药　鹿角霜

腰痛酸软,脚亦痿弱,行则偻附者,此肾之精气空虚,法宜填补,可与青娥丸加巴戟、大茴,或补髓丹。若阳气不足,则怯怯少气,小便清利,脉沉而弱,宜附桂八味丸加鹿茸、羊肾,或麋茸丸以温补之。若阴虚夹热,则小便黄赤,尺脉浮大而虚,宜加味补阴丸,或知柏八味丸以滋补之。

青娥丸加巴戟、大茴:

补骨脂二两　杜仲一两,盐水炒　胡桃肉　巴戟天各一两五钱　大茴香八钱

研末,酒糊丸。

补髓丹:

杜仲三两,盐水炒　补骨脂四两,与芝麻同炒,以芝麻至黑色无声为度,去麻不用　鹿茸一两,酒酥

以胡桃肉浸去皮,捣烂,入面少许煮糊为丸,酒或盐汤送下。

附桂八味丸加鹿茸、羊肾:原方见头痛。

麋茸丸:

麋茸一两,酥炙　菟丝子二两,盐水炒　茴香六钱

研末,以羊肾二对酒煮烂,去膜捣如泥,和酒糊丸,温酒或盐汤下。

加味补阴丸:

黄柏六钱　知母六钱,酒炒　龟甲一两六钱　侧柏叶五钱　枸杞一两五味子五钱　杜仲一两,盐水炒　砂仁五钱　甘草三钱,炙

猪脊髓和地黄膏为丸。

知柏八味丸:见火症。

腰痛抽掣,屈伸不利,脉象细弦,乃肝血不足,筋脉失养,法宜养血舒筋,当归地黄饮加桑寄生、秦艽之类主之。若绵绵作痛,遇劳则甚,脉沉细无力者,病属气血两虚,经脉为之疲惫,宜十全大补丸加鹿筋、续断、鸡血藤膏以两补之。

当归地黄饮加桑寄生、秦艽:

当归　熟地　山药　杜仲　牛膝　山萸肉　甘草　桑寄生

秦艽

十全大补丸加鹿筋、续断、鸡血藤膏：

人参一两　白术一两,炒　茯苓五钱　甘草二钱五分　当归酒洗
地黄各一两　芍药　川芎各五钱　黄芪一两,盐水炒　肉桂六钱　鹿筋二两
续断八钱,盐水炒　鸡血藤膏八钱

为末,蜜丸

女子经水至期,腰腹先作胀痛者,乃肝不条达,血欲行而气不应,
治宜四物汤加夏枯草、益母草、香附、鹿角霜之类行气活血。若经后腰
间酸软痛楚,则属血虚,法宜温宫养血,胶艾四物汤加杜仲、续断主之。

四物汤加夏枯草、益母草、香附、鹿角霜：

当归酒洗　地黄　芍药　川芎　夏枯草　益母草　香附
鹿角霜

胶艾四物汤加杜仲、续断：

当归酒洗　地黄　芍药　川芎　阿胶　艾叶　甘草炙　杜仲
续断

❧ 遗溺与小便不禁 ❧

溺出不觉,谓之遗；觉而不能固,谓之不禁。二者证象似同实异,
原因治法亦不一致。

幼稚之体,膵气未固,好动而魂游,常于睡眠中而患遗溺者,当与
鸡肠散收涩敛肝；若醒时亦小便频多,甚或小腹常痛,乃膀胱虚寒较
甚,法宜温固,缩泉丸加覆盆子、补骨脂之类主之。更有卒中之候,溺
出不觉者,多属气虚欲脱,病势殊危,急宜大剂参芪附桂加凤凰衣、五
味子,保元气兼助收摄,或可冀其转瘳。

鸡肠散：

鸡肠一具,男用雌鸡,女用雄鸡,烧存性　牡蛎　茯苓　桑螵蛸各五钱,炒
肉桂　龙骨各二钱五分

为末,用凤凰衣、荔枝肉各三钱煎水冲服。

缩泉丸加覆盆子、补骨脂：

益智仁　台乌药各五钱　桑螵蛸一两　覆盆子一两　补骨脂一两
为末,酒煮山药糊丸,空心,盐汤下。

　　小便清长不禁，或因少年禀赋虚弱，兼现体疲神倦，盗汗脉虚，或因年老命火衰，兼现腰膝无力，便溏少食，二者均宜温固下元，《济生》菟丝子丸主之，巩隄丸亦主之。若咳嗽日久，脾肺气虚，咳则溺出，此上虚不能制下，法宜提摄，治以补中益气汤。亦有妇人产褥不顺，妄动伤胕，以致溺出无时者，病关局部，但与补胕饮主之。

　　《济生》菟丝子丸：

　　菟丝子二两，制　　肉苁蓉二两，酒浸　　牡蛎煅　　桑螵蛸各五钱，酒炙五味子　　鹿茸各二两酒炙　　鸡膍胵五钱，炙　　附子二两，炮

　　为末，酒糊丸，空心，盐汤下三钱。

　　巩隄丸：

　　制熟地　　菟丝子酒浸　　白术各一两　　五味子五钱　　益智仁酒炒固脂酒炒　　制附片各一两　　茯苓五钱　　韭子一两

　　共为末，山药糊丸，空心，盐汤下。

　　补中益气汤：见痢疾。

　　补胕饮：

　　生黄丝绢一尺，剪碎　　白牡丹根皮用千叶者　　白及各一钱

　　为末，水煮至绢饧，空心，顿服。服时不得作声，作声即不效。

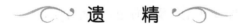

遗　　精

　　入寐精泄，不能自禁，谓之遗精。或有梦或无梦，有梦者多属火扰精室，无梦者多属玉关不固，总以神摇精夺，故五脏以心肾为主，而肝之疏泄太过，脾之统摄失职，间亦与有责焉。

　　遗精，盗汗，目黯，耳鸣，脉沉细而弱者，此肾阴不足，虚火浮游，有梦则与《直指》固精丸，无梦则与金锁正元丹。

　　《直指》固精丸：

　　熟地四两　　山萸肉三两　　黄柏酒炒　　知母酒炒，各八钱　　牡蛎煅龙骨煅　　莲心　　芡实各三两，炒　　远志二两，甘草水制　　茯苓三两

　　研细末，山药四两糊丸，空心，盐汤下。

　　金锁正元丹：

　　补骨脂十两，酒浸，炒　　肉苁蓉酒洗　　紫巴戟去心　　葫芦巴各一斤，炒文蛤八两　　茯苓六两　　龙骨二两　　朱砂三两

共为末,酒糊丸,空心,盐汤下。

遗精,阳道痿弱,阴湿多汗,腰痛脚冷,脉芤而迟,此元阳不固,风湿得以留连,有梦则与百补交精丸,无梦则与内补鹿茸丸温肾固精。

百补交精丸:

熟地黄四两,酒浸一宿,切,焙干　五味子六两　山药　牛膝酒浸一宿,焙干　肉苁蓉各二两,酒浸一宿,切碎,焙干　杜仲三两,慢火炒,断丝　泽泻　山茱萸　茯神　远志　巴戟肉　柏子仁微炒,另研　赤石脂各一两

研末,炼蜜为丸,空心服

内补鹿茸丸:

鹿茸酥炙　菟丝子　白蒺藜　沙蒺藜　肉苁蓉　紫苑　蛇床子酒浸,蒸　黄芪　桑螵蛸　阳起石　制附片　肉桂

各等分,为末,蜜丸,温酒下。

遗精,小腹弦急,阴头寒,脉沉弦而紧,此肝肾精血不足,肾虚则不固,肝虚则易泄,宜桂枝甘草龙骨牡蛎汤温肾敛肝。

桂枝甘草龙骨牡蛎汤:

桂枝去皮　甘草　龙骨　牡蛎

遗精,头目昏眩,睡则多梦,脉弦细而数者,乃水不涵木,相火易动,法宜滋肾养肝,治以六味地黄丸加龙齿、蒺藜、枸杞、冬青子之类。

六味地黄丸加龙齿、蒺藜、枸杞、冬青子:

地黄八两,砂仁酒拌,九蒸九晒　山茱萸酒润　山药各四两　茯苓乳拌　丹皮　泽泻各三两　龙齿三两,煅　蒺藜二两　枸杞三两　冬青子四两

上蜜丸,空心,盐汤下。

病有劳心太过,神浮不藏,合眼则梦境迷离,遗泄不常,怔忡盗汗,治以柏子养心丸。若火偏盛而神不宁者,遗必有梦,治以莲子清心饮;气偏虚而神无所依者,遗多无梦,治以荆公妙香丸。

柏子养心丸:

柏子仁微炒,去油　茯神　酸枣仁　生地　当归各二两　五味子　犀角　甘草各五钱

研末,炼蜜为丸,如弹子大,辰砂二钱细研水飞,金箔五十张为衣,卧时含化咽汁一丸。

莲子清心饮:见淋浊。

荆公妙香丸:

龙骨　人参各一两　益智仁　茯苓　远志　茯神各五钱　朱砂甘草各二钱

水打为丸。或为末，与桂圆肉、莲肉煎服尤佳。

病有面黄神倦，四肢无力，遇劳则遗者，多因思虑过度，有伤心脾，有梦则与静心汤，无梦则与归脾汤。若素嗜茶酒，其证饮食不思，小便浑浊者，此湿热下扰，慎勿填涩，当与封髓丹合威喜丸，分清浊以宁精室。

静心汤：

人参　白术　茯神　山药　枣仁炒　芡实　甘草　当归　麦冬五味子

归脾汤：见痫症。

封髓丹：

黄柏三两　砂仁一两　甘草一钱，炙

制为细末，炼蜜和丸。

威喜丸：

白茯苓四两，同猪苓二钱五分于瓷锅内煮二十余沸，取出晒干，不用猪苓　黄蜡四两

先以茯苓为末，溶黄蜡，搜和为丸，空心细嚼，满口生津，徐徐咽服，以小便清为效。

日间偶有所触，有动于中，精即淋漓而下，或大小便后，精随滑泄，二者统名滑精，多因淫欲太过，玉关不固，或与约精丸助肾封藏，或与金樱丸、玉锁丹之类固涩精窍。

约精丸：

新韭子一斤，霜后采者，酒浸一宿，焙　白龙骨二两

为末，酒调，糯米糊丸，空心，盐汤下。

金樱丸：

金樱子一两　鸡头实二两　白莲须八钱　龙骨二两，煅

为末，糊丸，空心，盐汤下。

玉锁丹：

文蛤八两　龙骨一两　白茯苓二两

米糊丸，淡盐汤下。

编 辑 推 荐

(xihusanren@163.com)

《中医临证五十年心得录》（全国第二批名老中医朱进忠先生作品，2006 年 7 月第 1 版）——一位真正的中医耕耘者留给我们的最后一部厚重之著作；一位可敬的中医临床家献身岐黄的最后一首动人之绝唱。

《中医临证求实》（江苏省名中医王少华先生作品，2007 年 1 月第 1 版）——笔法细腻，亮点频现。三世传承的临床经验宝贵而真切，百年活人的大医情怀精诚且朴实。

《冠心病中医辨治求真》（全国第二批名老中医李士懋先生作品，2007 年 11 月第 1 版）——方无定方，法无定法；脉诊为重，经方是崇。忧心中医学术之异化；竭虑岐黄真义之弘扬。

《妇科证治经方心裁》（全国第三批名老中医马大正先生作品，2007 年 12 月第 1 版）——疗疾岂能仅持金匮妇人三篇；求效重在精究医圣经方妙理。二零六首仲景方之亲验；五十九种妇科病之广用。

《中医临证一得集》（全国第二批名老中医李士懋教授、全国第三批名老中医田淑霄教授作品，2008 年 12 月第 1 版）——独辟蹊径，迥异时流，从容于法度之中，求索于规矩之外，谦称一得，实蕴深意。

《张志远临证七十年碎金录》（山东省著名老中医张志远先生作品，2009 年 3 月第 1 版）——寝馈岐黄七十年，著书只为存真言，碎金片玉弥足贵，敢效晚霞红满天。

《〈中医杂志〉"专题笔谈"文萃》（《中医杂志》编辑部整理，2009 年 8 月第 1 版）——源自临床多妙趣，当代神农本草经。